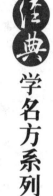

读经典学名方系列

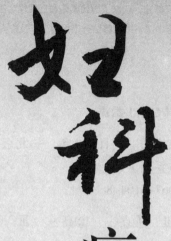

妇科病名方

主编　袁立霞　高日阳

副主编　刘红梅　钟伟丽

编委　（按姓氏笔画排序）

许伏龙　李清原　张丽君

张秀萍　曾　玲

中国医药科技出版社

内 容 提 要

　　随着社会和医学水平的发展，妇科病的预防与保健养生已成为一种时尚。本书参考中西医对妇科病的分类方法，结合妇科经、带、胎、产的特点，将本书分为月经疾病、带下疾病、妊娠疾病、产后疾病、妇科杂病等五部分，选取了历代典籍和近现代名医经用有效的名方进行分类阐述。该书内容丰富，资料详实，适合中医、中西医结合工作者，以及广大患者阅读参考。

图书在版编目（CIP）数据

妇科病名方/袁立霞，高日阳主编．—北京：中国医药科技出版社，2013.9
（读经典学名方系列）
ISBN 978-7-5067-6104-8

Ⅰ．①妇…　Ⅱ．①袁…　②高…　Ⅲ．①妇科病—验方—汇编
Ⅳ．①R289.5

中国版本图书馆CIP数据核字（2013）第075798号

美术编辑　陈君杞
版式设计　郭小平

出版　　中国医药科技出版社
地址　　北京市海淀区文慧园北路甲22号
邮编　　100082
电话　　发行：010-62227427　邮购：010-62236938
网址　　www.cmstp.com
规格　　710×1020mm $^1/_{16}$
印张　　17$^3/_4$
字数　　257千字
版次　　2013年9月第1版
印次　　2015年5月第2次印刷
印刷　　大厂回族自治县德诚印务有限公司
经销　　全国各地新华书店
书号　　ISBN 978-7-5067-6104-8
定价　　35.00元
本社图书如存在印装质量问题请与本社联系调换

出版者的话

中华医学源远流长，博大精深，是中华民族优秀传统文化的代表，是国家非物质文化遗产保护的重要内容，但随着全球经济一体化的推进，中华传统医药面临着边缘化的危险，中医药的保护、传承和发展工作迫在眉睫，应当引起我们的关注和重视。

方剂是中医重要的治疗手段，亦是中医文化的基础和核心内容之一。中医经方的产生可以追溯到商代的初期，由西汉刘向等整理并著录于《汉书艺文志》的《汤液经法》相传为伊尹所作，东汉张仲景在此基础上作《伤寒杂病论》，之后《千金要方》、《外台秘要方》、《太平圣惠方》等世代传承，人们创制总结出了大量的临床经用有效的方剂。这些方剂，经过历代学者们不断地充实和发展，已成为中医学中取之不尽的宝库，有效地指导着人们的临床。尤其是许多经典方剂，更以其科学的组方、合理的配伍、可靠的疗效而经久不衰，至今仍被作为指导临床组方的基础和处方的依据。本丛书收集的名方，即是中医经方的延续，有着重要的实用价值。我们从这些方剂中，筛选出临证各科名方，这些医方出自历代著名医家和经典医籍，同时广泛用于古今中医的临床实践中，具有较高的历史文化价值和很强的实用性。

本丛书以现代临床常见病为依据，本着符合现实、方便查阅的原则，参考现代中医学、西医学对疾病的命名和分类进行分册，分为呼吸病名方、养生名方、心系病名方、脾胃病名方、肝胆病名方、肾病名方、脑病名方、糖尿病名方、风湿病名方、妇科病名方、男科病名方、儿科病名方共12个分册，供不同专业的医务工作者及广大中医爱好者阅读和研究使用。

需要说明的是，中医讲究同病异治、异病同治的辨证论治原则，一方常常可以多用，在每一个方剂的【临床应用】部分，大部分都有提示和说明。希望读者在阅读本书和临床实践应用时，能够根据情况充分理解方剂的用法，达到灵活运用的目的。

先将本丛书的编辑特点和编写体例作统一说明：

1. 选方以古方为主，现代方为辅。从古籍中选取的方剂占60%～70%，从现代文献中选取的方剂占30%～40%。近现代名方主要选择一些已经公开的传统老字号配方、民国时期的名老中医和国家级名老中医的验方。

2. 对方剂的介绍较为完整。介绍了每首方的名称、来源、组成、功效、主治、方解、临床应用等知识，有利于全面把握每首医方的特征。

3. 突出方剂的临床实用性。在每首方的临床应用部分，归纳出用方要点，及历代医家应用该方的经验，可以使读者在学习的基础上能尽快将该方运用于临床。

4. 同一病证下的方剂排序，主要依所出文献的年代顺序排列。现代方剂排序也是主要按照作者所处年代排序。

本丛书执行总主编高日阳教授和中国医药科技出版社范志霞主任一起负责丛书的设计规划和组织工作，并负责丛书资料补充和统稿定稿工作。分册主编承担各分册的组织落实工作，并负责分册的资料收集、撰稿和审定稿工作。

我们本着严谨认真的态度编辑本套丛书，但由于水平所限，思虑不周，引证和解释或欠详尽，敬请读者批评指正。

中国医药科技出版社

2013年5月

编写说明

中医药文化历史悠久，源远流长，其理论知识浩如渊海，义理精深，丰富多彩，是无穷的文化宝库。随着时代的变迁、医学模式的转变和社会经济的发展，人类自身价值日益提高，注重各种疾病的预防与保健养生已成为时尚。当今中医药对于防治疾病和提高生活质量方面具有举足轻重的作用，将越来越受到世人的青睐与瞩目。在浩瀚的中医药文化宝库中，经典方剂则是宝库中一颗璀璨的明珠。

经方的产生可以追溯到商代的初期，由西汉刘向等整理并著录于《汉书艺文志》的《汤液经法》相传为伊尹所作，东汉张仲景在此基础上作《伤寒杂病论》，之后《千金要方》、《外台秘要方》、《太平圣惠方》等世代传承，不绝于绪，形成经方一大类图书。经方作为中医学的主要内容，从古至今，一直在广泛地应用。历代医家十分重视对经方的整理编纂，不断地加以丰富提高，是一份十分珍贵的知识财富。本丛书所谓名方，即是中医经方的延续，有着重要的实用价值。此外本书还收载了全国各地名医验方，丰富了本书的内容，体现了实用性、可容性、科学性与先进性。

本书内容的编撰以病证名为纲，以方剂为目。参考中西医对妇科疾病的分类方法，结合妇科经、带、胎、产的特点，将全书分为月经疾病、带下疾病、妊娠疾病、产后疾病、妇科杂病等五部分。择取了历代中医典籍和近现代名医经用有效的名方，每首方剂按照方名、来源、组成、用法、功效、主治、临床应用等依次排列，条分缕析，井然有序。本书可供中医、中西医结合工作者，以及广大患者阅读参考应用。由于疾病是复杂多样、千变万化的，在阅读参考本书时应紧抓中医辨证论治这一根本所在，做到灵活选法用方，切忌生搬硬套。

在本书的编写过程中，参考引用了一些有关的著作在此特向原作者致谢。由于我们水平有限，书中不妥及错误之处在所难免，敬请广大读者批评指正。

编　者

2013年5月

目　录

第一章　月经病

第四章 产后病

第一章 月经病

第一节 月经先期

月经较平时提前7天以上，甚至10余天一行，连续2个周期以上者，称为月经先期，又称为月经先行、经早、经期超前、趱前、经水不及期、经频等。若仅超前三五天或偶有提前，一般不作先期论。本病以血热或气虚者为多见。血热可因素体阳盛或阴虚，或外感热邪，或肝郁化火，致血分伏热，热迫冲任，血海不宁。气虚可因饮食劳倦，脾胃受损，中气虚陷，统摄失权，冲任不固，均可引起月经先期。月经先期的辨证，着重于周期的提前及经量、经色、经质的变化，结合全身的症候及舌脉，辨其属实、属虚、属热。一般以周期提前，或兼量多，色淡红，质清稀，唇舌淡，脉弱者属脾气虚；周期提前，经量或多或少，色淡暗，质清稀，腰膝酸软者属肾气虚；经期提前，经量多，色深红或紫红，质黏稠，舌质红，脉数有力者为阳盛血热；经期提前，经量少，色红，质稠，脉虚而数者为阴虚血热；经期提前，经量或多或少，经色紫红，质稠，或有血块，胸胁少腹胀满，脉弦者为肝郁血热。月经先期是以周期异常为主的月经病，常与月经过多并见，严重者可发展为崩漏，应及时进行治疗。治法亦需按其属虚属实，或补或泻，或养或清，临床治疗多以清热凉血、益气固摄为治疗大法。本病若提前至10余天一行者，应注意与经间期出血相鉴别。西医学功能失调性子宫出血和盆腔炎等出现月经提前符合本病证者可按本病治疗。

清经散

【来源】《傅青主女科》

【组成】丹皮三钱　地骨皮五钱　白芍三钱（酒炒）　大熟地三钱（九蒸）　青蒿二钱　白茯苓一钱　黄柏五分（盐水浸炒）

【用法】水煎分服，每日1剂，经前经期服。

【功效】清热凉血，滋肾养阴。

【主治】血热型月经先期量多，症见月经先期，量多，色红或紫红，质黏稠，间有小血块，并伴腰腹胀痛，心烦口渴，面红唇干，舌质偏红，脉象细数。原书指出"妇人有先期经来者，其经甚多，人以为血热之极也，谁知是肾中水火太旺乎。夫火太旺则血热，水太旺则血多，此有余之病，非不足之症……治之法但少清其热，不必泄其水也。方用清经汤"。

【方解】方中以丹皮、黄柏清热降火凉血为君；辅以青蒿、地骨皮清泄血中伏热为臣；熟地、白芍滋肾养阴，柔肝涵木，茯苓行水泄热，引热邪从小便而解，共为佐使。全方清热降火，凉血养阴，清养并用，使热去而不伤阴血，血安而经自调。

【临床应用】

1. **用方要点**　本方是《傅青主女科》调经门的著名方剂，临床以月经先期、量多，色红或紫红，质稠黏，舌质偏红，脉象细数为辨证要点。

2. **随症加减**　在经期出血量多时，则需要去掉黄柏之苦寒留瘀及茯苓之淡渗伤阴者，酌加槐花、地榆、茜草等凉血止血之味；若经行腹痛，经行夹瘀块者，酌加蒲黄、三七、五灵脂以活血化瘀止血。

3. **使用注意**　脾胃虚寒者忌用。

4. **现代应用**　本方也可用于治疗阴虚血热性崩漏，产后血露不绝，产后盗汗，经行发热等病症。

5. **历代名家的应用经验**　贵阳中医学院第一附属医院妇科主任医师王琪教授对于月经先期血热型出血量多者又以"止血为先"，以清经散为主，配合四乌贼骨一蔍茹丸止血治疗血热型月经先期，针对性强，止血调周疗效显著。四乌贼骨一蔍茹丸，该方载于《内经》，是妇科史上第一首方，自古至今常用之加味来止血、止带，方中乌贼骨入肝肾经，有养血通经、滋阴益肾的功效，血止后以治本为主，故以清经散重在调整月经周期，使经来如候，三旬一至。

两地汤

【来源】《傅青主女科》

【组成】大生地一两（酒炒）　玄参一两　白芍药五钱　麦冬肉五钱（酒炒）

地骨皮三钱　阿胶三钱

【用法】水煎服。四剂而经调。（现代用法：水煎分2次服，每日1剂。）

【功效】滋阴养血，清热调经。

【主治】本方用于治疗水亏火旺之月经先期、量少，伴见头晕、腰酸、烦躁少寐，咽干口燥，舌红少苔，脉细数。原书记载："先期经来只一二点者，人以为血热之极也，谁知肾中火旺而阴水亏乎……先期者火气之冲，多寡者水气之验。故先期而来多者，火热而水有余也；先期而来少者，火热而水不足也。倘一见先期之来，俱以为有余之热，但泄火而不补水，或水火两泄之，有不更增其病者乎！治之法不必泄火，只专补水，水既足而火自消矣，方选两地汤。"

【方解】方中以大生地滋阴清热凉血为君，地骨皮清泻阴分伏热为臣，玄参、麦冬、阿胶滋阴补血，白芍养血敛阴共为佐使。且此方之用地骨皮、生地，能清骨中之热。骨中之热，由于肾经之热，清其骨髓，则肾气自清，而又不损伤胃气。全方重在滋阴养血，水足而火自平，水火互济而无偏颇则经行如期。

【临床应用】

1. **用方要点**　两地汤是《傅青主女科》治疗月经先期的著名方剂，以补肾中之水为主，治疗阴虚火旺之月经先期、量少，经色深红、质稠为辨证要点。

2. **随症加减**　阴虚阳亢，兼见头晕、耳鸣等症，可酌加刺蒺藜、钩藤、夏枯草、龙骨、牡蛎或石决明等平肝潜阳；经量过多，可加女贞子、旱莲草、炒地榆以滋阴清热止血；经行量少加制首乌、枸杞；五心烦热加白薇、生龟板、银柴胡；便秘加知母、紫菀。

3. **使用注意**　脾胃虚弱，大便溏泄者禁用。

4. **现代应用**　也可用于阴虚火旺之经间期出血、产后发热等症。

5. **历代名家的应用经验**　我国著名中医妇科专家夏桂成主任医师，在治疗月经先期之阴虚火旺时主张治疗阴虚火旺一般有三种方法：一种是凉血清热、泻火坚阴的方法，如先期汤；一种是滋阴清火合用，既滋阴养血，又组合凉血清热，如保阴煎、大补阴丸等；另一种是壮水之主，以制阳光的方法，即专补其阴水，不必泄火，两地汤属此类。

先期汤

【来源】《女科证治准绳》

【组成】生地黄、川当归、白芍药各二钱　黄柏、知母各一钱　条芩、黄连、川芎、阿胶炒，各八分　艾叶、香附、炙甘草各七分

【用法】水二盅，煎一盅，食前温服。（现代用法：经前每日1剂，分作2次服，并于经净后5天开始服药。若经血量多，经期亦可服。连服7~15剂）。

【功效】凉血清热，固经止血。

【主治】月经先期，月经量多，经色鲜红有小血块者。《济阴纲目》引载指出：治经水先期而来，宜此方凉血清热。

【方解】本方以芩连四物汤为基础，加入知母、黄柏以增强凉血清热之力，合胶艾汤以固经，佐入香附以调经。芩、连、知、柏、地、芍，乃凉血清热、固经止血之主药部分；归、芍、地、芎，为四物汤之要者，滋阴养血，顾其本元，治标顾本，含有深意；阿胶有养血固经之作用，是止血的要药，艾叶性温，原有暖宫之能，此处乃为反佐而用，是防寒凉过度影响月经之正常排泄，香附为调经之圣药，合归、芍以调经，保证应泄之经血能正常排泄，归、芍、香附以及艾叶之参入，一面有调经排瘀之意，以防留患；另一方面反佐防凉，以保持经血的正常排泄；甘草和诸药，且有调理中洲脾胃之意。全方配合之妙，既凉血清热，控制月经先期，但又不影响正常经血的排泄，防止寒凉凝血致瘀的弊端。

【临床应用】

1. **用方要点**　本方为清热凉血的常用方药。以月经先期，月经量多，经色鲜红有小血块者为辨证要点。

2. **随症加减**　如脾胃失和或服药后脾胃气机不畅者，必须加入陈皮、木香、炮姜、砂仁等品；出血过多者，加入地榆炭、贯众炭、大蓟、小蓟等止血之品。

3. **使用注意**　脾虚瘀阻者慎用。

4. **现代应用**　本方亦可用于月经过多、妊娠期漏红、产后血露不绝等病症。

肝肾阴虚先期方

【来源】卢国治经验方

【组成】全当归15克　生杭芍13克　大熟地15克　生龟板13克　肥知母10克
盐黄柏8克　生玉竹13克　地骨皮10克　真阿胶10克　炙甘草4克　干麦冬10克

【用法】水煎分服，每日1剂。

【功效】滋阴潜阳，润燥清热。

【主治】经行先期，肝肾阴虚阳盛证。症见头晕眼花，口干咽燥，骨蒸发热，梦寐不宁，腰痛腿软，乏困无力，经期超前，量多色红，腹痛喜按，舌质边尖红，苔薄白，脉弦细小数，两尺浮滑。

【方解】方中以大熟地、生龟板、真阿胶滋补肝肾阴液，以潜虚阳为主；肥知母、盐黄柏、地骨皮苦寒清泻肝肾之火，以使浮游之邪热得清，阳入于阴为辅；干麦冬、生玉竹润燥、育阴、清热，以治虚火上亢，灼伤肺阴为佐；炙甘草生津育阴，调和诸药为使。诸药合用滋阴潜阳，使阴虚来复，虚阳潜伏于阴，则病愈。

【临床应用】

1. **用方要点**　临床应用以月经先期，头晕眼花，口干咽燥，骨蒸发热，舌质边尖红，苔薄白，脉弦细小数，两尺浮滑等为辨证要点。

2. **随症加减**　出血量多者，可加仙鹤草16克，侧柏炭10克；伴腰痛明显者，加焦杜仲16克，桑寄生13克；腹痛胀者，加制香附10克，炒青皮8克。

3. **使用注意**　脾虚便溏者慎用。

4. **历代名家的应用经验**　卢老认为：肝肾阴虚阳盛证，多由积劳过度，或多食辛辣烟酒刺激之物，久则气躁，肝肾阴液受损，不能济阴敛阳，使肝热炽盛，迫血妄行，以致经行先期量多，色红等。本方以大补阴丸为主，组成滋阴潜阳方剂，使阴虚来复，虚阳潜伏于阴，则病愈。

第二节　月经后期

月经周期延后7天以上，甚至3~5个月一行者，称为"月经后期"。既往亦有称"经行后期"、"月经延后"、"月经落后"、"经迟"等。一般认为要连续出现2个周期以上。此外，青春期月经初潮后1年内，或围绝经期绝经前，周期时有延后，且无其他证候者，不作此病论。

主要发病机制是精血不足或邪气阻滞，血海不能按时满溢，遂致月经后期。常见的分型有肾虚、血虚、血寒、气滞和痰湿。

本病辨证，应根据月经的量、色、质及全身证候，结合舌脉辨其虚、实、寒、热。以月经错后、经期基本正常为辨证要点。一般以后期量少，色暗淡，质清稀，腰酸腿软为肾虚；后期量少，色淡质稀，头晕心悸为血虚；后期量少，色淡质稀，小腹隐痛，喜暖喜按为虚寒；后期量少，色暗或有块，小腹冷痛拒按为实寒；后期量少或止常，色暗红，或有块，小腹胀而痛为气滞。治疗须辨明虚实，虚证治以温经养血，实证治以活血行滞。

月经后期如伴经量过少，常可发展为闭经。西医学功能失调性子宫出血，出现月经延后征象者可参照本病治疗。

此病要与早孕相鉴别：育龄期妇女月经过期未来，应首先排除妊娠。早孕者，有早孕反应，妇科检查宫颈着色，子宫体增大、变软，妊娠试验阳性，B超检查可见子宫腔内有孕囊。月经后期者则无以上表现，且以往多有月经失调病史。

温经汤

【来源】《校注妇人良方》

【组成】当归、赤芍、川牛膝、人参、牡丹皮各三钱 川芎、桂心、蓬莪术、甘草（炒）各二钱

【用法】水煎温服，每日1剂，2次分服。

【功效】温经散寒，活血化瘀。

【主治】月经后期辨证属于寒凝血瘀者，症见：经期后期，月经量少，行经小腹冷痛，肢冷畏寒，经色紫暗，脉细弦或沉涩。原书指证：寒气客于血室，以致血气凝滞，脐腹作痛，其脉沉紧。

【方解】方中桂心温经散寒，通血脉而止痛；当归补血调经，又能活血止痛；川芎活血行气，乃血中之气药，三药合用温经散寒调经；人参甘温补气，助肉桂通阳散寒；莪术、丹皮活血祛瘀；牛膝引血下行，加强活血通经之功；白芍、甘草缓急止痛。全方共奏温经散寒，活血祛瘀，益气通阳调经之效。

【临床应用】

1. **用方要点** 月经后期，小腹冷痛，肢冷畏寒，经色紫暗，脉细弦或沉涩病症为用法要点。

2. **随症加减** 若经量多，则去莪术、牛膝活血祛瘀之品，酌加炮姜、艾叶炭以温经止血；若经量甚少者可加入桃仁、红花、生卷柏、鸡血藤等；腹痛者选加五灵脂、蒲黄；腰痛加桑寄生、川断、狗脊；便溏加白术、山药、神曲；气滞腹胀加香附、乌药。

3. **使用注意** 阴虚有热，或血虚无瘀者忌之。

4. **现代应用** 本方亦可用于寒瘀交阻的不孕症、虚寒夹瘀之贫血等。

5. **历代名家的应用经验** 《校注妇人良方》温经汤方中仅以一味桂心温通血脉、散寒祛瘀，配用大队活血养血祛瘀之品如川芎、丹皮、芍药、牛膝、莪术、当归以祛除瘀滞，人参、甘草益气健脾。从组方结构看，《校注妇人良方》温经汤与仲景温经汤大同小异，仅是方中活血化瘀之功较著，而温补、滋养之力不足，主治亦应以实证为主。《校注妇人良方》温经汤主治症候群中并未见虚证，为何配用健脾益气之品，此点正是陈自明得之于仲景温经的用药经验。

乌药汤

【来源】《济阴纲目》

【组成】 当归五钱　甘草五钱　木香五钱　乌药一两　香附子二两，炒

【用法】 上咬咀。每服五钱，水二大盏，去滓，食前温服。经色紫暗，脉细弦或沉涩（现代用法：水煎服，每日1剂，2次分服。）

【功效】 疏肝理气，活血调经。

【主治】 月经后期证属肝郁气滞者。症见经期错后，量少，经行不畅，乳房、胸胁胀闷不舒，小腹胀痛，精神抑郁，舌淡红，苔薄白，脉弦。

【方解】 方中乌药辛散温通，下通少阴肾经，上理太阴脾气，功擅理气行滞止痛，为君。重用香附为臣，因香附为"气病之总司，女科之主帅"，长于疏肝理气调经。君臣配伍，疏肝理气，使气行郁解而月经正常。木香助君臣理气行滞止痛；当归活血调经，其养血之效又可防理气之品伤阴血，共为佐。甘草调和诸药为使。全方主以疏肝行气，佐以活血调经，且理气活血又无伤正之忧，切中病情，疗效显著。

【临床应用】

1. **用方要点** 本方主治肝郁气滞之月经后期。临床应用以经期错后，量少不畅，胸闷乳胀腹痛，精神抑郁，舌淡红，脉弦为辨证要点。

2. **随症加减** 若小腹胀痛甚者，酌加莪术、延胡索以理气活血行滞止痛；乳房胀痛明显者，酌加柴胡、郁金、川楝子、王不留行以疏肝解郁，理气通络止痛；月经过少、有块者酌加鸡血藤、川芎、丹参以活血调经；若月经量多，色红，心烦者，为肝郁化火，行经期酌加茜草炭、地榆、焦栀子以清热止血。

3. **使用注意** 阴虚火旺、湿热蕴蒸者忌用。

4. **现代应用** 本方现也用于痛经、经前乳房胀痛；西医功能失调性子宫出血、原发性或继发性痛经、经前期综合征等，辨证属肝郁气滞者。

大补元煎

【来源】《景岳全书》

【组成】 人参少则用一至二钱，多则用一至二两　山药炒，二钱　熟地少则用二至三钱，多则用二至三两　杜仲二钱　当归二至三钱　山茱萸一钱　枸杞二至三钱　炙甘草一至二钱

【用法】 水二盅，煎七分，食远温服。（现代用法：水煎分服，每日1剂，食远温服。）

【功效】 补血益气调经。

【主治】 用于血虚之周期延后，量少，色淡红，质清稀，或小腹绵绵作痛；或头晕眼花，心悸少寐，面色苍白或萎黄；舌质淡红，脉细弱。

【方解】 方中人参大补元气为君，气生则血长；山药、甘草补脾气，助人参以益生化之源；熟地、当归、枸杞、山茱萸生精血，滋肾阴，补先天之癸水，乃补血贵在滋水之意，人参与熟地相配，即是景岳之两仪膏，善治精气大耗之证。全方补气生精，养血调经，气生血足，则月经后期恢复有期。

【临床应用】

1. **用方要点** 本方大补真元，益气养血，故景岳曾称此方为"救本培元第一要方"。临床以月经后期，量少，色淡红，质清稀，舌质淡红，脉细弱为辨证要点。

2. **随症加减** 若元阳不足多寒者，加附子、肉桂、炮姜之类；气分偏虚者，加黄芪、白术，胃口多滞者不必用；血滞者，加川芎，去山茱萸；滑泄者，去当归，加五味子、补骨脂之属；畏酸吞酸者，去山茱萸。

3. **使用注意** 肝火湿热者慎用。

4. **现代应用** 本方亦可用于气血亏虚之子宫脱垂、恶露不绝等。

5. **历代名家的应用经验** 张景岳在《内经》中曰："形不足者，温之以气，精不足者，补之以味。"的启发下，认为温补有利于人体生长，寒凉则"不利于补"，"虚能受热，所以补必兼温"，故景岳擅用温补法来治疗耳鼻喉病之虚证，对年老体虚、脾肾不足、气血虚衰者，分别使用大补元煎、左归丸、右归丸、六味丸、八味丸、十全大补汤之类，对于阳虚于上，中气大损者，采用归脾汤、补中益气汤、理阴煎等，这类方剂中均以人参、当归、熟地黄为主药，充分体现了景岳温补学派的用药风格。（陈丽云，吴鸿洲. 张景岳对中医耳鼻喉科的贡献. 上海中医药大学学报，2006）

五味调经散

【**来源**】夏桂成经验方

【**组成**】丹参、赤芍、五灵脂各10~15克　艾叶6~10克　益母草15~30克

【**用法**】水煎分服，每日1剂，经前1天服，至经净即停。

【**功效**】活血化瘀，调理月经。

【**主治**】月经不调、行经量少不畅、痛经、经期延长等。

【**方解**】方中丹参、赤芍活血化瘀，是调经的主要药物。五灵脂、益母草化瘀止痛，调理经血，化中有止，止中偏化，调经而不耗血，祛瘀而能生新，为调经之上品；艾叶性温，暖宫调经，经血得温则行。五味药相合，具有活血调经的作用。

【**临床应用**】

1. **用方要点** 本方是活血化瘀的轻剂，故为调经的常用方药。月经不调、行经量少不畅、痛经、经期延长等。

2. **随症加减** 如有血热者，可去艾叶，加入丹皮即可；若患者大便偏干者，以当归易丹参。

3. **使用注意** 气虚血热性出血较多者忌。

4. 现代应用 本方亦可用于月经过多属于血瘀的病证。

5. 历代名家的应用经验 我国著名中医妇科专家夏桂成主任医师认为五味调经散仅仅是调理经血之药。而月经不调，经血不畅，常常与肝郁、脾虚、肾虚、血瘀等因素有关，所以要在疏肝、健脾、补肾、化瘀等法下，结合使用。如肝郁化火者，越鞠丸合五味调经散；肝郁气滞者，四制香附丸合五味调经散；脾虚便溏者，香砂六君子汤合五味调经散；脾虚湿阻的，香砂枳术丸合五味调经散；肾阳偏虚，经血不畅者，《金匮要略》温经汤合五味调经散；肾阴偏虚，经行量较多者，二至地黄丸（汤）合五味调经散；血瘀导致月经过多者，四草汤合五味调经散；血瘀导致月经过少的，血府逐瘀汤合五味调经散。

（夏桂成. 实用中医妇科学. 中国中医药出版社，2009）

第三节　月经先后无定期

月经周期提前或延后7天以上，连续3个周期以上者，称为"月经先后无定期"，又称"经水先后无定期"、"经乱"等。如仅提前错后三五天，不作"月经先后无定期"论。本病的发病机制，主要是肝肾功能失调。冲任功能紊乱，气机失调，血海蓄溢失常。其病因多为肝郁和肾虚：若情志抑郁，或忿怒伤肝，以致肝气逆乱，疏泄火司，气血失调，血海蓄溢失常，如疏泄太过，则月经先期而至；疏泄不及，则月经后期而来，遂致月经先后无定期。若素体肾气不足或多产房劳、大病久病伤肾，或少年肾气未充，或绝经之年肾气渐衰，肾气亏损，藏泄失司，冲任失调，血海蓄溢失常，若应藏不藏则经水先期而至；当泄不泄，则月经后期而来，以致月经先后无定期。经来时先时后是本病的主证，但应结合经量、色、质及脉证辨证论治。临床以肝郁、肾虚较为多见。治法或疏肝理气，或补肾调经，总宜注重气机的调顺和养血调冲。

若病延日久，也可能转为崩漏证。西医学功能失调性子宫出血出现月经先后无定期征象者可按本病治疗。

逍遥散

【来源】《太平惠民和剂局方》

【组成】 甘草（微炙赤）半两　当归（去苗，微炒）、茯苓（去皮，白者）、芍

药、白术、柴胡（去苗）各一两

【用法】上为粗末，每服二钱，水一大盏，煨生姜一块，切破，薄荷少许，同煎至七分，去滓热服，不拘时候。（现代用法：参照原方比例，酌定用量，作汤剂煎服。亦有丸剂，每日2次，每次6~9克。）

【功效】疏肝解郁，健脾养血。

【主治】用于肝郁脾弱血虚之月经先后不定期，经量或多或少，或心烦易怒，或时欲叹息，或两胁胀痛，或乳胀，或胸闷纳少，或口苦咽干，苔正常或薄黄，脉多弦。原书指出：治血虚劳倦，五心烦热，肢体疼痛，头目昏重，心松颊赤，口燥咽干，发热盗汗，减食嗜卧，及血热相搏，月水不调，脐腹胀痛，寒热如疟。

【方解】本方系四逆散衍化而成，主治肝郁脾虚的证候。方用柴胡疏肝以遂肝木条达之性，为君药；当归、白芍养血补肝而调经，为臣药，三药配合，补肝体而助肝用；凡肝郁者，易致脾胃失和，所谓"见肝之病，当先实脾"，白术、茯苓实乃为此而设，以达补中理脾之用，为佐药；生姜和中，助归、芍调和气血，薄荷助柴胡疏肝解郁，共为使药；炙甘草为使药，助健脾并调和诸药。全方重在疏肝理脾，肝气得疏，脾气健运，则经自调。诸药合用，可收肝脾并治，气血兼顾的效果。可以使肝郁得疏，血虚得养，脾弱得复，气血兼顾，肝脾同调，为调肝养血之名方。凡属肝郁血虚，脾胃不和者，皆可化裁应用。

【临床应用】

1. **用方要点** 本方为疏肝健脾的代表方，又是妇科调经的常用方。临床应用以月经先后无定期，两胁作痛，神疲食少，脉弦而虚为辨证要点。

2. **随症加减** 肝郁气滞较甚，加香附、郁金、陈皮以疏肝解郁；因肝郁致瘀，经期小腹胀痛，经血有块者，酌加丹参、益母草、延胡索、蒲黄之类；肝郁化热而经多、色红、质稠者，加牡丹皮、栀子，亦可暂去当归、煨姜；肝郁木不疏土，纳呆，胸闷显著者，加厚朴、陈皮、神曲；血虚甚者，加熟地以养血。

3. **使用注意** 阳虚血寒者忌。

4. **现代应用** 凡属于肝郁气滞之月经、带下、妊娠期、产后期等疾病均可运用本方。如慢性盆腔炎、肝郁性闭经、肝郁性不孕症等。又疗室女血弱阴虚，荣卫不和，痰嗽潮热，肌体羸瘦，渐成骨蒸。

5. **历代名家的应用经验** 历代名家认为妇科郁证大多与肝有关，因其体阴不足，用阳不及，故方中归、芍补肝之体阴以治其本，柴胡疏肝以遂肝木条达之性，凡肝郁者，易致脾胃失和，所谓"见肝之病，当先实脾"，白术、茯苓实乃为此而设。历代医家的医疗实践更使本方适应证不断扩大，从而在本方基础上又衍化出许多类方，如加味逍遥散、黑逍遥散、逍遥饮、清肝达郁汤、滋水清肝饮、滋肾生肝饮等名方。

（1）第四批全国名老中医药专家高荣林教授用逍遥散治疗肝郁血虚的失眠。

（2）国家中医药管理局名老中医段富津教授用逍遥散以疏肝解郁治疗瘿病。

固阴煎

【来源】《景岳全书》

【组成】人参适量 熟地三至五钱 山药（炒）二钱 山茱萸一钱半 远志七分（炒） 炙甘草一至二钱 五味子十四粒 菟丝子（炒香）二至三钱

【用法】水二盅，煎至七分，食远温服。（现代用法：水煎服，每日1剂，2次分服。）

【功效】补肾调经。

【主治】月经先后不定期证属肾气不足型。症见经行或先或后，量少、色淡暗、质清；或腰骶酸痛，或头晕耳鸣；舌淡苔白，脉细弱。

【方解】方以熟地、菟丝子、山茱萸补肾填精，人参、山药、炙甘草补肾益气而固冲任，五味子、远志交通心肾而收敛阳气，以加强肾气固摄收敛之力。全方共奏补益肾中精气，固冲任而调经的功效。

【临床应用】

1. **用方要点** 临床运用以经行或先或后，量少，色淡暗、质清，舌淡苔白，脉细弱等为辨证要点。

2. **随症加减** 如虚滑遗甚者，加金樱子肉二至三钱，或醋炒文蛤二钱，或乌梅肉二个；阴虚微热，而经血不固者，加川续断二钱；下焦阳气不足，而兼腹痛溏泄者，加补骨脂、吴茱萸适量；肝肾血虚，小腹疼痛而血不归经者，加当归二至三钱；脾虚多湿，或兼呕恶者，加白术一至二钱；气陷不固者，加炒升麻一钱；兼心虚不眠，或多汗者，加枣仁二钱（炒用）。

3. **使用注意** 血热以及湿热者忌用。

4. **现代应用** 本方也可用于治疗肝肾两亏，遗精滑泄，带下崩漏，胎动不安，产后恶露不止，妇人阴挺。带浊淋漓，及经水因虚不固。肝肾血虚，胎动不安；产后冲任损伤，恶露不止。阴虚滑脱，以致下坠者。

5. **历代医家的应用经验** 曲秀芬教授运用本方加减治疗围绝经期综合征与卵巢早衰、免疫性不孕症、习惯性流产、多囊卵巢综合征等。

定经汤

【来源】《傅青主女科》

【组成】菟丝子（酒炒）一两　白芍（酒炒）一两　当归（酒洗）一两　大熟地（九蒸）五钱　山药（炒）五钱　白茯苓三钱　荆芥穗（炒黑）二钱　柴胡五分

【用法】水煎分服，每日1剂。

【功效】补肾养血，疏肝调经。

【主治】肾虚肝郁之月经先后不定期。症见月经或前或后，行而不畅，有块，色正常，少腹胀痛，或乳房胀痛连及两胁。原书指征：妇人有经来断续，或前或后无定期，人以为气血之虚也，谁知是肝气之郁结乎？

【方解】方中柴胡、荆芥穗疏肝解郁；当归、白芍养血柔肝；菟丝子、熟地黄、山药补肾气，益精血；茯苓健脾行水。全方重在疏肝以解郁，补肾精以生肝血，使肝肾之气疏而精血旺，则经水自有定期。

【临床应用】

1. **用方要点** 本方是治疗肾虚肝郁之月经先后不定期的重要方剂，临床以经来断续，或前或后，行而不畅，有块，色正常，少腹胀痛，或乳房胀痛连及两胁为辨证要点。

2. **随症加减** 肾精亏虚重者，加枸杞子、女贞子、何首乌等以补肾益精；肝郁重者，加香附、郁金、玫瑰花等以疏肝解郁。

3. **使用注意** 阴虚寒胜者忌用。

4. **现代应用** 用于肝肾不足、气郁之闭经，神经官能症等病症。

5. **历代名家的应用经验** 定经汤是《傅青主女科》用来治疗月经先后无定期的主要方剂，全方着重补阴养血，调达肝气，兼有补阳的作用。用菟丝子补阳，目的在于阳生阴长，是为了更好地促进"阴长"而用的。对肾阴偏虚而又夹肝郁的患者甚为合适。

和肝汤

【来源】方和谦经验方

【组成】当归12克　白芍药12克　白术9克　柴胡9克　茯苓9克　生姜3克　薄荷（后下）3克　炙甘草6克　党参9克　苏梗9克　香附9克　大枣4枚

【用法】水煎分服，每日1剂。

【功效】补肾养血，疏肝调经。

【主治】肝郁血虚，脾胃失和之月经先后不定期。症见月经先后不定期两胁作痛，胸胁满闷、头晕目眩，神疲乏力，腹胀食少，心烦失眠，月经不调，乳房胀痛，脉弦而虚者。

【方解】本方以当归、白芍药为君药，养血柔肝。肝为刚脏，体阴而用阳，当归、白芍药以阴柔之性涵其本；以柴胡、薄荷、苏梗、香附为臣药，柴胡、薄荷疏肝解郁，加入苏梗、香附不仅降肝之逆，且能调达上、中、下三焦之气。四药合用有疏肝解郁、行气宽中之功，此所谓："肝欲散，急食辛以散之。"以辛散之剂遂其性；又以党参、茯苓、白术、甘草四君汤为佐药，甘温益气、健脾和胃。既遵仲景"见肝之病，知肝传脾，当先实脾"之旨，又收"肝苦急，急食甘以缓之"之用，达到以甘温缓急杜其变的目的。上述特点使"和肝汤"成为一个调和气血、疏理肝脾、体用结合、补泻适宜的方剂，在临床上广泛应用于肝脾失和的多种病症。

【临床应用】

1. **用方要点**　本方是治疗肝脾失和之月经先后不定期的重要方剂，临床以月经先后不定期两胁作痛，胸胁满闷，腹胀食少，心烦失眠，月经不调，乳房胀痛，脉弦而虚者为辨证要点。

2. **随症加减**　月经不调者泽兰叶10克，益母草10克，丹参5克，川芎6克，怀牛膝6克。脏躁者加熟地黄10克，黄精10克。

3. **现代应用**　方老集几十年临床经验所创之"和肝汤"，针对肝脾不和、气血失调的证候，可广泛应用于内科、妇科、皮肤科等杂病。

4. **历代名家的应用经验**　"和肝汤"为方和谦教授自创的经验方，源于

《太平惠民和剂局方》的"逍遥散"。逍遥散为疏肝理脾的常用方剂，为肝郁血虚之证而设，它体用兼顾，肝脾同治，立法用意十分周到。方老在此方的基础上加用党参、香附、苏梗、大枣4味，使其和中有补、补而不滞，既保留了逍遥散疏肝解郁、健脾和营之内涵，又加重了培补疏利之特色，从而拓宽了逍遥散的适应证。

第四节 月经过多

月经量较正常明显增多，而周期基本正常者，称为"月经过多"。亦有称"经水过多"。一般认为月经量以30~80毫升为宜，超过100毫升为月经过多。本病可与周期、经期异常并发，如月经先期、月经后期、经期延长伴量多，尤以前者为多见。

本病的发病机制，基本同于月经先期证，多由气虚统摄无权；瘀阻冲任，血不归经；或血热经水妄行所致。素体虚弱，或饮食失节，或过劳久思，或大病久病，损伤脾气，致使中气不足，冲任不固，血失统摄，以致经行量多。久之可使气血俱虚，又可导致心脾两虚，或脾损及肾，致脾肾两虚；素多抑郁，气滞而致血瘀；或经期产后余血未尽，感受外邪或不禁房事，瘀血内停。瘀阻冲任，血不归经，以致经行量多；素体阳盛，或肝郁化火，或过食辛燥动血之品，或外感热邪，热扰冲任，迫血妄行，因而经量增多。本病辨证重在从经色、经质等，结合脉症，辨其寒、热、虚、实。一般经量多，色淡，质清稀，气短乏力，舌淡脉虚，属气虚；量多，色暗有块，伴小腹疼痛，舌紫，脉涩，属血瘀；量多，色鲜红或紫红，质黏稠。口渴便结，舌红脉数，属血热。本病治法应掌握经期与平时的不同，采取不同的治疗方法。经期以止血固冲为主，目的在于减少血量，防止失血伤阴：平时应根据辨证，采用益气、化瘀、清热、养阴等法以治本。慎用温燥动血之品，以免增加血量。

西医学排卵性功能失调性子宫出血、子宫肌瘤、子宫肥大症、盆腔炎、子宫内膜异位症等疾病及宫内节育器引起的月经过多，可参考本病治疗。

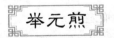

举元煎

【来源】《景岳全书》

【组成】人参三至五钱　黄芪（炙）三至五钱　炙甘草一至二钱　升麻五至七分　白术一至二钱

【用法】水一盏半，煎七八分，温服。（现代用法：水煎服，日2~3次。）

【功效】补气摄血固冲。

【主治】中气下陷，血失统摄之月经量多，症见经行量多，色淡红，质稍稀，神疲肢倦，气短懒言，小腹空坠，舌淡，苔薄，脉细弱。原方治气虚下陷，血崩血脱，亡阳垂危等症。

【方解】方中以人参为君，大补元气，补脾摄血。经云："有形之血不能速生，无形之气所当急固。"故峻补元气，黄芪、白术为臣，补中益气，升阳举陷，气升则血升。升麻为佐药，升阳举陷，与黄芪为伍，补气与升阳两者兼得。炙甘草为使，一则加强补气健脾之功，又可调和药性。

【临床应用】

1. **用方要点**　临床运用以经行量多，色淡红，质稍稀，舌淡，苔薄，脉细弱等为辨证要点。

2. **随症加减**　若正值经期，血量多者，酌加阿胶、艾炭、炮姜、海螵蛸以固涩止血；伴经期延长者，加益母草、炒蒲黄；如经行有块或伴下腹痛者，酌加益母草、三七、蒲黄、五灵脂以化瘀止血止痛；若兼见腰骶冷痛，大便溏薄者，为脾肾双亏，酌加补骨脂、炒续断、炒杜仲、炒艾叶以温补脾肾，固冲止血。若气血两虚，药用参芪四物汤。若患者病久不愈，失血较多，贫血较重，可用当归补血汤加减，重用黄芪。

3. **使用注意**　临床多用党参代替人参。阴虚火旺、肝阳上亢、上盛下虚者忌用。

4. **现代应用**　本方现也可用于治疗慢性胃炎、胃下垂、月经不调、妊娠小便不通、先兆流产、崩漏、恶露不尽等属于脾虚下陷者。

5. **历代医家的应用经验**

（1）王东梅教授认为脾主统摄，冲脉隶属阳明，中州之气不足必然固摄无力，经血暴下不止或淋漓不尽，况经血过多必然耗气伤血，气愈伤而血愈不止。本病临床多合并热证和血瘀，正是因为如此，王教授重用举元煎以助中气固摄，佐以清热凉血止血及活血之品。

（2）诸玉霞教授从事中医妇科医、教、研工作30余年，临床使用举元煎治疗治疗先兆流产、阴挺、崩漏效果显著。

（3）全国名老中医梁剑波用举元煎治疗血瘀内郁型的子宫肌瘤。

（4）川蜀名医杨家林教授利用举元煎合失笑散治疗气虚血瘀，冲任不固的崩漏。

失笑散

【来源】《太平惠民和剂局方》

【组成】五灵脂（酒研，淘去沙土）、蒲黄（炒香）各二钱

【用法】先用酽醋调二钱，熬药成膏，入水一盏，煎七分，食前热服。（现代用法：共为细末，每服6克，用黄酒或醋冲服，亦可每日取8~12克，用纱布包煎，作汤剂服。）

【功效】活血化瘀，散结止痛。

【主治】瘀阻冲任，血不归经之月经量多，症见经行量多，色紫暗，有血块，或兼见经行腹痛，平时小腹胀痛，舌紫暗或有瘀点脉涩。原方治产后心腹痛欲死，百药不效。

【方解】方中五灵脂、蒲黄相须合用，活血祛瘀，通利血脉，而止瘀痛。用酽醋煎熬，取其活血脉，行药力，加强活血祛瘀止痛之效。古谓病此"心腹痛欲死"之人，服药后，"不觉诸症悉除，只可以一笑而置之矣"，故以失笑为名。组方特点：一是五灵脂配蒲黄，药简效宏，既活血又兼止血，相反相成，可作为治疗血瘀作痛的基础方；二是原方制以酽醋和药熬膏，既有助于化瘀通络、活血止痛，又可矫正五灵脂腥臊之味。

【临床应用】

1. **用方要点** 本方是治疗瘀血所致多种疼痛的基础方。临床运用以经行量多，色紫暗，有血块，舌紫暗或有瘀点脉涩等为辨证要点。

2. **随症加减** 若经行腹痛甚者，加延胡索、香附、血竭以理气化瘀止痛。兼口渴心烦者，酌加麦冬、五味子、旱莲草以养阴生津止血。

3. **使用注意** 脾胃虚弱者及妇女月经期慎用，孕妇忌用本方。

4. **现代应用** 现代常用于痛经、冠心病、高脂血症、宫外孕、慢性胃炎等属瘀血停滞者。

5. **历代医家的应用经验** 黑龙江中医药大学第一附属医院徐京育教授运用黄连温胆汤合失笑散治疗不稳定型心绞痛。其认为：不稳定型心绞痛属中医

学"胸痹"、"心痛"之范畴。中医学认为该病是本虚标实之证，本虚以气虚为主，标实为痰瘀互结。痰瘀化热、热瘀痰结是不稳定型心绞痛发生的关键病机。故该病治以清热化痰、理气散结、祛瘀止痛，方用黄连温胆汤合失笑散。

保阴煎

【来源】《景岳全书》

【组成】生地二钱　熟地二钱　芍药二钱　山药一钱半　川续断一钱半　黄芩一钱半　黄柏一钱半　生甘草一钱

【用法】上以水二盅，煎七分，食远温服。（现代用法：水煎分服，每日1剂。）

【功效】滋阴补肾，清热止血。

【主治】阴虚内热之月经量多。症见月经量多，头晕腰酸，五心烦热，心烦寐差，舌质偏红，脉象细数。

【方解】方中生地凉血止血；熟地滋水养阴；白芍配地黄养血敛阴；山药益肾固经；续断补肾固冲，且有助阳之效，"治阴不忘阳"、"善补阴者，必于阳中求阴"之意，故在滋阴清热方中加此一味补阳药；黄柏治肾中之相火以退虚热；黄芩清心肺之热，泄火以止血；生甘草调和诸药。全方壮水滋阴，清热止血，故宜于阴虚内热动血之各种出血病症。

【临床应用】

1. 用方要点　月经量多，五心烦热，寐差，舌质偏红，脉象细数等为辨证要点。

2. 随症加减　若小便多热，或兼怒火动血者，加山栀子；如夜间热甚，加地骨皮；如肺热多汗者，加麦冬、枣仁；如血热盛者，加黄连；如血虚血滞，筋骨肿痛者，加当归；如气滞而痛，去熟地加陈皮、青皮、丹皮、香附之属；如血脱血滑及便血久不止者，加地榆、乌梅；如少年或血气正盛者，减熟地、山药；出血多者，需加地榆炭、棕榈炭等止血药为佳。

3. 使用注意　脾虚虚寒者忌。

4. 现代应用　本方现也多用于带下色赤带血，便血不止及血崩血淋，或经期太早等阴虚内热动血证。

5. 历代名家的应用经验

（1）国医大师朱良春老教授运用本方治先兆流产，就是妊娠后出现少量阴道出血，常比月经量少，先兆流产的血来自子宫腔，血呈鲜红色，早孕应仍存在，有时伴有轻微下腹痛、腰痛及下坠感。妇科检查时子宫颈口未开，羊膜囊未破裂，子宫大小与停经月份相符，尿妊娠试验阳性，超声波检查有胎心和胎动波，如胚胎正常，引起流产的原因被消除，则出血停止，无子宫收缩，妊娠可以继续。血热阴亏治以滋阴清热安胎，用保阴煎加味；肾虚治以固肾安胎。用寿胎丸；气血虚、脾虚治以补中益气、养血安胎，用举元煎加味。

（2）中医妇科名医金寿山老先生运用本方治疗血热胎动不安，孕后三五个月，阴道不时下血，色鲜红，腰酸，小腹坠痛，口干咽燥，渴喜饮冷，小便短赤，大便秘结，舌质红，苔薄黄而干，脉滑数有力。血热胎动不安：多因素体阳盛，怀孕后阴血聚以养胎，阳气愈亢，阳盛则热，热扰血海，损动胎元，或孕后染疾，邪热下扰冲任，以致胎动不安。辨证要点为：小腹胀痛，腰痛酸楚，口干咽燥，下血鲜红。治宜清热凉血安胎，方用保阴煎。

（3）我国著名中医妇科专家夏桂成主任医师利用保阴煎治疗多种妇科疾病，认为本方不仅在调经中用之颇多，尤适合于胎漏和产后恶露不绝，凡血热性胎漏或恶露不绝者，用此多能取效。出血多者，需加地榆炭、苎麻根、陈棕炭等止血药为合。

举经汤

【来源】丁元迪经验方

【组成】炒防风10克　荆芥炭10克　白芷10克　藁本10克　柴胡5克　炒白芍10克　炙黑甘草5克　炒当归10克　白术10克　茯苓10克　木香6克　鲜藕（打）250克

【用法】先用煎剂，一般5剂左右见效。连服10剂收功。如见效而不全止者，服至经净为期。下一次经潮5日后，不问经血如何，再服5~10剂。第3个月一般即可恢复正常周期。在第2个月，经行调正以后，将上药10剂，研成粗末，分成20包。分别在第3、4个月经前半月，连续煎服10日。或用煎剂亦可，5剂变成10日服，以资巩固。

【功效】扶脾调肝，举经止漏。

【主治】月经不调，或先或后，经血量多，经期延长有逾10日，或半月漏下不止者。甚至经信错乱，前期刚净，后期又至，漏无宁日。一般无腹痛，无显著病灶，但有腰酸下坠感。

【方解】方中荆芥、防风、白芷、藁本升降阳气，调治奇经，治崩漏而止血，为主药。即陷下者举上之义。辅佐逍遥、归脾，和肝脾，调经期。使茯苓，取其引药入于下焦，从而升举陷下之气。前贤尝谓："将欲升之，必先降之"即此意也。鲜藕养血活血涩血为引，合而用之，扶脾调肝，举经止漏。

【临床应用】

1. **用方要点** 月经不调，或先或后，有腰酸下坠感为辨证要点。

2. **随症加减** 如兼腰酸坠痛，为督带虚损，加羌活、独活、续断；如经崩血多，为气虚下陷，不能摄血，加白芷、防风、黄芪；如血色鲜红，去黄芪，加蒲黄炭；初时血多紫块，为气虚血瘀，加红花、炮姜；如见腹痛者，加芍药、茴香；兼白带多，经色淡者，为气虚湿盛，加白芷、藁本；带多如水者，再加白龙骨、赤石脂，亦可加苍术。

3. **使用注意** 此病一般忌寒药及寒凉饮食，"血得寒则凝"，在此不能援以止血，虚实异治也。亦不可过用敛涩，治标而不顾本，未为上策。

4. **现代应用** 月经不调，或先或后，经血量多，经期延长，或半月漏下不止者。

5. **历代医家的应用经验** 月经过多主要病机为冲任损伤、经血失于制约、损伤脾气、统摄失常、新血不得归经致月经过多。月经不调，经血量多，漏下不止，阳陷为患者，属热者少，属虚者多。因为热证变化大都急速，延经不愈多为虚证。气虚下陷，气不摄血，所以出现这些证候，升举较寒凉止血为佳。月经不调，是脾失其信，脾病又由于清阳之气不升，因此调理肝脾，升阳较守脾更为重要。

第五节　月经过少

月经量明显减少，或经期缩短少于2天者，甚或点滴即净者，称为月经过少，又称为经量过少、经少等。一般认为月经量少于20ml为月经过少，本病一般周期尚正常。但有时也与周期异常并见，如先期伴量少，后期伴量少，后者往往为闭经的前驱症状。

本病的发病机制，基本与月经后期类同，分虚实两证，虚则精亏血少，冲任血海亏虚，经血乏源；实则瘀血内停，或痰湿阻滞，冲任壅塞，血行不畅而月经过少。虚证以血虚、肾虚多见；实证以血瘀、痰阻多见。

经量过少是本证的特征，治法当重在濡养精血。如《济阴纲目》说："经水涩少，为虚为涩，虚则补之，涩者濡之。"不可因瘀涩，而恣投攻破之品，以免重伤气血，使经水难复。至于痰湿所致月经过少，其证治与月经后期痰阻证类同。

西医学中子宫发育不良、性腺功能低下等疾病及计划生育手术后导致的月经过少可参照本病治疗。

归肾丸

【来源】《景岳全书》

【组成】熟地八两　山药四两　山茱萸肉四两　茯苓四两　当归三两　枸杞四两　杜仲（盐水炒）四两　菟丝子（制）四两

【用法】炼蜜同熟地膏为丸，桐子大。每服百余丸，饥时，或滚水或淡盐汤送下。（现代用法：先将熟地熬成膏，余药共为细末。炼蜜同熟地膏为丸，如梧桐子大。每服100余丸，空腹时用滚水成淡盐汤送下）。

【功效】补肾益精，养血调经。

【主治】肝肾亏虚之月经量少。症见经量素少或渐少，色暗淡，质稀；腰膝酸软，头晕耳鸣，足跟痛，或小腹冷，或夜尿多；舌淡，脉沉弱或沉迟。

【方解】方中菟丝子、杜仲补益肾气；熟地、山茱萸、枸杞滋肾养肝；山药、茯苓健脾和中；当归补血调经。全方补肾兼顾肝脾，重在益精养血。合而为丸，使肾脏得补，精血充足，月经得调。

【临床应用】

1. **用方要点**　原方治肾水真阴不足，精衰血少，腰酸脚软，形容憔悴，遗泄阳衰等症。临床运用以经量素少或渐少，色暗淡，质稀，舌淡，脉沉弱或沉迟等为辨证要点。

2. **随症加减**　若形寒肢冷者酌加淫羊藿、巴戟天、肉桂以温肾助阳。如经色红，手足心热，咽干口燥，舌红，苔少，脉细数则为肾阴不足，虚热内生，宜加生地、玄参、丹皮之类以滋阴清热。

3. **使用注意** 本方多用滋阴养血之品，故偏滋腻，有碍胃滞脾之嫌；临床血瘀、血热之月经先期不宜使用。

4. **现代应用** 本方现也用于中医月经先期、经期延长、月经量多、不孕等；西医功能失调性子宫出血、盆腔炎症所致子宫出血、原发性或继发性不孕症等，辨证属肾虚精衰血少者。

5. **历代名家的应用经验** 《素问·上古天真论篇》云："女子七岁，肾气盛，齿更发长……七七任脉虚，太冲脉衰少，天癸竭，地道不通，故形坏而无子也。"说明肾气的盛衰主宰着天癸的至与竭、冲任二脉的盛与衰以及月经的行与止。故云："经水出诸肾"。清代方昌翰在《竹林女科证治卷三保产下》中腰痛篇说："产后劳伤肾气，感风腰痛不可转侧，宜养荣壮肾汤。若日久气虚，肾弱腰痛，宜归肾丸"；清代马培之在《马培之医案》中龟背疬篇提到"水亏者，补元煎、左归丸之类，火亏者，归肾丸、赞化血余丹之类"；朱南孙的证治经验是在治疗肥胖型闭经时，待经行后以归肾丸，调益肝肾，充养血海；罗元恺认为排卵后阳气渐长，宜阴阳双补，使阴阳气血俱旺，可选用归肾丸平补阴阳。（王宝娟，夏天，苍荣. 归肾丸的现代研究进展. 湖北中医杂志，2011）

桃红四物汤

【**来源**】《医宗金鉴》

【**组成**】熟地四钱　当归三钱　白芍三钱　川芎二钱　桃仁三钱　红花二钱

【**用法**】每日1剂，水煎分服。

【**功效**】活血化瘀调经。

【**主治**】血瘀兼血虚之月经量少，症见经行涩少，色紫暗，有血块；小腹胀痛，血块排出后胀痛减轻；舌紫暗，或有瘀斑、瘀点，脉沉弦或沉涩。

【**方解**】本方以祛瘀为核心，辅以养血、行气。方中以强劲的破血之品桃仁、红花为主，力主活血化瘀；以甘温之熟地、当归滋阴补肝、养血调经；芍药养血和营，以增补血之力；并柔肝缓急止痛；川芎活血行气、调畅气血，以助活血之功。全方配伍得当，使瘀血去、新血生、气机畅，化瘀生新是该方的显著特点。

【临床应用】

1. **用方要点** 本方为调经要方之一，也称加味四物汤。临床运用以经行涩少，色紫暗，有血块，小腹胀痛，舌紫暗，或有瘀斑、瘀点，脉沉弦或沉涩等为辨证要点。

2. **随症加减** 如小腹胀痛甚，或兼胸胁胀痛者，为气滞血瘀，酌加香附、乌药以理气行滞。若小腹冷痛，得热痛减，为寒凝血瘀，酌加肉桂、吴茱萸以温通血脉。

3. **使用注意** 孕妇忌用。

4. **现代应用** 临床也用于治疗慢性肾小球肾炎、肾病综合征之血瘀水阻证。

5. **历代名家的应用经验**

（1）顾兆农运用本方治疗经血夹块（经中混有凝结的血块）时指出：若气滞血瘀者，当行气解郁，活血化瘀为主，用桃红四物汤加香附、郁金、台乌、木香；寒凝血滞者，以温经散寒、活血调经为主，少腹逐瘀汤主之；虚寒者，温经汤化裁，当灵活进退之。

（2）国医大师周仲瑛善用桃红四物汤合抵当丸加减治疗肾虚肝郁，瘀阻胞宫引起的妇人闭经。

苍附导痰丸

【来源】《叶氏女科证治》

【组成】 苍术二两　香附二两　枳壳二两　陈皮一两五钱　茯苓一两五钱　胆星一两　甘草一两

【用法】 上为末，姜汁和神曲为丸。

【功效】 化痰燥湿，理气调经。

【主治】 痰湿阻滞性月经量少，症见经行量少，色淡红，质黏腻如痰；形体肥胖，胸闷呕恶，或带多黏腻，舌淡苔白腻，脉滑。原书指征：形盛多痰，气虚，至数月而经始行；形肥痰盛经闭；肥人气虚生痰多下白带。

【方解】 方中二陈汤化痰燥湿，和胃健脾；苍术燥湿健脾；香附、枳壳理气行滞；南星燥湿化痰；神曲、生姜健脾和胃，温中化痰。全方有燥湿健脾，化痰调经之功，亦可酌加当归、桃仁、鸡血藤以活血养血通络，川牛膝引血下行。

【临床应用】

1. **用方要点** 临床运用以经行量少，色淡红，质黏腻如痰，胸闷呕恶，舌淡苔白腻，脉滑等为辨证要点。

2. **随症加减** 若伴见腰膝酸软者，酌加川断、杜仲、菟丝子等以补肾气，强腰膝。若脾虚有湿症见体倦食少、便溏者，加白术、砂仁、生薏苡仁以健脾利湿；如闭经者，加当归、川芎以活血养血通经。

3. **使用注意** 血热者不宜使用。

4. **现代应用** 本方现也用于闭经、经前精神异常、不孕等病症。

5. **历代名家的应用经验** 现代名中医韩桂茹教授运用苍附导痰汤加味治疗痰湿型闭经。其在运用本方时考虑：苍附导痰汤证为虚实夹杂之疾，其证脾虚阳气不足为本，痰阻气滞为标，苍附导痰汤乃导痰汤加苍术、香附组成。方以二陈汤为基础，意在健脾化湿，和胃化痰。脾健方可化痰湿，痰湿得化，气机畅达，则血脉调和。

温肾调经散

【来源】朱承汉经验方

【组成】甘杞子　覆盆子　菟丝子　茺蔚子　炒当归　炒川芎　炒白芍　炒熟地　肉桂　淫羊藿　焙丹皮　茯苓　桃仁（原方无用量）

【用法】每日1剂，水煎分服。

【功效】温肾行血。

【主治】月经量少之肾阳亏虚型。症见量少，月经后期，色淡质稀，或月经先后无定期，或经期延长，腰膝酸软，头晕耳鸣，小便清长，面色晦暗，有斑痕，舌淡苔薄，脉沉细。

【方解】方用甘杞子、覆盆子、菟丝子、肉桂、淫羊藿温养肾阳，当归、川芎、白芍、熟地补益阴血，佐以茯苓、丹皮、茺蔚子、桃仁通利活血，共奏温肾行血之功。

【临床应用】

1. **用方要点** 临床运用以月经量少，色淡质稀，腰膝酸软，头晕耳鸣，面色晦暗，舌淡苔薄，脉沉细等为辨证要点。

2. **随症加减** 若月经先后无定期，经行胸乳觉胀，小腹两侧酸楚，为肾虚肝郁，本方去肉桂、桃仁、芜蔚子、丹皮，加党参、白术、柴胡、香附益肾调肝；兼见毛发疏松，神态瘦弱，足胫酸痛，舌质有裂纹，苔薄少津，为肾中精血不足，本方去丹皮、桃仁、芜蔚子之活血通经，加党参、炙甘草、杜仲之益气生血。

3. **使用注意** 肾阴亏虚之月经过少不宜使用。

4. **现代应用** 月经量少之肾阳亏虚者。

5. **历代名家的应用经验** 湖州市中医院主任医师朱承汉在运用本方时考虑：本方所治之病症因肾阳亏虚，冲任虚寒，故月经量少。阳不足无以生化经血，则经色淡而质稀。若肾虚而血海蓄溢失常，亦可见月经先后无定期。腰为肾之府，胞脉又系于肾，肾虚失养，则腰酸膝软。肾主骨生髓，开窍于耳，脑为髓之海，肾虚则髓海不足，清窍不利，则头晕耳鸣。肾阳虚，肾色上泛，则面部晦色斑痕。不能约束膀胱，则小便清长，舌淡苔薄，脉沉细，均为阳虚寒象。

第六节 经期延长

月经周期基本正常，行经时间超过7天以上，甚或淋沥半月方净者，称为"经期延长"。有称"月水不断"、"经事延长"等。

本病的发病机制多由气虚冲任失约；或热扰冲任，血海不宁；或瘀阻冲任，血不循经所致，临床常见有气虚、血热、血瘀等。

经期延长的发生与脏腑经脉气血失调，冲任不固或冲任损伤，经血失于制约密切相关。临证须注意气血同病或多脏同病，如虚热扰血，经血妄行，气随血耗可致气阴两虚；气虚运血无力，可致气虚血瘀，瘀阻冲任，久则化热可致瘀热并见。脾病及肾可出现脾肾同病。经血失约，也可出现月经过多，若失治或误治，常可发展为崩漏。如上环后引起经期延长者，须B超查明环位。

西医学之排卵性功能失调性子宫出血病的黄体萎缩不全、盆腔炎等疾病及计划生育手术后引起的经期延长可参照本病治疗。

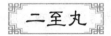

二至丸

【来源】《医方集解》

【组成】女贞子（蒸）、墨旱莲各等份

【用法】采去梗叶，酒浸一昼夜。粗布袋擦去皮。晒干为末。待墨旱莲出时。采数石捣汁熬浓。丸前末如梧桐子大。每夜酒下百丸。（现代用法：以上二味，女贞子粉碎成细粉，过筛；墨旱莲加水煎煮2次，每次1小时，合并煎液，滤过，滤液浓缩至适量，加炼蜜60克及水适量，与上述粉末泛丸，干燥，即得。口服，一次9克，一日2次。）

【功效】补益肝肾，滋阴止血。

【主治】阴虚火旺之经期延长。症见眩晕耳鸣，咽干鼻燥，腰膝酸痛，舌红少苔，脉细数。

【方解】女贞子甘平，少阴之精，隆冬不调，其色青黑，益肝补肾；旱莲草甘寒汁黑，入肾补精，故能益下而荣上，强阴而黑发也。本方在《医方集解》及《摄生众妙方》中命名为"女贞丹"。因女贞子须采自冬至之日，旱莲草须采自夏至之时，故名二至。两药既能滋补肝肾之阴，又能止血，是治疗肝肾阴虚兼有出血的著名方剂，也是治疗阴虚白发增多的主要方剂。

【临床应用】

1. **用方要点**　本方是治疗肝肾阴虚兼有出血的著名方剂，临床应用以经期延长，眩晕耳鸣，咽干鼻燥，腰膝酸痛，舌红少苔，脉细数为辨证要点。

2. **随症加减**　兼有五心烦热者加生地、玄参、地地骨皮之类以滋阴清热，如有超热盗汗者加知母、黄柏之类以滋阴降火。

3. **使用注意**　脾胃虚寒者忌，同时忌服莱菔、诸血、羊肉。

4. **现代应用**　本方现也用于阴虚火旺之月经量多、崩漏、经间期出血、绝经前后诸症、带下、白浊、消渴，或肝肾阴虚之白发增多等，神经衰弱、泌尿系感染等属于肝肾阴虚者。

5. **历代名家的应用经验**　经初步考证，二至丸出自《医方集解》，其原文曰："女贞丹，冬青子本草名女贞实。采去梗叶，酒浸一昼夜。粗布袋擦去皮。晒干为末。待旱莲草出时。采数石捣汁熬浓。丸前末如梧桐子大。每夜酒下百丸。旬日间膂力加倍。发白返黑。健腰膝。强阴不足。能令老者。无夜起之劳。"且时间早于《证治准绳》、《医便》，故为二至丸出处。（蔡秀江，黄美艳，丁安伟. 二至丸考源及药理作用研究进展. 中国实验方剂学杂志，2011）

归脾汤

【来源】《济生方》

【组成】白术、当归、白茯苓、黄芪（炒）、远志、龙眼肉、酸枣仁（炒）各一钱 人参二钱 木香五分 甘草（炙）三分

【用法】加生姜、大枣，水煎服。

【功效】益气补血，健脾养心。

【主治】脾不统血证之经期延长。症见经期延长，量多色淡，舌淡，脉细弱。

【方解】方中以人参、黄芪、白术、甘草大队甘温之品补脾益气以生血，使气旺而血生；当归、龙眼肉甘温补血养心；茯苓（多用茯神）、酸枣仁、远志宁心安神；木香辛香而散，理气醒脾，与大量益气健脾药配伍，复中焦运化之功，又能防大量益气补血药滋腻碍胃，使补而不滞，滋而不腻；用法中生姜、大枣调和脾胃，以资化源。全方共奏益气补血，健脾养心之功，为气血两虚之经期延长的良方。

本方的配伍特点：一是心脾同治，重点在脾，使脾旺则气血生化有源，方名归脾，意在于此；二是气血并补，但重在补气，意即气为血之帅，气旺血自生，血足则心有所养；三是补气养血药中佐以木香理气醒脾，补而不滞。故张璐说："此方滋养心脾，鼓动少火，妙以木香调畅诸气。世以木香性燥不用，服之多致痞闷，或泄泻，减食者，以其纯阴无阳，不能输化药力故耳。"（《古今名医方论》）

【临床应用】

1. 用方要点 本方是治疗心脾气血两虚证的常用方。临床应用以经期延长，心悸失眠，体倦食少，舌淡，脉细弱为辨证要点。

2. 随症加减 偏寒者，可加艾叶炭、炮姜炭以温经止血；偏热者，加生地炭、阿胶珠、棕榈炭以清热止血。

3. 使用注意 血热或血瘀之经期延长，心火亢盛之心悸、失眠等不宜使用。

4. 现代应用 本方常用于胃及十二指肠溃疡出血、功能性子宫出血、再生障碍性贫血、血小板减少性紫癜、神经衰弱、心悸、失眠等属心脾气血两虚及脾不统血者。

5. 历代名家的应用经验

（1）归脾汤始载于宋·严用和《济生方》用治思虑过度，劳伤心脾，健忘、怔忡。至元·危亦林《世医得效方》对本方有所发挥，它既载明了原方所治诸症，又增补了治疗脾不统血而致吐血、下血。明·薛立斋《校注妇人良方》中的归脾汤，是在严用和《济生方》归脾汤的基础上加当归、远志而成，主治心脾气血两虚之证。方中以参、芪、术、甘草温补气健脾；当归、龙眼肉补血养心；酸枣仁、茯苓、远志宁心安神；更以木香理气醒脾，以防补益气血药腻滞碍胃。组合成方，心脾兼顾，气血双补。从此一直沿用至今。清·汪昂《医方集解》更扩充了其适用范围，用治惊悸、盗汗、食少、妇人带下、崩漏等病症。

（2）郑州市嵩山医院李瀚医师应用归脾汤加减治疗崩漏。其认为崩漏的发生可由气虚不摄，脾胃损伤，肝旺血热，肾虚失固，劳伤冲任，气滞血瘀等引起。崩中来势急骤，易亡血耗气而致厥脱，病情凶险，漏下虽缓，日久血耗伤又可致漏。故当务之急，应先止血，而健脾摄血固冲是治疗的关键。在应用止血剂时常配伍少量养血调经之品，借以避免崩漏虽止，而残瘀滞留，一时不能吸收，造成反复出血。用滋补药时，用少量理气行瘀药，一方面使气血调和，另一方面可止气滞之弊。故治疗本病，尚须本着急则治其标，缓则治其本的原则，灵活运用塞流、澄源、复旧三法，治崩宜升提固涩，治漏宜养血理气。

第七节　经间期出血

两次月经中间，即氤氲之时，出现周期性的少量阴道出血者，称为经间期出血。若肾阴不足，或由湿热内蕴；或瘀阻胞络，当阳气内动之时，阴阳转化不协调，阴络易伤，损及冲任，血海固藏失职，血溢于外，酿成经间期出血。女性月经周期的气血阴阳变化规律，前人早已经认识到与自然界的海潮和日月的阴晴圆缺等周而复始的规律活动相一致，是人体生物钟样周期节律的变化，符合阴阳消长转化的规律。具体来说经间期是继经后期由阴转阳，由虚至盛之时期；月经的来潮，标志着前一周期的结束，新的周期开始，排泄月经后，血海空虚，阴精不足，随着月经周期演变，阴血渐增，精血充盛，阴长至重，此时精化为气，阴转为阳，氤氲之状萌发"的候"（排卵）到来，这是月经周期中一次重要的转化。若体内阴阳调节功能正常者，自可适应此种变化，无特殊证候。若肾阴不足，或由湿热内蕴；或瘀阻胞络，当阳气内动之时，阴阳转化不协调，阴络易伤，损及冲任，血海固藏失职，血溢于外，酿成经间期出血。经间期出血的辨证，主要针对出血的量、色、质及全身症状进行辨别。若出血量少，血色鲜红，质黏属肾阴虚；若出血量稍多或少，赤白相兼，质地黏稠属湿热；若出血量少，血色暗红或夹小血块，属血瘀。临证还需根据体质、全身情况、舌苔、脉象以及基础体温曲线波动进行辨证，确立证型，拟定治疗方案。本病治疗重在经后期，以滋肾养血为主，兼热者清之，兼湿者除之，兼瘀者化之，但必须认识到本病的病理生理特点，以及阴阳互根的关系，补阴不忘阳，选择适当的补阳药物。出血时在辨证论治前提下，适当加一些固冲止血药，使阴阳平和，气血和调。

西医学排卵期出血可参照本病治疗，若出血量增多，出血期延长、失治误治则常可发展为崩漏。

清肝止淋汤

【来源】《傅青主女科》

【组成】白芍一两（醋炒）　当归一两（酒洗）　生地五钱（酒炒）　阿胶三钱（白面炒）　粉丹皮三钱　黄柏二钱　牛膝二钱　香附一钱（酒炒）　红枣十个　小黑豆一两

【用法】水煎服。

【功效】养血清肝。

【主治】妇人血虚火旺之经间期出血，症见两次月经中间，阴道出血量稍多，色深红，质黏腻，无血块。平时带下量多，色黄，小腹时痛；胸闷烦躁，口苦咽干，小便短赤；舌质红，苔黄腻，脉细弦或滑数。

【方解】方中黑豆、牛膝、黄柏、牡丹皮清热利湿，使湿热自小便而出。白芍、当归、阿胶、生地黄、大枣补血柔肝，"补肝体以和肝用"，正如青主所言："肝气舒自不克土，脾不受克，则脾土自旺。"其中生地黄与牡丹皮配伍，能够凉血止血；阿胶与当归配伍，能够补血止血。香附为"女科主帅"，能疏肝理气调经，本方用之意义有三：一则与白芍等补血柔肝之品相配，可复"肝体阴而用阳"之生理功能；二则"气行湿化"，有助祛湿；三则可使诸滋腻之品补而不滞。全方配伍，清利湿热不伤阴血，滋补阴血而不碍湿，对湿热内蕴，而又有阴血亏虚之证较为适宜。

【临床应用】

1. 用方要点 临床运用以经间期出血，血色深红，小腹时痛，面色萎黄，小便短赤，舌红苔黄腻，脉细数或滑数等为辨证要点。

2. 随症加减 纳呆腹胀者，去阿胶、红枣，加砂仁、白术；出血量多者，去牛膝、当归，加小蓟、侧柏叶、荆芥炭；带下多者，加椿根皮、马齿苋；湿盛加薏苡仁、苍术等。

3. 使用注意 属血瘀、虚寒者忌用。

4. 现代应用 本方现也用于治疗妇人血虚火旺，带下色红，似血非血，淋沥不断等。

5. 历代名家的应用经验 傅氏在本方后说："此方但主补肝之血，全不利脾之湿者，以赤带之为病，火重而湿轻也。夫火之所以旺者，由于血之衰，补血即足以制火。"

逐瘀止血汤

【来源】《傅青主女科》

【组成】生地一两（酒炒）　大黄三钱　赤芍三钱　丹皮一钱　当归尾五钱　枳壳五钱（炒）　龟板三钱（醋炙）　桃仁十粒（泡、炒、研）

【用法】水煎分服，每日1剂。

【功效】行血祛瘀，活血止痛。

【主治】瘀血阻滞之经间期出血，症见月经色紫黑有血块，少腹疼痛拒按，舌质偏红有瘀紫斑，脉沉涩。原书指证：妇人有升高坠落，或闪挫受伤，以致恶血下流，如有血崩之状者，若以崩治，非徒无益而又害之也。

【方解】血瘀阻滞胞宫脉络，气机不利，瘀阻伤络，络伤血溢，瘀滞不去新血不得归经，故淋漓不断，方用当归、赤芍、桃仁活血化瘀；大黄或用熟大黄增强逐瘀之力，炭用又有止血之功；生地、丹皮、龟板滋阴凉血固经；枳壳行气，有助化瘀，且具收缩子宫之作用。全方活血祛瘀，瘀去血得以归经，崩漏自已。原书指证：此方之妙，妙在活血之中，佐以下滞之品，放逐瘀如扫，而止血如神。或疑跌闪升坠，是由外而伤内，虽不比内伤之重，而既已血崩，亦不为轻，何以又治其瘀而不顾气也？殊不知跌闪升坠，非由内伤以及外伤者可比。盖本实不拔，去其标病可耳，故曰急则治其标。

【临床应用】

1. **用方要点** 临床运用以经间期出血，血色紫暗有块，舌紫暗或有瘀点，脉涩有力为辨证要点。

2. **随症加减** 出血期间，去赤芍、当归尾，酌加三七、炒蒲黄；腹痛较剧者，酌加延胡索、香附、五灵脂、蒲黄，或乳香、没药；兼脾虚者，去生地黄、桃仁、大黄，加木香、陈皮、砂仁；兼肾虚者，加续断、寄生、山药、菟丝子。

3. **使用注意** 属气虚、血热无瘀者忌用。

4. **现代应用** 本方现也可用于月经过多、经期延长、经间期出血等；西医功能失调性子宫出血、胎盘或胎膜残留等辨证属血瘀者。

5. **历代医家的应用经验** 广州医学院荔湾医院中医科冯蓓医师运用逐瘀止血汤加减治疗经期延长。其认为此病多与瘀有关瘀血阻滞冲任，新血不得归经，以致经水延期不绝。治疗宜在经汛期活血化瘀调冲任使子宫内膜规则脱落逐瘀。

第八节 闭 经

女子年逾16岁，尚未行经，或月经正常忽又中断6个月以上者，称为闭经。古人又称"不月"、"经闭"、"月水不通"、"血闭"、"月闭"，前者称原发性闭经，后者称继发性闭经。至于妊娠期、哺乳期的暂时停闭，以及经绝期的绝经，均属生理现象，不作闭经论。而先天的生殖器官发育异常（如婴儿型子宫、无子宫、无阴道等）所致的闭经，非药物所能治愈，不属本节讨论的范围。

闭经的病因病机较为复杂，若以虚实统之，主要责之精血不足，血海亏虚，无血可下；或冲任胞脉被阻，经血不得下行两大类。前者为虚，后者属实。虚者主要有先天不足的肝肾虚损，后天的气血虚弱及阴虚血燥；实者主要有血瘀气滞的冲任受阻，及痰湿阻滞的胞脉不畅。一般而论，已逾常人初潮年龄数年尚未行经者，或月经逐渐延后继而停闭者，若伴有其他虚象，多属虚证；如月经正常，突然闭停，又伴其他实象的，则多是实证。但须注意排除早孕。

治疗原则，虚者以补养肝肾，调理气血为主；实者以活血化瘀，理气调经为主。切不可不分虚实，滥用通经破血药方，但又须补中有通，不可一律峻补，反燥精血。

人参养荣汤

【来源】《太平惠民和剂局方》

【组成】白芍药三两　当归、陈皮、黄芪、桂心（去粗皮）、人参、白术（煨）、甘草（炙）各一两　熟地黄（制）、五味子、茯苓各七钱半　远志（炒、去心）半两

【用法】上诸药作散剂。每服四钱，水一盏半，生姜三片，枣子二枚，煎至七分，去滓温服。（现代用法：生姜三片，枣子二枚，水煎服。）

【功效】补中益气，养血调经。

【主治】气血亏虚所致的闭经。症见月经周期逐渐延长，经行延迟，经血量少，色淡，渐至经闭不行。兼见面色萎黄，神疲肢倦，食欲不振，心悸气短，毛发不泽或早白，舌淡红，苔白薄少，脉沉细无力。

【方解】方中人参大补元气，健脾和胃；配黄芪、白术、茯苓、炙甘草补中益气，以益气血生化之源；当归、熟地、白芍补血和营调经；陈皮理气行滞；远志、五味子宁心安神；肉桂温阳和营，振奋阳气。诸药合用气血双补，气充血旺，血海充盈则月经通行。

【临床应用】

1. 用方要点　临床以月经周期逐渐延长，经行延迟，经血量少，色淡，渐至经闭不行，舌淡红，苔白薄少，脉沉细无力等为辨证要点。

2. 随症加减　若除气血虚弱之症外，还伴有性欲淡漠，全身毛发脱落，阴道干涩，无白带，生殖器官萎缩，此为精血不足，营血亏损，冲任虚衰，加紫河车、鹿角霜、鹿茸等血肉有情之品；若见畏寒肢冷，加仙茅、炮姜、小茴香；若见食欲不振，脘腹胀闷，大便溏薄，面色淡黄，舌淡胖有齿痕，苔白腻，脉缓弱，宜健脾益气，养血调经，方用参苓白术散加当归、川牛膝。若为贫血、虫积、胃肠道等疾病所致的营养不良性气血虚弱，则应首先侧重于治疗原发性疾病，治愈原发病，贫血恢复，再酌加牛膝、卷柏、山楂等行血通经

药,以促进月经恢复。

3. **使用注意** 便溏者则应去当归。

4. **现代应用** 本方临床应用甚广,适用于贫血、癌症、慢性疲劳综合征、结缔组织病、带状疱疹性神经痛、男性不育症等。

5. **历代医家的应用经验** 日本汉方研究表明:人参养荣汤主要作用于白细胞系的造血功能,即有克M-CSF的作用,不仅可改善自觉症状,而且如果长期应用,对癌症化疗和放疗中的骨髓功能低下,可能有某种程度的防治作用。

血府逐瘀汤

【**来源**】《医林改错》

【**组成**】桃仁四钱 红花三钱 当归三钱 生地黄三钱 川芎一钱半 赤芍二钱 牛膝三钱 桔梗一钱半 柴胡一钱 枳壳二钱 甘草二钱

【**用法**】水煎服,每日1剂。

【**功效**】活血祛瘀,行气止痛。

【**主治**】血瘀气滞之闭经。症见月经停闭不行,下腹部胀痛拒按,腰骶部疼痛,精神抑郁,表情呆滞,胸胁满闷,心烦易怒,身重乏力,舌体紫暗,有瘀点瘀斑,脉沉弦或沉涩。

【**临床应用**】方中当归、川芎、生地、赤芍、桃仁、红花为桃红四物汤,以生地易熟地,赤芍易白芍。桃仁、红花活血化瘀,使血行通畅,冲任瘀阻消除而经行;四物汤养血调经,生地凉血清热,配当归又能养血润燥,使祛瘀而不伤阴血;配柴胡、赤芍、枳壳、甘草(四逆散)疏肝理气解郁,使气行则血行;桔梗、枳壳开胸行气,使气行则血行,且桔梗引药上行;牛膝破瘀通经,导瘀血下行。诸药合用既有活血化瘀养血之功,不仅行血分瘀滞,又能解气分之郁结,活血而不耗血,祛瘀又能生新,合而用之,使瘀去血行,经闭得通,诸症自除。

本方配伍特点:①气血同治。活血化瘀配疏肝理气,以化瘀为主,理气为辅,既行血分瘀滞,又解气分郁结。②活中寓养。即活血理气之中寓养血益阴之品,药如当归、生地、甘草,使活血理气而无耗血伤阴之弊,祛瘀而又生新。③升降同用。方中柴胡与牛膝、桔梗与枳壳的配伍,乃升降合用,调达气机之法,使气血升降和顺。

【临床应用】

1. 用方要点 本方原治胸中瘀血，阻碍气机，兼见肝郁气滞之瘀血证。女科之瘀血在下焦者，本方亦为合适方药。临床以月经停闭不行，下腹部胀痛拒按，腰骶部疼痛，精神抑郁，表情呆滞，胸胁满闷，心烦易怒，舌紫暗，有瘀点瘀斑，脉沉弦或沉涩等为辨证要点。

2. 随症加减 若小腹不温，腰腹冷痛者，去生地、红花，加小茴香、肉桂、五灵脂；少腹疼痛拒按者，加延胡索、姜黄、三棱；小腹热痛加败酱草、丹皮、大黄；身重乏力者，加人参、黄芪；久治不愈者，加蜈蚣、全蝎。

3. 使用注意 现代常用于治疗胸部挫伤、肋软骨炎、冠心病心绞痛、风湿性心脏病、肝硬化、高血压病、脑震荡后遗症头痛、头晕等属气滞血瘀者。

4. 现代应用 本方活血化瘀药较多，非确有瘀血者，慎用；瘀血证须久服药者，当配伍扶正药；孕妇忌用。

5. 历代名家的应用经验 血府逐瘀汤出自清代著名医家王清任所著《医林改错》一书，由桃仁、红花、当归、川芎、赤芍、生地、柴胡、枳壳、牛膝、桔梗、甘草等十一味药组成。是王清任所创"逐瘀汤"系列方中应用最为广泛的方剂。方中药物气血同治，升降相因，具有活血化瘀而不伤正，疏肝理气而不耗阴的特点，由于其疗效确切，一直为临床医家所喜用，成为活血化瘀法的基本方。

（1）国医大师李辅仁善用血府逐瘀汤加减（当归10克，生地黄10克，桃仁10克，红花10克，赤芍药10克，枳壳10克，桔梗5克，川芎5克，牛膝10克，香附10克，延胡索6克，木香5克）。治疗气滞血瘀型痛经。临床表现经前或经期小腹胀痛，下坠拒按，血色紫黑并夹有血块（血块排出痛即减轻）；经行量少，淋漓不畅，胸胁作胀，两乳胀痛；舌质正常或紫暗，有时可见舌尖有小瘀血点；脉沉弦。

（2）国医大师张琪教授临床喜用血府逐瘀汤治疗疑难重症，"气血同治"是张老临床常用的治疗法则。对于胸痹气滞血瘀证之胁痛、胃脘痛等以及西医学之风湿性心脏病、冠心病、肺源性心脏病、高血压心脏病，辨证属于心衰血瘀者，用此方均可获效。

四二五合方

【来源】 刘奉五经验方

【组成】 当归9克　白芍9克　川芎3克　熟地12克　覆盆子9克　菟丝子9克　五味子9克　车前子9克　枸杞子15克　牛膝12克　仙茅9克　淫羊藿12克

【用法】 水煎分服，每日1剂。

【功效】 养血益阴，补肾生精。

【主治】 血虚肾亏所引起的闭经。症见闭经，精神疲惫，腋毛及阴毛脱落，生殖器官萎缩，性欲减退，阴道分泌物减少及乳房萎缩，舌苔薄白，脉沉细。

【方解】 闭经属于妇科临床疑难病症之一，中医学也称闭经。其首见于《素问·阴阳别论》。其云："二阴之病发心脾，有不得隐曲，女子不月。"提示闭经与心、肝、脾三脏的功能失调有关。《傅青主女科》有"经本于肾"，即"经水出诸肾"之说，强调了肾的功能与月经密切相关。本方用五子衍宗丸补肾气，其中菟丝子苦平补肾，益精髓；覆盆子甘酸微温，固肾摄精；枸杞子甘酸化阴，能补肾阴；五味子五味俱备，入五脏大补五脏之气，因其入肾故补肾之力更强；车前子性寒有下降利窍之功，且能泄肾浊，补肾阴而生精液。配合仙茅、淫羊藿以补肾壮阳。五子与二仙合用的目的是既补肾阳又补肾阴。补肾阳能鼓动肾气，补肾阴能增加精液。肾气充实，肾精丰满，则可使毛发生长，阴道分泌物增多，性欲增加，月经复来。且与四物汤合方以增强养血益阴之效，再加牛膝能补肾通经。诸药合用，不在于通而在于补，肾气充，肾精足，经水有源，则月经自复。

【临床应用】

1. **用方要点**　临床运用以闭经，腋毛及阴毛脱落，生殖器官萎缩，性欲减退，舌苔薄白，脉沉细。

2. **随症加减**　若为产后气血极度虚弱，可加黄芪、人参以补气，称为参芪四二五合方，此乃以补气之法，增强补血之效，以气带血，同时又能增强补肾的功能。

3. **现代应用**　本方亦可用于治疗产后大出血所引起的席汉综合征。

4. **历代名家的应用经验**　当代中医界著名的中医妇科专家刘奉五老先生创立了四二五汤———即四物汤、二仙汤、五子衍宗汤的合方为其代表方剂之一。临床应用养血益阴、补肾生精，疗效显著本方的功能不在于通而在于补。肾气充、肾精足，经水有源，则月经自复。此方临床观察有促进排卵的功能，肾气及精液充足，督脉充盈，脑髓得以濡养，脑健则可使记忆力增强，精力充沛。

益肾通经汤

【来源】 夏桂成经验方

【组成】 柏子仁、丹参、熟地、川续断、泽兰叶、川牛膝、炒当归、赤芍、白芍各10克　茺蔚子、生茜草各15克　炙鳖甲（先煎）9克　山楂10克

【用法】 水煎分服，每日1剂。

【功效】 补肾宁心，活血通经。

【主治】 肾虚性闭经。症见闭经较久，或青春期月经失调渐致闭经，或转变环境，或用脑过度、紧张所致闭经，形体清瘦，头晕心悸，腰膝酸软，夜寐多梦，或胸闷心烦，带下甚少，舌红少苔，或苔有裂纹，脉细弦带数。

【方解】 本方系从《景岳全书》柏子仁丸合泽兰叶汤加减而来，方中集合了补肾、宁心、调宫三方面的药。柏子仁、丹参有宁心安神之功效，熟地、川断、牛膝、炙鳖甲大补肝肾，泽兰叶、当归、赤芍、茺蔚子、生茜草、山楂，俱是活血调经之品，故方药组合，具有补肾宁心、活血调经的作用，方名益肾通经汤者，意在治疗肾虚性闭经也。

【临床应用】

1. **用方要点**　临床运用以闭经较久，或青春期月经失调渐致闭经，形体清瘦，头晕心悸，腰膝酸软，带下甚少，舌红少苔，或苔有裂纹，脉细弦带数等为辨证要点。

2. **随症加减**　腰酸明显者加杜仲，寄生补益肝肾。夜寐多梦者加酸枣仁、合欢皮以安神解郁。

3. **使用注意**　脾肾不足，阳虚寒凝之月经失调，闭经者忌。

4. **现代应用**　本方亦可用于治疗月经后期、量少，或青春期月经失调者。

5. **历代名家的应用经验**　本方的基础是柏子仁丸合泽兰叶汤。考柏子仁丸来源于《校注妇人良方》，原治室女积想在心所致的闭经，药用柏子仁、生卷柏、泽兰叶、川牛膝四味药着重心郁性闭经。《内经》在论述郁证闭证闭

经，亦归纳在心，如云："二阳之病发心脾，有不得隐曲，女子不月。"又云："今心气上迫于肺，不得下降，故胞脉闭塞，月事不来。"所以柏子仁丸是治疗此等病证的主要方剂。

第九节 崩 漏

崩漏是指经血非时暴下不止或淋沥不尽，前者谓之崩中，后者谓之漏下。《景岳全书·妇人规》曰："崩漏不止，经乱之甚者也。"《济生方》曰："崩漏之疾本乎一证，轻者谓下漏下，甚者谓之崩中。"二者虽表现不一，实则病机相同，且常崩漏互见，故总称崩漏。

其主要病机是冲任不固，不能制约经血，使子宫藏泻失常。导致崩漏的常见病因有脾虚、肾虚、血热和血瘀。素体脾虚，或劳倦思虑、饮食不节损伤脾气。脾虚血失统摄，甚则中气下陷，冲任不固，不能制约经血，发为崩漏。如《妇科玉尺》云："思虑伤脾，不能摄血，致令妄行。"若素体阳虚，命门火衰，或久崩久漏，阴损及阳，阳不摄阴，封藏失职，冲任不固，不能制约经血而成崩漏。或素体肾阴亏虚，或多产房劳耗伤真阴，阴虚失守，虚火动血，迫血妄行，子宫藏泻无度，遂致崩漏，如《素问·阴阳别论》曰："阴虚阳搏谓之崩。"若素体阳盛血热或阴虚内热，或七情内伤，肝郁化热，或内蕴湿热之邪，热伤冲任，迫血妄行，发为崩漏。若七情内伤，气滞血瘀，或热灼、寒凝、虚滞致瘀，或经期、产后余血未净而合阴阳，内生瘀血，或崩漏日久，离经之血为瘀，瘀阻冲任、子宫，血不归经而妄行，遂成崩漏。崩漏辨证，有虚实之异：虚者多因脾虚、肾虚；实者多因血热、血瘀。由于崩漏的主症是血证，病程日久，反复发作，故临证时首辨出血期还是止血后：一般而言，出血期多见标证或虚实夹杂证，血止后常显本证或虚证。出血期，当根据血证呈现的量、色、质特点辨其证之寒、热、虚、实。

崩漏的治疗，多根据发病的缓急和出血的新久，本着"急则治其标，缓则治其本"的原则，灵活掌握和运用塞流、澄源、复旧的治崩三法。塞流：即止血、暴崩之际，急当塞流止血防脱。澄源：即正本清源，亦是求因治本，是治疗崩漏的重要阶段（一般用于出血缓减后的辨证论治）。复旧：即固本善后，是巩固崩漏治疗的重要阶段（用于止血后恢复健康，调整月经周期）。

西医所称的功能不良性子宫出血，其临床出血情况符合崩漏者，归本病范畴论治。

清热固经汤

【来源】《简明中医妇科学》

【组成】炙龟板八钱（研粗末，先煎）　牡蛎粉五钱（包煎）　清阿胶五钱（陈酒炖冲）　大生地五钱　地骨皮五钱　焦山栀三钱　生黄芩三钱　地榆片五钱　陈棕炭三钱　生藕节五钱　生甘草八分

【用法】水煎，分两次，食远温服。（现代用法：水煎服，日2次。）

【功效】清热凉血，固冲止血。

【主治】崩漏之虚热证兼肾阴虚者，症见经血非时而下，量多如注，或淋漓不断，色殷红，每日到黄昏更多，有时颧赤，身体瘦弱，皮肤干枯，头眩耳鸣或耳聋，咽喉干燥或干痛，口舌碎痛，牙齿动摇或牙龈痛，或午后潮热，或骨热酸痛，掌心灼热，心悸心烦，夜寐不安，腰膝酸软，足跟痛，夜有梦交，或兼白淫，大便干燥，小溲黄涩，舌质红有裂纹，舌苔花剥，脉象虚数，尺脉虚大。

【方解】方中黄芩、山栀清热泻火；生地、地榆、藕节清热凉血，固冲止血；地骨皮、龟板、牡蛎育阴潜阳，龟板又能补任脉之虚，化瘀生新；阿胶补血止血；陈棕炭收涩止血；生甘草调和诸药。诸药各司其职，集清热、泻火、凉血、育阴、祛瘀、胶固、炭涩、镇潜、补任、固冲多种止血法于一方之中，能收清热凉血，固冲止血之功。

【临床应用】

1. **用方要点**　临床运用以经血非时而下，量多如注，或淋漓不断，舌质红有裂纹，舌苔花剥，脉象虚数，尺脉虚大为辨证要点。

2. **随症加减**　若兼见心烦易怒，胸胁胀痛，口干苦，脉弦数，为肝郁化热或肝经火炽之证，治宜清肝泻热止血，加柴胡疏肝，夏枯草、龙胆草清泻肝热；若兼见少腹或小腹疼痛。或灼热不适，苔黄腻者，为湿热阻滞冲任，加黄柏、银花藤、连翘、茵陈清热利湿，去阿胶之滋腻。

3. **使用注意**　出血证属脾虚阳弱者不宜。

4. **现代应用**　本方现也用于月经先期、经期延长、崩漏、月经量多等，

西医盆腔炎、子宫内膜炎、功能失调性子宫出血等辨证属血热者。

5. 历代医家的应用经验 麦积区马跑泉中心卫生院李宏义医师认为：崩漏是出血性疾病，若出血量多，亦应本着急则治其标的法则，以止血为要，因"留得一分血，便是留得一分气，但又与瘀血关系密切，若瘀血阻滞不去，则新血不得归经，则崩漏难愈，因此，他在本方的基础上妙用炒蒲黄、五灵脂、益母草来化瘀止血。

固本止崩汤

【来源】《傅青主女科》

【组成】大熟地一两（九蒸） 黑姜二钱 人参三钱 白术一两（土炒焦） 黄芪三钱（生用） 当归五钱（酒洗）

【用法】水煎分服，每日1剂。

【功效】补气摄血，固冲止崩。

【主治】治疗妇人虚火血崩，症见下血量多，色淡红，无血块，面色㿠白，精神疲倦，容易出汗，舌质淡胖，苔薄白，脉细弱。原书指证：妇人有一时血崩，两目黑暗，昏晕在地，不省人事者，人莫不谓火盛动血也。然此火非实火，乃虚火耳。

【方解】崩漏由于劳伤，损伤脾气，气虚下陷统摄无权，冲任不固。《景岳全书·妇人规》云："故凡见血脱等证，必当用甘药先补脾胃，以益发生之气……使脾气强，则阳生阴长，而血自归经矣，故曰脾统血"。方中人参、黄芪大补元气，升阳固本；白术健脾资血之源又统血归经；熟地滋阴养血，"于补阴之中行止崩之法"，"气不足便是寒"，佐黑姜既可引血归经，更有补火温阳收敛之妙；且黄芪配当归含有"当归补血汤"之意，功能补血，熟地配当归一阴一阳补血和血。全方气血两补，使气壮固本以摄血，血生配气能涵阳。气充而血沛，阳生而阴长，冲脉得固，血崩自止。"方妙在全不去止血而唯补血，又不止补血而更补气，非唯补气而更补火。"

【临床应用】

1. 用方要点 临床应用以经血非时暴下不止，或淋漓久不尽，色淡质稀，面白神疲，舌质淡胖，苔薄白，脉细弱等为辨证要点。

2. 随症加减 气虚运血无力易于停留成瘀，常加田七、益母草或失笑散化瘀止血。出血多者，加黑升麻、岗稔根、海螵蛸等以升阳涩血。

3. 使用注意 阴虚火旺、心肝郁火、湿热偏盛者忌用。

4. 现代应用 本方临床亦也用于气虚脾弱性崩漏、月经不调、月经过多、胎漏、产后出血辨证属气虚脾弱者等。

5. 历代医家的应用经验

（1）徐荣斋老先生认为：本方补气以治崩漏，药力较集中，应用本方时，可加入阿胶、艾叶炭或三七粉1.5克，疗效更可靠。

（2）化州市人民医院卜平芬医师在使用固本止崩汤时认为偏热者减黑姜，熟地黄改生地黄，炙甘草改用生甘草，加黄芩、地骨皮清热凉血；偏肾虚者加菟丝子、鹿角胶温肾固冲；偏血瘀者加益母草、川芎活血化瘀；偏血虚者加何首乌补血养血。诸药相配，治疗功血，效果显著，治疗期间无不良反应，安全有效。

上下相资汤

【来源】《石室秘录》

【组成】 熟地一两　山茱萸五钱　葳蕤五钱　人参三钱　玄参三钱　沙参五钱　当归五钱　麦冬一两　北五味二钱　牛膝五钱　车前子一钱

【用法】 水煎分服，每日1剂。

【功效】 益气摄血，清热止崩。

【主治】 妇人阴虚崩漏，症见或崩中漏下，或五心烦热，气短口渴，或腰酸眩晕，心烦少寐、小便短少，大便干结，舌红少苔，苔薄黄，脉细数。

【方解】 本症是因素体阴虚，阴不制阳，阳溢血海所致。治宜养阴清热，调理阴阳，佐以益气摄血。方中地黄、山茱萸滋阴补肾，填精固经；沙参、麦冬、玉竹养阴清热；玄参养阴凉血、清热泻火。配人参益气生津，健脾摄血；当归养血和血，五味子收敛止血，宁心安神；车前子益肾利水；淮牛膝补益肝肾，引药下行。诸药合用上润肺阴，下滋肾水，子母相资，上下相润以养阴清热止血。

【临床应用】

1. 用方要点 临床应用以经血非时暴下不止，或淋漓久不尽，色鲜红，五心烦热，气短口渴舌红少苔，苔薄黄，脉细数等为辨证要点。

2. **随症加减** 如经量多者，去淮牛膝、车前子，加阿胶、三七以养血止血。

3. **使用注意** 湿热偏盛者不宜使用。

4. **现代应用** 本方临床亦也用于治功能性子宫出血、糖尿病、神经衰弱等属阴虚内热者。

将军斩关汤

【来源】朱小南经验方

【组成】熟大黄炭3克 巴戟天10克 仙鹤草18克 茯神10克 蒲黄炒阿胶10克 黄芪5克 炒当归10克 白术5克 生地、熟地各10克 焦谷芽10克

【用法】水煎，另用藏红花0.3克，三七末0.3克，红茶汁送服。分2次服，每日1剂。

【功效】化瘀生新，固本止血。

【主治】经血非时而下，时多时少，血色紫黑，有块、小腹胀痛、大便秘结，易发急躁、夜半咽干，舌质绛暗，苔腻，脉沉弦滑。

【方解】熟大黄炭清热凉血，祛瘀行滞为君药，既能推陈出新，又能引血归经，且厚肠胃，振食欲，崩漏症初起，每因有瘀热而致，熟大黄炭是适宜的药物，即使久病，如果尚有残余瘀滞，亦可加此一味。佐以红花、三七末化瘀结而止血；用生熟地、当归补血，黄芪益气增强摄血能力，巴戟天补肾益任脉；仙鹤草、蒲黄炒阿胶强化止血；茯神、白术、焦谷芽健脾化湿。故本方补气血而祛余邪，祛瘀而不伤正。

【临床应用】

1. **用方要点** 本方为朱氏家传治虚中夹实崩漏症的验方，对瘀热初起所致崩漏或是久病尚有残余者，无论是室女崩漏属瘀滞者，还是年老经水复行者，用之有效。以经血非时而下，血色紫黑，有块，舌质绛暗，苔腻，脉沉弦滑为辨证要点。

2. **随症加减** 气虚者加党参、白术、茯苓、甘草健脾益气；血热者加黄连、黄柏、鹿含草清热凉血；肾虚者加川续断、杜仲、桑寄生补益肾气、摄精固冲。

3. **使用注意** 熟大黄炭应炮制得法，其所谓炭并非以黑止血，面目皆

非，而是要烧灰存性。蒲黄炒阿胶自有妙用，以含动物胶、蛋白、氨基酸等的阿胶与含脂肪油、游离硬脂肪酸的蒲黄共炒于一体则其效果更佳。用红茶汁送服藏红花、三七末可谓是生新血、祛旧血的最好选择。因此，须按法煎煮药物，方保疗效。

4．现代应用 本方亦可用于治疗倒开花者，即妇女经水已断多年，垂老而再行，淋漓如壮年者，且色漆黑，味臭秽者。临床实践还可用于产后恶露不绝、经期延长、癥瘕出血等同样取得满意的止血疗效。一方多用，充分体现了中医辨证施治之"异病同治"原则。

5．历代名家的应用经验 将军斩关汤由朱师祖父南山先生所创，小南先生承之并传于后世，系朱氏妇科家传验方。全方"补气血而祛余邪，祛瘀而不伤正"，通涩并用，此方何以有此良效，原此方用药有三个特点：其一是止血不忘化瘀。久患崩漏者，虽诸虚互见，然又每有瘀血残留胞中，尤其多服寒凉凝血或炭类止血药者，更易留瘀。此时单用补益、升提、收涩之品，必难获效，须将止血与化瘀并用之。大黄正具此功，此方既曰将军斩关，可见该药在方中之地位。大黄一味实兼止血、消瘀、凝血三功，用于吐衄便血均效，用于崩漏亦然。方中又配三七、当归、仙鹤草、蒲黄炒阿胶、红花，均可祛除瘀血，使新血归于经而崩漏止。其二是固冲任不忘滋肝肾。因虚则经血不藏，肾虚则冲任不固，必致经行错乱，方中当归、阿胶养肝血，熟地、巴戟补肾气，使精血足，冲任固，经自调。其三是统摄经血不忘补脾益气，方中术、苓、谷皆补脾醒胃之品，更加黄芪益气。既能统血摄血。又能补血生血。因此一方而止血、消瘀、凝血、补虚齐备，塞流、澄源、复旧兼行，自能斩关夺门，上漏停崩，成为不可多得之良方。

温涩固宫汤

【来源】李培生经验方

【组成】当归10克　白芍10克　川芎6克　熟地10克　艾叶6克　阿胶10克　血余炭6克　海螵蛸12克　茜草根10克

【用法】以水煎服，日服3次。

【功效】养血和血，调经止血，暖胞安宫。

【主治】冲任脉虚、寒邪凝滞之崩漏，小腹疼痛，月经过多。

【方解】本方是在经方乌贼骨丸、胶艾汤的基础上，又综合时方之有效药味加减变化而来。方中当归甘温，养肝补血和血；白芍酸敛，助当归养血和阴，缓急止痛；熟地甘温，滋肾补血，以壮血液生化之源；川芎辛温香窜，活血行气，畅通气血，下行血海，并可使熟地、当归、白芍等补而不滞；阿胶功专补血止血；艾叶温经暖胞，二者又为治崩漏、腹痛、胎漏下血之要药；海螵蛸味咸微温，收涩止血，血余炭、茜草根止血祛瘀生新。合而用之，可和血止血，养血调经，兼能安胎，是临床治疗妇产科疾病有效方剂。

【临床应用】

1. **用方要点** 本方临床治疗妇产科疾病，如妇女月经过多，先兆流产和功能性子宫出血偏虚寒者疗效显著，血虚腹痛和胎动不安者亦可酌情使用。

2. **随症加减** 如腹痛明显者，加砂仁、香附、延胡索；腹不痛者，去川芎；血下多者，当归宜减量，加地榆炭、棕榈炭；气虚明显或少腹下堕者，加党参、黄芪；心悸加茯神、炒柏子仁；腰酸腹痛加杜仲、续断、桑寄生；肢冷明显者，加炮姜炭、炙甘草。

3. **使用注意** 另在服用本方期间，情志宜安静，尽量避免精神刺激，乃可建立良好月讯信号。食物宜清淡，禁食烟酒及辛辣刺激食物。至于远房事，戒恼怒乃更为经期保健之必需。

4. **现代应用** 本方亦可用于治疗冲任脉虚、寒邪凝滞之妊娠下血、胎动不安，或产后下血、淋漓不断等。

5. **历代名家的应用经验** 本方为湖北中医学院教授李培生教授治疗冲任脉虚、寒邪凝滞之崩漏，小腹疼痛，月经过多的临床经验方。

育阴止崩汤

【来源】韩百灵经验方

【组成】熟地20克　山茱萸20克　山药15克　川断25克　桑寄生20克　海螵蛸20克　龟板25克　牡蛎20克　白芍15克　阿胶15克　炒地榆50克

【用法】水煎分服，每日1剂。

【功效】滋阴补肾，固冲止血。

【主治】肝肾阴虚之崩漏。症见阴道流血淋漓不断，或突然大下紫黑血块，血色鲜红，小腹无胀无痛，或微痛而不拒按，伴颜面潮红，颧红，唇舌干红，头眩耳鸣，健忘目涩，口干不欲饮，潮热盗汗，手足心热，腰痛，足跟痛，舌红无苔，脉弦细，或脉弦细数。

【方解】"育阴止崩汤"组方多选用滋补肝肾，养血敛阴，固冲止血之品。以熟地、山萸肉、阿胶滋阴补血益肾填精，川断、寄生补肝肾而止崩漏兼有强腰膝，健筋骨；海螵蛸、牡蛎、龟板、白芍敛阴潜阳，固涩止血，炒地榆清下焦积热，凉血止崩。全方从阴引阳，从阳引阴，所固在肾，所摄在血，有固本塞流之妙用，为止崩漏之良方。

【临床应用】

1. **用方要点** 本方为治疗肝肾阴虚之崩漏的良方，临床以阴道流血淋漓不断，或突然大下紫黑血块，血色鲜红，舌红无苔，脉弦细，或脉弦细数等为辨证要点。

2. **随症加减** 如血多者，倍炒地榆，加棕榈炭、蒲黄炭各20克；虚热盛者，加盐柏10克，地骨皮10克，知母15克；气陷者，加升麻10克。

3. **现代应用** 肝肾阴虚之崩漏、月经过多等。

4. **历代名家的应用经验** 国内著名中医妇科专家韩百灵认为本病的发生，多因青春期女子先天尚未充实，肾气未充，肝失濡养；或早婚贪房而耗损阴精；或中年时期因经、孕、产、乳而过伤阴血，致肾失收藏，肝失条达。崩与漏本属一证，仅在病势上有缓急之分，轻者谓之漏下，重者谓之崩中。二者常常互见，往往又相互转化，如血崩日久，气血大衰，可致成漏，久漏不止，气虚血脱，势必成崩。在治疗时韩老遵循张寿颐之说："不知血之妄行，多是龙雷相火，疏泄无度，唯介类有情，能吸纳肝肾泛滥之虚阳，安其窿宅，正本清源，不治血而血自止"的原则，通过年的临床经验，自拟了"育阴止崩汤"一方，随症加减，均收到了很好的效果，本方已被中医妇科教材所采用。

第十节 痛 经

妇女正值经期或经行前后出现周期性小腹疼痛或痛引腰骶，甚至剧痛晕厥者，称为痛经，又称"经行腹痛"。痛经病位在子宫、冲任，以"不通则痛"或"不荣则痛"为主要病机。其常见病因病机有气滞血瘀，寒凝血瘀，湿热瘀阻与气血虚弱，肾气虚损等。临床辨证首当辨识疼痛发生的时间、部位、性质以及疼痛的程度：一般而言，痛发于经前或经行之初，多属实；月经将净或经后始作痛者，多属虚。辨痛之部位以察病位在肝在肾，在气在血，如痛在少腹一侧或双侧多属气滞，病在肝；小腹是子宫所居之地，其痛在小腹正中常与子宫瘀滞有关；若痛及腰脊多属病在肾。详查疼痛的性质、程度是本病辨证的重要内容，隐痛、坠痛、喜揉喜按属虚；掣痛、绞痛、灼痛、刺痛、拒按属实。灼痛得热反剧属热，绞痛、冷痛得热减轻属寒痛甚腹胀，持续作痛属血瘀；胀甚于痛，时痛时止属气滞等。此为辨证之大要。

治疗痛经的基本原则，应根据气血运行不畅，不通则痛和气血衰少，经脉失养的机制，辨明寒热虚实，选用散寒、清热、补虚、泻实、行滞、化瘀等法，消除病因，使气顺血和，经行畅通，达到通自不痛的目的。

西医妇产科学将痛经划分为原发性痛经和继发性痛经。原发性痛经又称功能性痛经，是指生殖器官无器质性病变者。由于盆腔器质性疾病如子宫内膜异位症、子宫腺肌症、盆腔炎或宫颈狭窄等所引起的属继发性痛经，原发性痛经以青少年女性多见，继发性痛经则常见于育龄期妇女。

温经汤

【来源】《金匮要略》

【组成】吴茱萸三两　当归二两　芍药二两　川芎二两　人参二两　桂枝二两　阿胶二两　牡丹皮（去心）二两　生姜二两　半夏半升　麦冬（去心）一升　甘草二两

【用法】上十二味，以水一斗，煮取三升，分温三服。

【功效】温经散寒，养血祛瘀。

【主治】冲任虚寒，瘀血阻滞之痛经。症见经期或经后小腹冷痛，喜按，得热则舒，经量少，经色暗淡，或经下膜块，腰腿酸软，小便清长，舌质淡胖，边有齿痕，苔白润。原书指证：妇人年五十所，病下利（血）数十日不止，暮即发热，少腹里急，腹满，手掌烦热，唇口干燥，何也？师曰：此病属带下，何以故，曾经半产，瘀血在少腹不去……当以温经汤主之。

【方解】方中吴茱萸、桂枝、生姜温经散寒，以暖胞宫；当归、川芎、芍药、丹皮、阿胶、麦冬滋阴养血，行血祛瘀；人参、甘草益气健脾，以资阴血生化之源；半夏温燥除湿，以防寒凝血瘀湿浊停滞；甘草调和诸药。诸药合用，既能补冲任之虚，暖胞宫之寒，又可祛少腹之瘀，治本为主，兼顾及标，故可治疗冲任虚寒夹瘀导致的痛经。

【临床应用】

1. 用方要点 本方为妇科调经常用方，主要用于冲任虚寒夹有瘀滞的月经不调、痛经等病症。临床以经期或经后小腹冷痛，喜按，得热则舒，经量少，经色暗淡，舌质淡胖，边有齿痕，苔白润为辨证要点。

2. 随症加减 若阳虚湿浊内生，与瘀血蕴结停于胞中则为经下膜块，腹痛剧烈者，肉桂易桂枝，加三棱、莪术以补肾温阳，逐瘀脱膜。

3. 使用注意 阴虚或血热之崩漏及月经不调者不宜。

4. 现代应用 本方亦可用于冲任虚寒夹有瘀血的功能性子宫出血、慢性盆腔炎、不孕症等病症，以及虚寒夹瘀的泄利病症，伴见小腹冷痛、唇口干燥，渴不欲饮等病症。

5. 历代名家的应用经验 我国著名中医妇科专家夏桂成主任医师体会，《金匮》温经汤虽有化瘀之功用，但实际上温补气血，解除冲任虚寒为前提，方名温经，其义自明，用来调经用来调经治崩漏、不孕症，均需建立在冲任虚寒夹有血瘀的基础上，更年期崩漏病症，虽多阴虚血热证，但也不能否认趋向生殖功能衰退时期，亦有虚寒夹瘀的证型，同样适用。本方的组成，在治疗更年期疾病中的确含有深意。我们在围绝经期综合征的专病门诊中，发现这类病人大多数表现上热下寒，即上则胸闷烦躁、烘热汗出、唇口干燥，下则小腹作冷、大便溏泄，所以在温经汤中虽以温阳祛寒为主，但仍然加入丹皮、麦冬以清上热，完全符合更年期病理特点。

圣愈汤

【来源】《兰室秘藏》

【组成】生地黄三分 熟地黄三分 川芎三分 人参三分 白芍五分 当归身五分 黄芪五分

【用法】上药㕮咀，都作一服，水二大盏，煎至一盏，去滓，稍热，不拘时服。

【功效】益气养血，调经止痛。

【主治】痛经证属气虚血亏者。症见经期经后小腹隐痛，喜揉喜按，月经量少，色淡质稀，倦怠乏力，神疲懒言，头晕眼花，面色萎黄，舌淡苔薄，脉细弱。原方指证：诸恶疮，血出多而心烦不安，不得睡眠。一切失血；或血虚烦渴、躁热，睡卧不宁；或疮症脓水出多，五心烦热，作渴等。

【方解】方中人参、黄芪补脾益气，人参偏于阴而补中，黄芪偏于阳而实表，二药相合，一表一里，一阴一阳，相互为用，共奏扶正补气之功。熟地、白芍、当归、川芎养血和血，共奏气血双补，调经止痛之功。气充血沛，子宫、冲任复其濡养，自无疼痛之患。

【临床应用】

1. **用方要点** 临床运用以经期小腹隐痛，月经量少，色淡质稀，舌淡，脉细弱为辨证要点。

2. **随症加减** 血虚甚者，加阿胶、鸡血藤。小腹痛而喜热熨者，加附片、艾叶、高良姜；腹痛绵绵而胀者，乃虚中有滞象，加香附、台乌、小茴香；腰酸痛者加杜仲、桑寄生、菟丝子；伴心悸失眠者，加阿胶、龙眼肉养血安神；若小腹冷痛喜暖者，加艾叶、吴茱萸以暖宫止痛；腰酸不适者，加菟丝子、杜仲补肾壮腰。

3. **使用注意** 痛经证属湿热、气滞者禁用。

4. **现代应用** 现代本方用于妊娠贫血、月经过少等；西医各种原发性或继发性痛经、妊娠合并贫血等，辨证属气虚血亏者均可应用。

乌鸡白凤丸

【来源】《普济方》

【组成】乌鸡（去毛爪肠）640克 鹿角胶128克 鳖甲（制）64克 牡蛎（煅）48克 桑螵蛸48克 人参128克 黄芪32克 当归144克 白芍128克 香附（醋制）128克 天冬64克 甘草32克 地黄256克 熟地黄256克 川芎64克 银柴胡26克 丹参128克 山药128克 芡实（炒）64克 鹿角霜48克

【用法】以上二十味，熟地黄、地黄、川芎、鹿角霜、银柴胡、芡实、山药、丹参八味粉碎成粗粉，其余乌鸡等十二味，分别酌予碎断，置罐中，另加黄酒1500克，加盖封闭，隔水炖至酒尽，取出，与上述粗粉掺匀，低温干燥，再粉碎成细粉，过筛，混匀。每100克粉末加炼蜜30～40克与适量的水，泛丸，干燥，制成水蜜丸；或加炼蜜90～120克制成小蜜丸或大蜜丸，即得。

【功效】补气养血，调经止带。

【主治】痛经证属气血两虚者。症见经期经后小腹隐痛，喜揉喜按，月经量少，色淡质稀，倦怠乏力，神疲懒言，头晕眼花，面色萎黄，舌淡苔薄，脉细弱。原方指证：诸恶疮，血出多而心烦不安，不得睡眠。一切失血；或血虚烦渴、躁热，睡卧不宁；或疮证脓水出多，五心烦热，作渴等。

【方解】本方用纯乌鸡为原料以补血益阴治疗崩中止带及一切虚损，养血生津，宁神益智为君药。熟地、当归、白芍养血活血，川芎、丹参活血行血，充分发挥活血养血的功效为臣药。人参、黄芪、山药、芡实健脾益气，化湿止带；鹿角、桑螵蛸补肝肾，益精血，益肾助阳；牡蛎、生地、天冬、银柴胡、青蒿滋阴清热；香附疏理肝气，调经止痛，均为佐药，甘草调和诸药为使药。全方气血双补，阴阳并调，为补血养血，调经止带名方。

【临床应用】

1. **用方要点** 临床运用以经期小腹隐痛，喜温喜按，月经量少，色淡质稀，舌淡，脉细弱为辨证要点。

2. **随症加减** 如兼肝肾虚而见腰酸耳鸣者，加杜仲、续断、巴戟天以补益肝肾，如兼虚热内盛见五心烦热，潮热者，加知母、黄柏以退热除烦。

3. **使用注意** 血虚及血热月经不调均不宜使用。

4. **现代应用** 用于气血两虚，身体瘦弱，腰膝酸软，月经不调，崩漏带下，又用于妇女经期腹痛，肢体浮肿，产后体弱，虚汗低热等，还可用于男子气血两虚诸症。

化膜汤

【来源】朱南孙经验方

【组成】血竭末3克（另吞） 生蒲黄15克（包煎） 五灵脂10克 生山楂9克 刘寄奴12克 青皮6克 赤芍9克 熟大黄炭、炮姜炭各4.5克 参三七末3克（分吞）

【用法】水煎分服，每日1剂，每月经前服用，服7～10剂。或内服：研末，1～2克，或入丸剂，或外用：研末撒或入膏药用。

【功效】化膜行滞，散瘀止痛。

【主治】瘀阻气滞之膜样痛经。症见行经第二天有阵发性剧痛，经量多、色紫，夹有烂肉样血块，腰酸背楚，乳房作胀，经前烦躁，舌质偏紫，脉象弦细。

【方解】本方是综合"血竭散"、"失笑散"、"通瘀煎"诸方中药取舍拟制而成，旨在化膜，故定名为化膜汤。方中以血竭散瘀化膜，消积定痛为君；蒲黄、五灵脂活血散瘀止痛为臣；生山楂、刘寄奴、赤芍善于散瘀行滞；青皮疏肝破气，又可化积；妙在方中熟大黄炭、炮姜炭两药一寒一热，熟大黄炭推陈致新，引血归经，炮姜炭祛恶生新，温经止血，两者相伍，行中有止，攻补兼施；参三七为化瘀、止血、定痛之佳品。

【临床应用】

1. **用方要点** 临床运用以行经第二天有阵发性剧痛、经量多、色紫，夹有烂肉样血块，舌质偏紫，脉象弦细等为辨证要点。

2. **随症加减** 乳瘀结块者加炙山甲、昆布、王不留行；经期泄泻者加焦白术、怀山药、芡实；经少不畅者加三棱、莪术、丹参；痛经甚者加炙乳香、炙没药；情志抑郁、胸闷不舒者加越鞠丸、沉香曲、四制香附丸；口干便燥者加生地、丹皮、当归、桃仁、月季花，或用瓜蒌仁、火麻仁；腹部有冷感者加炒小茴、制香附、淡吴茱萸、艾叶；腰背酸楚者加金毛狗脊、川断、桑寄生。

3. **使用注意** 凡无瘀血者慎服。

4. **现代应用** 本方亦可用于子宫内膜异位症、盆腔炎等引起的痛经。

5. **历代名家的应用经验** 膜样痛经，一般多表现为行经第二天有阵发性剧痛、经量多，夹有烂肉样血块。朱南孙认为治疗时应多以逐瘀脱膜为主，有时还当兼顾考虑以下两种证型的配合治疗，即阴虚瘀浊证：经期多落后，但量多色紫，腰酸尿频，小腹冷痛喜热喜按，胸闷烦躁，纳差，舌质嫩红、脉细弦，可用本方合二仙汤加减；气虚瘀浊证：主要表现为经期前后不一，量多色红，形体消瘦，神疲肢卷，脘痞纳差，经前烦躁，经期便溏、乳胀、苔薄脉细，可用举元煎或香砂六君子汤合本方。因此，治时除以逐瘀脱膜为主外，还可适当配合治疗胃、脾阳（气）虚之症。

田七痛经散

【来源】罗元恺经验方

【组成】蒲黄0.275克 醋炒五灵脂、田七、延胡索、川芎、小茴香各0.3克 木香0.2克 冰片0.025克

【用法】每小瓶2克药粉或每克药粉分装胶囊3粒。

【功效】活血化瘀、行气散寒止痛。

【主治】痛经辨证属于寒凝血滞型。症见经前或经行小腹冷痛或绞痛，月经常后期，经色淡暗有小血块，痛其则面青肢冷，呕吐，唇舌淡或淡薄、苔白或白润，脉沉弦或弦缓或弦迟。

【方解】本方以古方"失笑散"为基础，功能活血祛瘀止痛。田七祛瘀止痛，活血止血；川芎活血祛风止痛；小茴香散寒止痛，兼治癥瘕寒疝；延胡索活血理气止痛；木香行气醒脾治腹痛；冰片方香开窍走窜，兼强心止痛。全方配合，共奏活血化瘀、行气散寒止痛之效。

【临床应用】

1. **用方要点**　经前或经行小腹冷痛或绞痛，月经常后期，经色淡暗有小血块，苔白或白润，脉沉弦。

2. **使用注意**　凡无瘀血者慎服。

3. **现代应用**　本方亦可用于子宫内膜异位症、盆腔炎等引起的痛经。

5. **历代名家的应用经验**　我国著名的中医妇科专家罗元恺教授继承了中医学关于痛经的理论，结合自己数十年的经验指出："月经的运行，关系于血气的是否充沛和流畅，而病邪对血气亦有很大影响。故痛经一证，从内因来说，主要在于气血的凝滞；从外因来说，主要由于瘀滞或寒凝，盖通则不痛，痛则不通也。"在临证中，因痛经而来门诊或急诊者，大多是痛经较甚的实证或虚夹实证。罗教授在治疗上主要抓作"瘀"和"寒"两方面。认为："痛经一证……主要由于瘀滞或寒凝。"在这种理论指导下结合临床经验，拟定田七痛经散以治疗痛经效果甚好。

热性痛经方

【来源】沈仲理经验方

【组成】当归10克　川芎12克　赤芍12克　大生地12克　红藤30克　败酱草20克　川楝子10克　炒五灵脂12克　炙乳香、炙没药各5克

【用法】先将上药用清水浸泡30分钟，再煎煮30分钟，每剂煎2次。经行腹痛开始每日1剂，早晚各服1次。平日可加服逍遥丸，每服6克，日服2次。

【功效】清热消肿，行瘀止痛。

【主治】经行腹痛，往往于经行第一天腹痛甚剧，或见血块落下则痛减，舌质红，苔薄黄，脉弦或弦数。

【方解】本方用四物养血活血，配红藤、川楝子、五灵脂与乳香、没药活血祛瘀止痛，李时珍对败酱草一药曾指出：败酱草"治血气心腹痛，破癥瘕，催生落胞，赤白带下，古方妇人科皆用之，乃易得之物，而后人不知用，盖未遇识者耳"。故本方中败酱草性味苦平，兼清热消痛肿，行瘀止痛之功效为一身，堪称主力矣。

【临床应用】

1. **用方要点** 临床运用以经行腹痛，往往于经行第一天腹痛甚剧，舌质红，苔薄黄，脉弦或弦数等为辨证要点。

2. **随症加减** 症见膜样痛经，腹痛剧烈兼见呕吐者，加服辅助方：川连、川贝母粉、公丁香、肉桂，四味共研细末，分成五包，每日一包，分二次冲服，吐止即停服。

3. **使用注意** 痛经属寒者忌用。

4. **现代应用** 膜样痛经辨证属于热郁者。

5. **历代名家的应用经验** 我国著名的中医妇科名家沈仲理教授将本方用于治疗热郁痛经。沈老认为盖痛经一证，多因受寒而得，但据临床所见热郁痛经亦并非罕见，自当以辨证为主。热郁痛经的确诊重在辨舌苔与脉象，患者多见舌质红，或苔薄黄，脉弦或弦数为准则。

第十一节 绝经前后诸症

妇女在绝经期前后，围绕月经紊乱或绝经出现如烘热汗出、烦躁易怒、潮热面红、眩晕耳鸣，心悸失眠、腰背酸楚、面浮肢肿、皮肤蚁行样感、情志不宁等症状，称为绝经前后诸症，亦称"经断前后诸症"。这些证候往往三三两两，轻重不一，参差出现，持续时间或长或短，短者仅数月，长者迁延数年。甚者可影响生活和工作，降低生活质量，危害妇女身心健康。妇女在绝经前后，肾气渐衰，天癸渐竭，冲任二脉虚衰，月经将断而至绝经，生殖能力降低而至消失，此本是妇女正常的生理衰退变化。但由于体质因素，肾虚天癸竭的过程加剧或加深，或工作和生活的不同境遇，以及来自外界的种种环境刺激等的影响，难以较迅速地适应这一阶段的过渡，使阴阳失去平衡，脏腑气血不相协调，因而围绕绝经前后出现诸多的证候。本病以肾虚为本，肾的阴阳平衡失调，影响到心、肝、脾脏，从而发生一系列的病理变化，出现诸多证候。因妇女一生经、孕、产、乳，数伤于血，易处于"阴常不足，阳常有余"的状态，而且经断前后，肾气虚衰，天癸先竭，所以临床以肾阴虚居多。由于体质或阴阳转化等因素，亦可表现为偏肾阳虚，或阴阳两虚，并由于诸种因素，经断前后常可兼夹气郁、瘀血、痰湿等复杂病机。治疗上应注重平调肾中阴阳，清热不宜过于苦寒，祛寒不宜过于温燥，更不可妄用克伐，以免犯虚虚之戒。并注意有无水湿、痰浊、瘀血之兼夹证而综合施治。

本病相当于西医学中45~55岁的妇女，出现月经紊乱或停闭；或40岁前卵巢功能早衰；或有手术切除双侧卵巢及其他因素损伤双侧卵巢功能病史。

左归饮

【来源】《景岳全书》

【组成】熟地二三钱，或加之一二两　山药、枸杞子各二钱　炙甘草一钱　茯苓一钱半　山茱萸一二钱（畏酸者少用之）

【用法】以水二盅，煎至七分，食远服。

【功效】补益肾阴。

【主治】真阴不足之绝经前后诸症，症见腰酸遗泄，盗汗，口燥咽干，口渴欲饮，舌尖红，脉细数。

【方解】本方是治真阴不足的著名方剂，方中重用熟地为君，甘温滋肾以填真阴，辅以山茱萸、枸杞子以养肝血，合熟地以加强滋肾阴、养肝血之效；佐以茯苓、炙甘草益气健脾，山药益阴健脾滋肾。合而有滋肾养肝、益脾之效，为补阴的主要代表方剂。

【临床应用】

1. **用方要点**　本方为治疗真阴不足证的常用方，临床应用以月经量少，带下少，头晕腰酸，咽干，舌质光红，脉细弦为辨证要点。

2. **随症加减**　若真阴不足，虚火上炎，去枸杞子，加女贞子、麦冬以养阴清热；火烁肺金，干咳少痰，加百合以润肺止咳；夜热骨蒸，加地骨皮以清热除蒸。

3. **使用注意**　方中组成药物以阴柔滋润为主，久服常服，每易滞脾碍胃，故脾虚泄泻者慎用。

4. **现代应用**　亦可用于老年痴呆症、闭经、月经量少等辨证属于真阴不足证。

5. 历代名家的应用经验 本方为张景岳的著名方剂，张氏擅用熟地，曾有张熟地之称号。张景岳认为左者为肾为阴，右者为命门为阳，真阴不足者，左肾不足也，故创左归饮，归左肾而补阴。肾阴为月经产生的主要物质，张氏创制本方，是在六味地黄丸基础上去丹皮、泽泻之二泻，加入枸杞子、炙甘草而成，但熟地用量增加，目的在于补肾扶正，故原书云：此壮水之剂也，凡命门之阴衰阳胜者，宜此方加减。运用本方时，可掌握"月经量少，带下少，头晕腰酸，咽干，舌质光红，脉细弦"为辨证要点。

六味地黄丸

【来源】《小儿药证直诀》

【组成】熟地黄八钱　山萸肉、干山药各四钱　泽泻、牡丹皮、茯苓（去皮）各三钱

【用法】上为末，炼蜜为丸，如梧桐子大。空心温水化下三丸。（现代用法：亦可水煎服。）

【功效】滋补肝肾。

【主治】肝肾阴虚之绝经前后诸症。症见：腰膝酸软，头晕目眩，耳鸣耳聋，盗汗，遗精，消渴，骨蒸潮热，手足心热，口燥咽干，牙齿动摇，舌红少苔，脉沉细数。

【方解】方中以熟地滋阴补肾，填精益髓为主药，山茱萸温补肝肾、收敛精气，山药健脾、兼固精缩尿，是本方的"三补"，用以治本。但以熟地为主，山茱萸、山药为辅，故熟地用量是山茱萸、山药的一倍。由于肝肾阴虚一般病程较长，必然致火热湿浊，故又以泽泻泻肾火，丹皮泻肝火，茯苓渗脾湿，是本方的"三泻"，用以治标。但本方是以补为主，所以这三种泻药的用量较轻，这样把补虚与祛邪结合起来，以补为主，补中祛邪，祛邪为了更好地达到补中，使补而不滞，补而不腻，补而不致留邪的弊病。

【临床应用】

1. 用方要点 本方所主诸症，皆属真阴亏损，虚火上炎所致。为肾、肝、脾三阴并补之剂而以补肾阴为主。临床应用以腰膝酸软，耳鸣耳聋，骨蒸潮热，手足心热，舌红少苔，脉沉细数为辨证要点。

2. **随症加减** 本方不仅是治疗肾阴虚的代表方，而且可以说是补阴方药中的祖方，因此其加减变化、衍生的方剂颇多。本方加入枸杞子、菊花，名杞菊地黄丸，治头晕目糊甚合；加入麦冬、五味子，名麦味地黄丸，治肺肾阴虚疾病较佳；加入知母、黄柏，为知柏地黄丸，又名滋阴八味丸，治阴虚火旺，潮热盗汗有效；加入菖蒲、磁石、五味子，名耳聋左磁丸，治耳聋目眩有良效；加入当归、生地、五味子，名益阴地黄丸，治妇女诸脏亏损，潮热盗汗，月经不调适合；加入桑叶、黑芝麻，名桑麻地黄丸，治疗产后迎风流泪有效；加入当归、白芍，名归芍地黄丸，治肾阴虚月经不调有较好的效果；加入女贞子、墨旱莲，名三至地黄丸，治疗月经过多，经行淋沥甚合；加入人参、麦冬，名参麦地黄丸，治疗肺肾疾病有效；加入肉桂，名七味地黄丸，引火归源，《疡医大全》认为治疗虚火所致疮疡有效。

3. **使用注意** 脾虚食少及便溏者慎用；阴盛阳衰，手足厥冷，感冒头痛，高热，寒热往来者不宜。夏季暑热湿气较甚时宜少服用。

4. **现代应用** 现已广泛用于肾阴虚的各科病症。如围绝经期综合征、无排卵性功能失调性子宫出血（崩漏）病症、神经衰弱、慢性肾炎、高血压、糖尿病、血精证、尿毒症、肿瘤症、遗尿、头痛眩晕症、疮积、红斑狼疮、低热和咽喉、眼科等病症辨证属肝肾阴虚者。

5. **历代名家的应用经验**

（1）国医大师班秀文教授认为女科用药亦宗补肾之法。以六味地黄汤治疗妇科疑难杂症每获良效。验案5则，包括崩漏、黑带、产后目痛、合房气喘、交合腹痛，用六味地黄丸加减，皆收到良好效果。

（2）湖北省名老中医管竞环主任用六味地黄丸化裁治疗肾脏病如：慢性肾炎、肾病综合征、慢性肾盂肾炎、肾结石、多囊肾、狼疮性肾炎等证属阴虚湿热者，其认为阴虚湿热是肾脏病常见病因之一，且治疗较为棘手，若单纯滋阴则碍其湿，若利其湿又恐伤阴，诊治不当，往往缠绵难愈，迁延多年。管师灵活化裁使用六味地黄丸治疗各类肾脏疾病。

黄连阿胶汤

【**来源**】《伤寒论》

【**组成**】黄连四两　黄芩二两　芍药二两　鸡子黄二枚　阿胶三两

【**用法**】上五味，以水六升，先煮三物，取二升，去滓，内阿胶，烊化，小冷，内鸡子黄，搅令相得，温服七合，日三服。

【**功效**】养阴泻火，益肾宁心。

【**主治**】心肾不交之绝经前后诸症。症见心烦不寐，口干咽燥，舌红少苔，脉沉细数。原书主治："少阴病，得之二三日，心中烦，不得卧。"

【**方解**】方中重用黄连、黄芩泻心火，正所谓"阳有余，以苦除之"；芍药、阿胶、鸡子黄滋肾阴，亦即"阴不足，以甘补之"。其中阿胶、鸡子黄二味系血肉有情之品，阿胶甘平色黑入肾，养肝滋阴，活血补阴，清肺润燥；鸡子黄擅长养心滋肾，需生用。全方合和，共奏泻心火，滋肾水，交通心肾之功效。

【**临床应用**】

1. **用方要点**　临床运用以心中烦、不得卧、口干咽燥、舌红少苔、脉沉细数为辨证要点。

2. **随症加减**　虚火明显者加知母、玄参、黄柏以加强滋阴清热降火之功。

3. **使用注意**　本方中阿胶需溶入煎好的药汁中，待药小冷，搅入鸡子黄。

4. **现代应用**　本方现亦可用于失眠、月经不调、崩漏、胎动不安、恶露不绝等属于心肾不交型者。

5. **历代名家的应用经验**

（1）甘肃省中医院首席主任医师王自立运用黄连阿胶汤治疗眩晕（高血压）、癫证（精神分裂症）及失眠（围绝经期综合征）。

（2）名老中医刘渡舟老先生擅用此方治疗心肾不交之失眠，其认为失眠的主要病机是心火燔烧而肾水不能承其上，以致阴阳不交，心肾不能相遇，形成火上水下不相即济之证。遣方常用黄连阿胶汤加上竹叶、龙骨、牡蛎，常获良效。

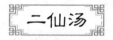

二仙汤

【**来源**】《中医方剂临床手册》

【**组成**】仙茅9克　淫羊藿9克　当归9克　巴戟天9克　黄柏4.5克　知母4.5克

【**用法**】日服1剂，水煎分服。

【**功效**】温肾阳，补肾精，泻肾火，调冲任。

【主治】主治妇女月经将绝未绝。症见周期或前或后，经量或多或少，头眩耳鸣，腰酸乏力，两足欠温，时或怕冷，颜面烘热，舌质淡，脉沉细者。

【方解】该方中仙茅、淫羊藿为君，巴戟天为臣，黄柏、知母为佐，当归为使。方中仙茅、淫羊藿、巴戟天温补肾阳，知母、黄柏泻相火而坚肾阴，当归补血和血。方中温补与寒泻同施，壮阳与滋阴并举，温而不燥，寒而不滞，共奏调和阴阳之功效。全方配伍特点是壮阳药与滋阴泻火药同用，以适应阴阳俱虚于下，而又有虚火上炎的复杂症候。由于方用仙茅、淫羊藿二药为主，故名"二仙汤"。

【临床应用】

1. **用方要点** 临床运用以周期或前或后，经量或多或少，头眩耳鸣，腰酸乏力，舌质淡，脉沉细等为辨证要点。

2. **随症加减** 兼便溏者，去润肠之当归，加茯苓、炒白术以健脾止泻。若腰背冷痛较重者，加川椒、桑寄生、川断、杜仲以温肾强腰。

3. **使用注意** 脾虚便溏者慎用。

4. **现代应用** 现用于妇女围绝经期综合征、高血压、闭经，以及其他慢性疾病见有肾阴、肾阳不足而虚火上炎者。

5. **历代名家的应用经验** 二仙汤是由已故名医张伯讷于20世纪50年代创制的方剂，具有辛温与苦寒共用、壮阳与滋阴并举、温补与寒泻同施之特征，张伯讷教授针对肾精不足、相火偏旺所致围绝经期综合征、围绝经期高血压病而研制出的一首现代名方，经过几十年的临床应用，二仙汤已广泛应用于因性激素低下而致的诸种疾病，并有良好的疗效。目前，二仙汤的研究取得了较大的进展，但研究仅停留于动物实验阶段，缺乏临床中主症、兼症、病程等各项指标系统观察，以及临床药效学，辨证论治规律，治疗指征方面的研究，没有实现二仙汤方证的标准化、客观化。另外，应该改革二仙汤的剂型，以便于患者的服用。

滋水清肝饮

【来源】《医宗己任编》

【组成】当归9克　白芍12克　酸枣仁9克　山栀9克　熟地黄24克　山药12克　山茱萸12克　丹皮9克　茯苓9克　泽泻9克　柴胡9克

【用法】水煎分服，每日1剂。

【功效】滋养肾阴，清肝泄热。

【主治】阴虚肝热之绝经前后综合征，症见心烦易怒、腰膝酸软，口干口苦，大便干结，舌红苔少，脉弦细等症。

【方解】本方以熟地、山药、山茱萸、白芍等滋水养阴，山栀、丹皮、泽泻、柴胡等清肝，酸枣仁、茯苓以安心神，归合白芍养血以安肝体。本方由六味地黄汤合丹栀逍遥散组成，考虑到肝郁化火，火炎凌心，心神不得安宁，故加酸枣仁以宁心安神。全方滋水清肝，安定心神，以调肝为中心。

【临床应用】

1. **用方要点** 本方系高鼓峰的著名方剂，也是高氏学术思想的代表方。临床运用以心烦易怒、腰膝酸软、舌红苔少、脉弦细为辨证要点。

2. **使用注意** 脾虚泄泻，胃寒作痛者忌。

3. **现代应用** 本方现也可用于阴虚肝热之月经先期、月经量多、经前期紧张症、慢性胃炎、胃溃疡、慢性肝炎等病症。

4. **历代名家的应用经验** 本方系高鼓峰的著名方剂，也是高氏学术思想的代表方。该方由六味地黄汤合丹栀逍遥散组成，考虑到肝郁化火，火炎凌心，心神不得安宁，故加酸枣仁以宁心安神。方与滋肾生肝饮相似，唯清肝则独胜耳，故名之曰滋水清肝饮。

更 年 康 汤

【来源】梁剑波经验方

【组成】玄参10克 丹参10克 党参10克 天冬5克 麦冬5克 生地12克 熟地12克 柏子仁10克 酸枣仁10克 远志5克 当归3克 茯苓10克 浮小麦10克 白芍10克 延胡索6克 龙骨15克 牡蛎15克 五味子5克 桔梗5克

【用法】水煎服，日1剂，1剂煎2次，分早晚温服。16剂为1个疗程。

【功效】养心，益阴，安神，镇潜。

【主治】本方用于治疗妇女围绝经期综合征属心肾阴虚，冲任失调型。症见头晕头痛、焦虑忧郁、失眠多梦、精神疲乏，心悸怔忡、健忘、多汗、食欲减退、腹胁腰腿痛，舌红少苔，脉弦细。

【方解】本方从天王补心丹化裁而来，选用了大量的养阴安神药物，生地、玄参壮水制火；丹参、当归、熟地补血养心；党参、茯苓益心气；远志、柏子仁以养心神；天冬、麦冬增阴液；枣仁、五味子酸以敛心气；白芍、延胡索、龙骨、牡蛎震摄心神，定悸；桔梗载药上行。

【临床应用】

1. **用方要点**　本方用于治疗妇女围绝经期综合征属心肾阴虚，冲任失调型。以焦虑忧郁、失眠多梦、精神疲乏、心悸怔忡，健忘、多汗、食欲减退、舌红少苔，脉弦细为辨证要点。

2. **随症加减**　自汗不已可加麻黄根；面颊潮红可加丹皮、地骨皮；带下过多可加海螵蛸、芡实；头晕眩加天麻。

3. **现代应用**　妇女围绝经期综合征。

4. **历代名家的应用经验**　梁剑波教授为广东肇庆市中医院院长、主任医师、广州中医学院客座教授，梁老从医40余载，经验独特，著述颇丰。他认为：围绝经期综合征是妇女在绝经期前后，肾气渐衰，天癸已竭，冲任失调所致，治宜养心、益阴、安神、镇潜。"更年康汤"系根据天王补心丹化裁，全方配伍恰当。凡妇女更年期的情志抑郁心烦不安、心悸不眠、低热少津、多疑善虑，甚至骨节烦酸、时似感冒头晕、头痛等症候群，服本方有良好疗效。

清心平肝汤

【来源】裘笑梅经验方

【组成】黄连3克　麦冬9克　白芍9克　白薇9克　丹参9克　龙骨15克　枣仁9克

【用法】煎服汤药每日1剂，每剂煎2次，早晚温服。连续服药1个月为1个疗程。

【功效】清心平肝，养心安神。

【主治】妇女围绝经期综合征。症见轰热汗出、心烦易怒、口干、失眠、心悸心慌，舌红少苔，脉弦细等。

【方解】本方从心肝论治，以清心平肝为法，方中诸药皆入心肝二经，能清心肝之热，养心安神柔肝、敛阴除烦止汗。黄连清心热，丹参活血安神，麦冬、白薇养阴清热，白芍敛阴柔肝，枣仁养心安神，龙骨敛阴除烦止汗、重镇安神。诸药合用共起清心平肝，养心安神之功。

【临床应用】

1. **用方要点** 本方用于妇女围绝经期综合征。以轰热汗出、心烦易怒、口干、失眠、心悸心慌，舌红少苔，脉弦细为辨证要点。

2. **随症加减** 心烦重者加淡豆豉，淡竹叶以清心除烦。

3. **使用注意** 脾虚便溏者不宜使用。

4. **现代应用** 本方用于治疗妇女围绝经期综合征。

5. **历代名家的应用经验** 首批国家名老中医药专家裘笑梅自拟"清心平肝汤"治疗妇女围绝经期综合征。她认为：从围绝经期综合征的发病年龄看，处于肾气虚衰的阶段，故其发病与肾虚有关。且心肝肾三脏互相关联，关系密切。心肾水火相济，肝肾乙癸同源。因此心肝火旺与肾虚有关系，本方不从肾而从心肝论治，并非舍本逐末。因为肾虚虽是本，但这是生理现象，自然规律不可逆转，只能推迟；心肝火旺虽为标，但为病理现象。因此，病虽在肾虚，但治疗并不一定在肾，而应重在心肝，调整机体阴阳，使其在新的基础上达到平衡，清心平肝法旨意亦在此。使用本方可以下列诊断依据为要点：40岁以后或手术切除双侧卵巢后出现阵发性轰热、汗出，或有心烦易怒，失眠、心悸心慌等症状；血清雌二醇（E_2）水平低落，促性腺激素（FSH、CH）升高。

第十二节 经断复来

绝经期妇女月经停止1年或1年以上，又再次出现子宫出血，称为经断复来。亦称为"年老经水复行"，或称为"妇人经断复来"。

经断复来见于老年妇女，其一生经历了经、孕、产、乳等数伤阴血的阶段，年届七七肾气虚，天癸竭，太冲脉衰少，地道不通，经水断绝。当进入老年期后，肾水阴虚逐渐影响他脏，或脾虚肝郁冲任失固或湿热下注、湿毒瘀结损伤冲任以致经断复行。本病主要表现为经断后出血，但因其出血是发生在"任脉虚，太冲脉衰少，天癸竭"后，故出血量一般不多，因此，辨出血的色质及伴随证候是辨本病属虚、属实的关键。一般来讲，血色淡，质稀者多属脾虚；色鲜红，质稠者多属肾阴虚；色红，夹有白带，质黏稠，有味者多属湿热；色暗，夹有杂色带下，恶臭者多属湿毒。兼症见神疲乏力，情志抑郁，脉弦无力者，多病在肝、脾；腰膝酸软，五心烦热，脉细数者，病在肾；外阴瘙痒，口苦咽干，质红，苔黄腻者，多因湿热。

西医学认为本病应注意参考各种检查结果，辨明属良性或恶性。一般年龄愈大，出血时间愈长，或出血离绝经时间愈远，反复发作，下腹部肿块增长速度快，伴腹水、恶病质或红细胞沉降率异常增快者，恶性病变的可能性较大。治疗首分良性恶性，良性者当以固摄冲任为大法，或补虚或攻邪，或扶正祛邪；恶性病变者应采用多种方法（包括手术、放疗、化疗）的综合治疗不属本节讨论。

安老汤

【来源】《傅青主女科》

【组成】大熟地（九蒸）一两　白芍（酒炒）五钱　当归（酒洗）五钱　川芎（酒洗）三钱　白术（土炒）五钱　粉丹皮三钱　延胡索（酒炒）一钱　甘草一钱　柴胡一钱

【用法】水煎分服，每日1剂。

【功效】益脾补肝，育阴止漏。

【主治】老年妇女肝脾两虚，肾水亏耗，月经已绝，忽而复行，或下紫血块，或下血淋漓如红血淋。

【方解】此方用四物以滋脾胃之阴血；用柴胡、白芍、丹皮以宣肝经之风郁；用甘草、白术、延胡索以利腰脐而和腹疼，入于表里之间，通乎经络之内。用之得宜。

【临床应用】

1. **用方要点**　临床运用以月经已绝，忽而复行，或下紫血块，或下血淋漓如红血淋为辨证要点。

2. **随症加减**　量多者加贯众炭、棕榈炭等以收涩止血；肾虚腰酸者，加杜仲、续断、寄生以补肾壮腰。

3. **使用注意**　属阴虚火旺、瘀热互结者忌用。

4. **现代应用**　本方现也用于生殖道炎症，子宫内膜息肉所致的绝经后子宫出血，见上述症状者。

5. **历代医家的应用经验**　山西省汾阳医院张小燕医师运用本方治疗功能性子宫出血，认为本方的要义在于补肾水，水足而肝疏脾健。在运用安老方时多减当归（其因气辛而动血）而加柴胡，对于"欲其静者避当归"，张景岳、张山雷均有论述。《沈氏女科辑要笺正》云："当归味厚气雄，走而不守，辛温助阳，凡阴不涵阳之失血者，实为大禁。"关于柴胡之用，《医学衷中参西录》中固冲汤的使用中曾记载：某人血崩，先用固冲汤原方不效，加入柴胡二钱，一剂而愈，足见柴胡升提之力，使之成为治崩漏要药。

知柏地黄丸

【来源】《医宗金鉴》

【组成】熟地黄八钱 山萸肉、干山药各四钱 泽泻、牡丹皮、茯苓（去皮）各三钱 知母（盐炒）、黄柏（盐炒）各二钱

【用法】上为细末，炼蜜为丸，如梧桐子大，每服二钱，温开水送下。

【功效】滋阴降火。

【主治】经断复来之肝肾阴虚、虚火上炎证。症又见头目昏眩，耳鸣耳聋，虚火牙痛，五心烦热，腰膝酸痛，血淋尿痛，遗精梦泄，骨蒸潮热，盗汗颧红，咽干口燥，舌质红，脉细数。

【方解】本方即六味地黄丸加知母、黄柏组成。方用熟地滋肾填精为主，辅以山萸肉养肝肾而涩精，山药补益脾阴而固经，三药合用，以达到三阴并补之功，这是补的一面。又配茯苓淡渗脾湿，以助山药益脾；泽泻清泄肾火以利尿，并防熟地之滋腻，丹皮清泄肝火，并制山萸肉之温，共为佐使药，这是泻的一面。黄柏入肾而有泻相火、退虚热的作用，且知母滋肾降火、退蒸除热。各药合用，则滋补而不留邪，降泄而不伤正，补中有泻，寓泻于补，相辅相成，是通补开合的方剂。

【临床应用】

1. **用方要点** 临床应用以经断复来，五心烦热，腰膝酸痛，血淋尿痛，骨蒸潮热，盗汗颧红，咽干口燥，舌质红，脉细数为辨证要点。

2. **随症加减** 兼脾虚气滞者，加白术、砂仁、陈皮等以健脾和胃。

3. **使用注意** 脾虚食少及便溏者慎用；阴盛阳衰，手足厥冷，感冒头痛，高热，寒热往来者不宜。夏季暑热湿气较甚时宜少服用。

4. **现代应用** 近年来大量临床验证，该药还常用于治疗性功能失常、急性视网膜色素上皮炎、夜尿晕厥症、肾病综合征、围绝经期综合征、糖尿病慢性肾盂肾炎、单发良性甲状腺结节、老年干燥综合征、耳毒症、女性膀胱炎等

病，证属阴虚火旺者；对于神经衰弱、肾结石、高血压、功能性子宫出血等，证属肝肾阴虚，兼内热盛者，也可考虑使用本品治疗。

5. 历代名家的应用经验 "知柏地黄丸"原名"六味地黄丸加黄柏知母方"，来源于新安名医吴崐的《医方考卷五·痿痹门》，原用来治疗肾劳，骨痿，背难俯仰，小便不利，有余沥，囊湿生疮，小腹里急，便黄赤者。近5年来，知柏地黄丸被临床广泛应用于治疗各科疾病，实验研究也有涉及。

（1）全国名老中医丁樱教授用知柏地黄汤治疗虚火灼络型特发性血小板减少性紫癜。

（2）全国第一批、第二批名老中医师带徒指导老师田玉美教授用知柏地黄汤治疗鼻衄。

第十三节　经行乳房胀痛

每于行经前后，或正值经期，出现乳房作胀，或乳头胀痒疼痛，甚至不能触衣者，称"经行乳房胀痛"。经行乳房胀痛的发生，根据其发病部位、发病时间等应与肝、胃、肾有密切关系。因肝经循胁肋，过乳头，乳头乃足厥阴肝经支络所属。乳房为足阳明胃经经络循行之所，足少阴肾经入乳内，故有乳头属肝、乳房属胃亦属肾所主之说。肝藏血，主疏泄，本病发生多在经前或经期，而此时气血下注冲任血海，易使肝血不足，气偏有余。本病主要由肝失条达或肝肾失养所致。七情内伤，肝气郁结，气血运行不畅，脉络欠通，不通则痛；或肝肾亏虚，乳络失于濡养而痛。经行乳房胀痛，有虚实之殊，辨证时应注意辨其发病时间、性质、程度，并结合伴随症状及舌脉进行分析。一般实证多痛于经前，乳房按之胀满，触之即痛，经后胀痛明显消退；虚证多痛于行经之后，按之乳房柔软无块。治疗上以疏肝养肝，通络止痛为大法。实者宜疏肝理气通络，常于经前开始用药；虚者宜滋养肾肝，并注意平时调治。

柴胡疏肝散

【来源】《证治准绳》引《医学统旨》方

【组成】柴胡二钱　陈皮（醋炒）二钱　川芎一钱半　芍药一钱半　枳壳（麸炒）一钱半　甘草（炙）五分　香附一钱半

【用法】水二盅，煎八分，食前服。（现代用法：水煎服。）

【功效】疏肝行气，活血止痛。

【主治】肝气郁滞之经前乳房胀痛。症见经前乳房胀痛，胁肋疼痛，胸闷喜太息，情志抑郁易怒，或嗳气，脘腹胀满，脉弦。

【方解】肝主疏泄，喜条达而恶抑郁，主调畅人之气机，七情活动受肝支配，亦影响肝之疏泄，女人多因境遇不佳，微嗔微怒，不觉中肝气抑郁，轻浅者，情志畅而气舒展，久或剧烈者，致肝失其疏泄之能，气机郁滞矣，是以令其多怒。故见人易怒、多怒，是以有"女人以肝为先天"之说。脏腑化生的血液，除营养全身外，皆藏于肝，其余部分下注冲脉（血海）。女子以血为本，以气为用。气病及血，血病及气，故妇人病在气、在血。柴胡疏肝散即四逆散加川芎、香附和血理气专以疏肝为目的，用柴胡、枳壳、香附、陈皮理气为主，白芍、川芎和血为佐，再用甘草以缓之，系疏肝的正法，可谓善用古方。诸药合用肝气得疏，枢机得运，乳络通畅，则乳胀自愈。

【临床应用】

1. **用方要点** 本方为疏肝解郁常用方。临床运用以经行乳房胀痛，胁肋疼痛，胸闷喜太息，情志抑郁易怒，脉弦等为辨证要点。

2. **随症加减** 若乳房胀硬，结节成块者，则加夏枯草、王不留行以通络散结；若胁肋痛甚者，酌加当归、郁金、乌药等以增强行气活血之力；肝郁化火，口渴舌红、脉象弦数者，加山栀、川楝子、黄芩等以清热泻火。

3. **使用注意** 本方中的药物芳香温燥，容易消耗人体的气阴，不宜久服。若胁痛伴有口干，舌红苔少等肝阴不足者，应配伍养血滋阴的药物。

4. **现代应用** 月经后期、经前期综合征、经前乳房胀痛、不孕症、围绝经期综合征、肝炎、慢性胃炎、肋间神经痛等属肝郁气滞的可加减使用。

5. **历代名家的应用经验** 朱小南教授用本方治疗经行发热效果甚好，朱小南教授认为经行发热，属于内伤的原因居多，肝热型经行发热在临床并不少见。因为即将临经，防止动血，所以川芎改为当归，胸闷不舒故加苍术、青皮、川朴，又以热象显著，乃加青蒿、黄芩，这样既可以清肝热疏气郁，又能够宽胸健脾，预防呕吐。

金橘消胀汤

【来源】朱小南经验方

【组成】香附9克　合欢皮9克　苏罗子9克　路路通9克　广郁金3克　焦白术3克　乌药（炒）3克　陈皮3克　枳壳（炒）3克

【用法】于临经前有胸闷乳胀时开始服用，直至经来胀痛消失为1个疗程，如此连续服用三四个疗程。

【功效】行气开郁，健脾和胃。

【主治】经前胸闷，乳房胀痛。症见食欲不振，泛泛欲吐，伴小腹胀痛，舌淡而胖，苔薄白脉象弦细。

【方解】香附理气调经，妇科调经要药，配合郁金、合欢皮，两味皆能理气解郁，郁金又能活血消胀，合欢皮更可解愁，三品相配，相得益彰。再加白术、陈皮、枳壳健脾和胃，以增进食欲，取指迷宽中丸之意。苏罗子、路路通（九孔子），疏通经络，两药同用，服后上易嗳气，下则放矢，因而乳胀、腹胀俱减，效颇显著。乌药则香窜散气，能消胀止痛。综合全方有疏肝开郁，疏通经络，调经止痛，健脾和胃之功用。

【临床应用】

1. **用方要点**　本方适用于辨证属肝郁脾虚之经前乳房胀痛者。临床运用以经前胸闷，乳房胀痛，小腹胀痛，舌淡而胖，苔薄白，脉象弦细为辨证要点。

2. **随症加减**　乳胀甚者加青橘叶、橘核；乳胀痛者加川楝子、蒲公英；乳胀有块者加王不留行、炮山甲；乳胀有块兼有灼痛感者加海藻、昆布；兼有肾虚者加杜仲、续断；兼有血虚者，加当归、熟地；兼有冲任虚寒者，加鹿角霜、肉桂；兼有火旺者加黄柏、青蒿；小腹两旁掣痛者加红藤、白头翁。

3. **现代应用**　肝郁脾虚之经前乳房胀痛。

4. **历代名家的应用经验**　朱小南教授根据临床症状，将经前乳房胀痛归纳为以下几个类型：①肝郁脾虚型：临经前胸闷乳胀，食欲不振，泛泛欲吐，腹胀或小腹坠胀而痛，间有小腹两侧吊痛感，脉象弦细，舌淡而胖，苔薄白。②肝郁肾亏型：临经前胸闷乳胀，腰酸肢软，平时性欲淡薄，经水初潮16～20岁间，脉象沉弦，舌淡少苔。③肝郁血虚型：临经前乳胀，头晕目眩，面色萎黄，精神疲怠，经水时常落后，量少色谈，脉象细弦，舌绛少苔。④肝郁冲任虚寒型：临经前乳胀，腰酸神疲，小腹有寒冷感，脉象细迟，舌淡苔薄白。⑤肝郁火旺型：临经前胸闷乳胀，口干内热，小腹疼痛，或小腹两侧胀痛，平时有秽带，脉象弦而稍数，舌淡红苔薄黄。朱老认为乳胀之症与肝经关系最密切，治疗一般以疏肝理气为主。

一贯煎

【来源】《续名医类案》

【组成】北沙参9克　麦冬9克　当归9克　生地黄18~30克　枸杞子9~18克 川楝子4.5克（原书未著用量）

【用法】水煎温服，每日1剂。

【功效】滋养肝肾，疏肝理气。

【主治】肝肾阴虚之经行乳房胀痛，症见胸脘胁痛，吞酸吐苦，咽干口燥，舌红少津，脉细弱或细眩。

【方解】本方治证乃肝阴不足，气机郁滞而致，治宜养肝阴而疏肝气。方中枸杞子性味甘平，入肝肾二经，尤长于滋阴补肝，用为君药。肝藏血，肾藏精，乙癸同源，精血相生，故配入生地滋肾养阴，藉肾水之充以涵养肝木，并可清虚热，生津液；当归功擅养血补肝，因属血中气药，故养血之中有调血之能，补肝之中寓疏达之力，二者与枸杞子相伍，补肝阴，养肝血之效益著，共为臣药。佐以北沙参、麦冬养胃生津，润燥止渴；川楝子苦寒，疏肝泄热，行气止痛，肝气郁滞之痛证有热者每恃为疏郁之要药，与大队甘寒滋阴养血药物配伍，既无苦燥伤阴之弊，又可引诸药达于肝经，为佐使药。诸药合用，使肝体得养而阴血渐复，肝气得疏则诸痛可除，为治疗阴虚血燥，肝郁气滞证候的有效方剂。本方配伍特点为：在大队甘凉柔润，滋阴养血药中，少佐一味川楝子疏肝理气，以养肝体为主，兼和肝用，从而使滋阴养血而不遏滞气机，疏肝理气又不耗伤阴血。

【临床应用】

1. 用方要点　本方是治疗阴虚肝郁，肝胃不和所致脘胁疼痛的常用方。临床上以经行乳房胀痛，胁肋疼痛，吞酸吐苦，舌红少津，脉虚弦为证治要点。

2. 随症加减 若大便秘结，加瓜蒌仁；有虚热或汗多，加地骨皮；痰多，加贝母；舌红而干，阴亏过甚，加石斛；胁胀痛，按之硬，加鳖甲；烦热口渴，加知母、石膏；腹痛，加芍药、甘草；两足痿软，加牛膝、薏苡仁；不寐，加枣仁；口苦燥，加少量黄连。

3. 使用注意 由于方中滋腻药较多，故有停痰积饮而舌苔白腻，脉沉弦者，不宜使用；阳虚脾弱，气滞湿阻之证不宜。

4. 现代应用 本方现代常用于慢性肝炎、慢性胃炎、胃及十二指肠溃疡、肋间神经痛、神经官能症等属阴虚气滞者。

5. 历代名家的应用经验 一贯煎为魏之琇先生所创，见于《续名医类案》卷十八"心胃痛门"。该卷载张子和治一将军病心痛不可忍案。张曰："此非心痛也，乃胃脘当心痛也。"魏氏针对张子和所语云："二语为此症点睛，然予更有一转语曰：非胃脘痛也，乃肝木上乘于胃也。"同卷所载高鼓峰治一妇人胃痛案后，魏氏按语曰："此病外间多用四磨、五香、六郁、逍遥，新病亦效，久服则杀人矣。又用肉桂亦效，以木得桂而枯也。屡发屡服，则肝血燥竭，少壮者多成劳，衰弱者多发厥而死，不可不知。"同卷吕东庄治吴维师内胃脘痛案后又曰："高、吕二案，持论略同，而俱用滋水生（清）肝饮。予早年亦尝用此，却不甚应，乃自创一方，名一贯煎，用北沙参、麦冬、地黄、当归、枸杞子、川楝六味，出入加减，投之应如桴鼓。口苦燥者，加酒连尤捷。可统治胁痛、吞酸、疝瘕，一切肝病。从上三则胃脘痛案来看，三案尽管有联系，但魏氏按语却各有侧重。张案中揭其病机，高案中针砭世间治法之误，吕案中方才交代治法处方、加减及适应病证。晚清王士雄对此方甚为赞赏，将三条按语一并链接于《柳洲医话》的戴人案后。魏氏在总结分析前哲时贤经验理论的基础上，独辟蹊径，创制肝病之一贯代表方，形成独具特色的养阴风格。肝血自当养，肝气不可犯，"治肝"组方用药当肝体、肝用兼顾，足三阴并重，土金水一以贯之。当代安徽名医王任之云："曾从《续名医类案》辑出他的几十个病案，无论内伤外感、男妇小儿，一般多用一贯煎出入为治，真是运用的非常自如。他的经验，使人得到启发。"

第十四节　经行泄泻

每值行经前后或经期，大便溏薄，甚或水泻，日解数次，经净自止者，称为"经行泄泻"。本病以泄泻伴随月经周期而出现为主要特点，临床也有平素有慢性腹泻，遇经行而发作尤甚者，亦属本病范畴。若经期偶因饮食不节，或伤于风寒而致泄泻者，则不属本病论述范围。本病一般在月经来潮前2～3日即开始泄泻，至经净后，大便即恢复正常，也有至经净后数日方止。这种证候可持续数年，日久对身体健康有一定的影响。以育龄期妇女多见，中药治疗预后良好。

本病的发生主要责之于脾肾虚弱。脾主运化，肾主温煦，为胃之关，主司二便。若二脏功能失于协调，脾气虚弱或肾阳不足，则运化失司，水谷精微不化，水湿内停。经行之际，气血下注冲任，脾肾亏虚而致经行泄泻。经行泄泻，有脾虚、肾虚之分，辨证时应着重观察大便的性状及泄泻时间，参见兼证辨之。若大便溏薄，脘腹胀满，多为脾虚之候；若大便清稀如水，每在天亮前而泻，畏寒肢冷者，多为肾气虚寒。本病的治疗以健脾、温肾为主，调经为辅。脾健湿除，肾气得固，则泄泻自止。

本病属西医学之"经前期紧张综合征"范畴。

参苓白术散

【来源】《太平惠民和剂局方》

【组成】莲子肉（去皮）一斤　薏苡仁一斤　缩砂仁一斤　桔梗（炒令深黄色）一斤　白扁豆（姜汁浸，去皮微炒）一斤半　白茯苓二斤　人参（去芦）二斤　甘草（炒）二斤　白术二斤　山药二斤

【用法】上为细末，每服二钱，枣汤调下，小儿量岁数加减服。（现代用法：水煎分服，每日1剂，按常规量处方，或作丸剂，每服10~15克，日服2~3次，温开水或姜汤下。）

【功效】益气健脾，和胃渗湿。

【主治】经行泄泻辨证属于脾虚湿盛者，症见经行泄泻，饮食不化，胸脘痞闷，四肢乏力，形体消瘦，面色萎黄，舌淡苔白腻，脉虚缓。原书指证：治脾胃虚弱，饮食不进，多困少力，中满痞噎，心悸气喘，呕吐泄泻，及伤寒咳噫。

【方解】本方是为脾虚夹湿之证而设，治当补益脾胃，兼以渗湿为法。方中人参甘温，主入脾经，擅补脾胃之气；白术甘温而性燥，既可益气补虚，又

能健脾燥湿；茯苓甘淡，为利水渗湿，健脾助运之要药。参、术相合，益气补脾之功益著；苓、术为伍，除湿运脾之效更彰，三味合而用之，脾气充则有化湿之力，湿浊去自有健脾之功，共同发挥益气健脾渗湿作用，同为君药。山药甘平，为平补脾胃之品；莲子肉甘平而涩，长于补脾厚肠胃，涩肠止泻，又能健脾开胃，二药助人参、白术以健脾益气，兼以厚肠止泻；扁豆甘平补中，健脾化湿，薏苡仁甘淡微寒，健脾利湿，二药助白术、茯苓以健脾助运，渗湿止泻，四药共为臣药。砂仁辛温芳香，化湿醒脾，行气和胃，既能助术、苓、扁、薏除湿之力，又可畅达湿遏之气机；桔梗宣开肺气，通利水道，并载诸药上行而成培土生金之功，与砂仁俱为佐药。炙甘草益气和中，调和诸药为使。大枣煎汤调药，更增补益脾胃之效。诸药配伍，补中焦之虚，助脾气之运，渗停聚之湿，行气机之滞，复脾胃受纳与健运之职，则诸症自除。本方配伍特点有三：一是以益气补脾之品配伍渗湿止泻药物，虚实并治；二是伍用桔梗上行入肺，宣通肺气，与诸药配伍而发挥多方面的治疗作用；三是用药甘淡平和，补而不滞，利而不峻，久服无不良反应。

【临床应用】

1. **用方要点**　本方药性平和，温而不燥，是治疗脾虚湿盛泄泻的常用方。临床应用以泄泻，舌苔白腻，脉虚缓为辨证要点。

2. **随症加减**　若兼里寒而腹痛者，加干姜、肉桂以温中祛寒止痛。

3. **使用注意**　湿热偏盛、阴虚火旺者忌。

4. **现代应用**　本方现也用于脾胃虚弱之经行先后无定期、月经过多、带下过多、子肿、产后浮肿，及放疗、化疗胃肠道毒副反应、慢性胃肠炎、贫血、慢性支气管炎、慢性肾炎以及妇女带下病等属脾虚湿盛者。

5. **历代名家的应用经验**　《太平惠民和剂局方》称其"中和不热，久服养气育神，醒脾悦色，顺正辟邪"。后世奉本方为治疗脾胃气虚泄泻证和"培土生金"法（即补脾益肺法）代表方剂，至今仍被广泛应用，并有散剂、丸剂、片剂、口服液等多种剂型的中成药。

健固汤

【来源】《傅青主女科》

【组成】人参五钱　白茯苓三钱　白术（土炒）一两　巴戟（盐水浸）五钱　薏苡

仁（炒）三钱

【用法】水煎分服。连服10剂，经前不泄水矣。

【功效】健脾化湿，温肾助阳。

【主治】脾虚之经行泄泻。症见经行或经后，大便泄泻，或五更泄泻，腰膝酸软，畏寒肢冷，舌质淡苔白，脉沉迟。原方为妇人"经前泄水"而设，主治"脾虚不能摄血，土不实而湿更甚"的妇人"先泄水而后行经"之病。

【方解】方中重用白术，白术入脾，味苦而甘，既能燥湿实脾，复能缓脾生津，且其性最温，服则能以健食消谷，为脾脏补气第一要药。巴戟入肾，辛甘温，为肾经血分之药，温阳补肾，盖补助元阳则胃气滋长，诸虚自退。白术、巴戟配合，脾肾同治，气阳并补，以达补火暖土，祛湿止泻之功，共为君药。人参甘温，健脾益气，使白术补气健脾之功更强；茯苓甘淡利水渗湿，助白术祛湿止泻，为臣。薏苡仁甘淡微寒，渗利水湿以止泻，配茯苓有"利小便以实大便"之效，为佐。全方药少功效全面，集健脾、温肾、利湿于一方，对脾肾阳虚，水湿下注之行经前后泄泻、水肿等症较为适宜。

【临床应用】

1. **用方要点** 临床运用以经行或经后，大便泄泻，腰膝酸软，畏寒肢冷，舌质淡苔白，脉沉迟等为辨证要点。

2. **随症加减** 若病久泻不止者，加五味子、淫羊藿、附子、干姜，或合四神丸。

3. **使用注意** 证属血热阴虚者忌用。

4. **现代应用** 经行水肿、带下、经前期综合征、慢性盆腔炎等，辨证属脾肾两虚者。

5. **历代名家的应用经验** 《傅青主女科》曰："妇人有经未来之前，泄水三日，而后行经者，人以为血旺之故，谁知是脾气虚乎？夫脾统血，脾虚则不能摄血矣；且脾属湿土，脾虚则土不实，土不实而湿更甚，所以经水将动，而脾先不固；脾经所统之血，欲流注血海，而湿气乘之，所以先泄水而后行经也。调经之法，不在先治其水，而在先治其血；抑不在先治其血，而在先补其气。盖气旺而血自能生，抑气旺而湿能自除，且气旺而经自能调矣。方用健固汤。"因"此方补脾气以固脾血，则血摄于气之中，脾气日盛，自能运化其湿，湿既化为乌有，自然经水调和，又何至经前泄水哉！"傅氏所论本方所治病证其理自明。将妇人体内气血水湿之关系及健固汤所治病证分析得如此透彻，颇有启迪。

四神丸

【来源】《内科摘要》

【组成】肉豆蔻二两　补骨脂四两　五味子二两　吴茱萸（浸炒）一两

【用法】上为末，用水一碗，煮生姜四两，红枣五十枚，水干，取枣肉为丸，如桐子大。每服五七十丸（6~9克）。空心食前服（现代用法：以上5味，粉碎成细粉，过筛，混匀。另取生姜200克，捣碎，加水适量压榨取汁，与上述粉末泛丸，干燥即得。每服9克，每日1~2次，临睡用淡盐汤或温开水送服；亦作汤剂，加姜、枣水煎，临睡温服，用量按原方比例酌减）。

【功效】温肾暖脾，固肠止泻。

【主治】脾肾阳虚之经行泄泻。症见经行五更泄泻，不思饮食，食不消化，或久泻不愈，腹痛喜温，腰酸肢冷，神疲乏力，舌淡，苔薄白，脉沉迟无力。

【方解】方中重用补骨脂辛苦性温，补命门之火以温养脾土，《本草纲目》谓其"治肾泄"，故为君药。臣以肉豆蔻温中涩肠，与补骨脂相伍，既可增温肾暖脾之力，又能涩肠止泻。吴茱萸温脾暖胃以散阴寒；五味子酸温，固肾涩肠，合吴茱萸以助君、臣药温涩止泻之力，为佐药。用法中姜、枣同煮，枣肉为丸，意在温补脾胃，鼓舞运化。诸药合用，俾火旺土强，肾泄自愈。方名"四神"，正如《绛雪园古方选注》所说："四种之药，治肾泄有神功也。"

本方由《普济本事方》的二神丸与五味子散两方组合而成。二神丸（肉豆蔻、补骨脂）主治"脾肾虚弱，全不进食"；五味子散（五味子、吴茱萸）专治"肾泄"。两方相合，则温补脾肾、固涩止泻之功益佳。

【临床应用】

1. **用方要点**　本方为治命门火衰，火不暖土所致经行五更泄泻或久泻的常用方。临床应用以经行五更泄泻，不思饮食，舌淡苔白，脉沉迟无力为辨证要点。

2. **随症加减**　合理中丸，可增强温中止泻之力。若腰酸肢冷较甚者，加附子、肉桂以增强温阳补肾之功。

3. **使用注意**　本方服法宜在临睡时淡盐汤或白开水送下。

4. **现代应用** 本方常用于慢性结肠炎、肠结核、肠道易激综合征等属脾肾虚寒者。

5. **历代名家的应用经验** 本方最早见于汉代《华佗神医秘传》中的华佗治肾泄神方，后又以四神丸为方名，收录在宋代陈文中《陈氏小儿痘疹方论》。《华佗神医秘传》记载："肾泄者，五更溏泄也。其原为肾阳虚亏，既不能温养于脾，又不能禁锢于下，故遇子后阳生之时，其气不振，阴寒反胜，则腑鸣奔响作胀，泻去一二行乃安。此病藏于肾，治宜下，而不宜治中。方用肉豆蔻、五味子各二两，吴茱萸一两，补骨脂四两，生姜八两，红枣一百枚且捣末，以蒸熟，枣肉和丸如梧子大。每服五七十丸，空腹或食前热汤下，晚食前更进一服。"在《陈氏小儿痘疹方论》中四神丸的组成、用量均与《华佗神医秘传》相同，主治"治脾胃虚弱，大便不实，饮食不思，或泄利腹痛等症"，用法亦基本相同，只是无"晚食前更进一服"的记载。也有学者认为，四神丸出自《内科摘要·卷下》，主治与《陈氏小儿痘疹方论》相同，组成"肉豆蔻、补骨脂、五味子、吴茱萸（各为末），生姜（四两），红枣（五十枚）"。故有学者认为，在《内科摘要》中四药无剂量，但文中四神丸前的二神丸、五味子散均有剂量，四神丸后的保和丸、越鞠丸亦有剂量，故笔者认为，四神丸中四药剂量应是按照二神丸与五味子散各药剂量，即"补骨脂（四两，炒）、肉豆蔻（二两，生用）"，"五味子（炒，二两），吴茱萸（炒，二两）"。

痛泻要方

【来源】《丹溪心法》

【组成】白术（炒）三两　白芍药（炒）二两　陈皮（炒）一两五钱　防风一两

【用法】上细切，分作八服，水煎或丸服（现代用法：作汤剂，水煎服，用量按原方比例酌减。）

【功效】补脾柔肝，祛湿止泻。

【主治】脾虚肝旺之经行痛泻。症见肠鸣腹痛，大便泄泻，泻必腹痛，泻后痛缓，舌苔薄白，脉两关不调，左弦而右缓者。

【方解】痛泻之证由土虚木乘，肝脾不和，脾运失常所致。《医方考》说："泻责之脾，痛责之肝；肝责之实，脾责之虚，脾虚肝实，故令痛泻。"

其特点是泻必腹痛。方中白术苦甘而温，补脾燥湿以治土虚，为君药。白芍酸寒，柔肝缓急止痛，与白术相配，于土中泻木，为臣药。陈皮辛苦而温，理气燥湿，醒脾和胃，为佐药。配伍少量防风，具升散之性，与术、芍相伍，辛能散肝郁，香能疏脾气，且有燥湿以助止泻之功，又为脾经引经之药，故兼具佐使之用。四药相合，可以补脾胜湿而止泻，柔肝理气而止痛，使脾健肝柔，痛泻自止。

【临床应用】

1. **用方要点**　本方为治肝脾不和之痛泻的常用方。临床应用以经行泄泻，肠鸣腹痛，大便泄泻必腹痛，泻后痛缓，脉左弦而右缓为辨证要点。

2. **随症加减**　久泻者，加炒升麻以升阳止泻；舌苔黄腻者，加黄连、煨木香以清热燥湿，理气止泻。

3. **使用注意**　本方白术用量最大，可知其重点在于补气健脾。临证使用时，当以脾虚失运，肝来乘脾，即吴崑所谓"土虚木贼"之证为宜。原方用法"久泻者加升麻六钱"。因久泻必致脾气虚陷，升麻有升清脾胃清阳而止泻的作用。

4. **现代应用**　本方现常用于急性肠炎、慢性结肠炎、肠道易激综合征等属肝旺脾虚者。

5. **历代名家的应用经验**

（1）汪昂《医方集解·和解之剂》：此足太阴、厥阴药也。白术苦燥湿，甘补脾，温和中；芍药寒泻肝火，酸敛逆气，缓中止痛；防风辛能散肝，香能舒脾，风能胜湿，为理脾引经要药；陈皮辛能利气，炒香尤能燥湿醒脾，使气行则痛止。数者皆以泻木而益土也。

（2）马有度编著的《医方新解》提到：以本方加减，广泛用于各种腹泻。消化不良、慢性肠炎、结肠过敏及胃肠神经症，恒以葛根易防风，并加山楂；急性胃肠炎、急性菌痢、急性阿米巴痢及肠结核，则以原方与葛根黄芩黄连汤合方，仍加山楂；慢性肝病而腹泻明显者，亦以葛根易防风，并加山楂、茯苓、薏苡仁；甲亢而腹泻频作者，仍以葛根易防风，倍用白芍，再加牡蛎、夏枯草。凡腹痛较显者，均加入与白芍等量的甘草。以上仅就一般而言，病情需要则随症加减。如属虚寒为主者，则以黑姜（务存性）易防风，并加入大剂黄芪和少量黄连；虚寒甚者，再加制附子适量。

第十五节　经行浮肿

每逢经行前后，或正值经期，头面四肢浮肿者，称为经行浮肿。《叶氏女科证治》称"经来遍身浮肿"，《竹林女科》谓"经来浮肿"。

《内经》指出："诸湿肿满，皆属于脾"，"肾者，胃之关也，关门不利，故聚水而从其类也"。说明了参与水液代谢的脏腑以脾肾两脏为主。脾为水之制，肾为水之本，一主运化，一司开阖，脾主运化，脾虚则运化功能失职，水湿为患，泛溢肌肤则为肿。而肾主水，为水脏，体内水液有赖肾阳的蒸腾气化，才能正常运行敷布排泄。肾虚则气化失职，不能化气行水，水液溢于肌肤而为肿。经前、经行时气血下注于胞宫，若素体脾肾虚损，值经行则脾肾更虚，气化运行失司，水湿生焉，因而出现经行浮肿，也有因肝郁气滞，血行不畅，滞而作胀者。

本病重在辨其虚实。若经行面浮肢肿，按之没指，为脾肾阳虚之征；若经行肢体肿胀，按之随手而起，则为肝郁气滞。证有虚实，论治有异。虚者，治以温肾健脾化湿，化气行水消肿；实者，治以行气活血，利水消肿。临床往往以虚证多见，治疗多以温补取效。

苓桂术甘汤

【来源】《伤寒论》

【组成】茯苓四两　桂枝（去皮）三两　白术二两　甘草（炙）二两

【用法】上四味，以水六升，煮取三升，去滓，分温三服。（现代用法：水煎服）

【功效】温阳化饮，健脾利湿。

【主治】经行浮肿。症见经行浮肿，伴有胸胁胀满，目眩心悸，短气而咳，舌苔白滑，脉弦滑或沉紧。

【方解】本方重用甘淡之茯苓为君，健脾利水，渗湿化饮，既能消除水肿，又善平饮邪之上逆。桂枝为臣，功能温阳化气，平冲降逆。苓、桂相合为温阳化气，利水消肿之常用组合。白术为佐，功能健脾燥湿，苓、术相须，为健脾祛湿的常用组合，在此体现了治生痰之源以治本之意；桂、术同用也是温阳健脾的常用组合。炙甘草用于本方，其用有三：一可合桂枝以辛甘化阳，以襄助温补中阳之力；二可合白术益气健脾，崇土以利制水；三可调和诸药，功兼佐使之用。四药合用，温阳健脾以助化饮，淡渗利湿以平冲逆，全方温而不燥，利而不峻，标本兼顾，配伍严谨，为治疗经行浮肿之和剂。

【临床应用】

1. **用方要点** 本方为治疗经行浮肿之代表方。临床应用以经行浮肿、胸胁胀满，目眩心悸，舌苔白滑为辨证要点。

2. **随症加减** 脾气虚者加党参15克，黄芪15克以健脾补气，升阳化浊；肾阳虚者加制附子10克，巴戟天15克以温肾行阳，利水祛湿；肝郁气滞者加青皮10克，陈皮6克，郁金12克，柴胡15克以疏肝解郁，理气通络；血瘀者加益母草15克，当归10克，红花5克以活血化瘀；血虚者加熟地15克，当归15克，白芍15克以养血柔肝。

3. **使用注意** 服药期间禁食生冷、油腻、辛辣刺激食物，注意休息。

4. **现代应用** 本方亦适用于慢性支气管炎、支气管哮喘、心源性水肿、慢性肾小球肾炎、梅尼埃病、水肿、神经官能症等属水饮停于中焦者。

5. **历代名家的应用经验** 马老用苓桂术甘汤治多种疾病如老年肺心病、心悸（病毒性心肌类）、眩晕（梅尼埃病）、水肿（慢性肾炎），妙用活用，疗效显著。

真武汤

【来源】《伤寒论》

【组成】茯苓、芍药、生姜（切）各三两　白术二两　附子一枚（炮，去皮，破八片）

【用法】以水八升，煮取三升，去滓，温服七合。每日三次。

【功效】温阳利水。

【主治】脾肾阳虚型经行浮肿。症见月经期浮肿，面浮肢肿，下肢尤甚，按之没指，头晕耳鸣，腰酸无力，下肢逆冷，心悸气短，小便不利，面色晦暗，舌淡，苔白滑，脉沉迟。

【方解】方中以附子为君，取其大辛大热，温肾助阳，兼温脾土。臣以茯苓、白术健脾祛湿，使水气从小便而利。佐以生姜，既助附子温中散寒，又能温散水饮，配合苓、术以行水气。白芍之用有三，一者利小便，一者柔肝以止腹痛，一者敛阴柔肝以止筋惕肉瞤。且防温阳、利水伤阴。诸药配伍，温脾肾，利水湿，共奏温阳利水之效。本方的配伍特点：一是温阳与利水相伍，有附子、生姜之温阳，又有茯苓、白术之利水健脾，温阳化气以行水，寒水得去则阳气自生；二是敛阴寓于温利之中，在用附子、生姜、茯苓、白术温阳利水的同时，佐以敛阴之白芍，使温阳利水而不耗阴，敛阴而不助邪。

【临床应用】

1. **用方要点** 经期数月，面浮肢肿，下肢尤甚。伴有小便不利，下肢厥冷，腰膝酸软，舌质淡，苔白滑，脉沉迟。

2. **随症加减** 若腰痛甚者，酌加杜仲、续断、桑寄生固肾强腰安胎。

3. **使用注意** 方中附子有毒，用量不宜过重，同时应予久煎，以减少毒性。孕妇忌服。过量有毒性反应，临床中偶有口干、便结。

4. **现代应用** 常用于慢性肾小球肾炎、心源性水肿、甲状腺功能减退、慢性支气管炎、慢性结肠炎、肠结核等属于脾肾阳虚，水湿内停者。

5. **历代名家应用经验**

（1）国家中医药管理局肾病重点学科协作建设学科带头人张宁教授利用真武汤治疗双下肢浮肿、夜间喘憋者。

（2）岭南名医黎庇留用真武汤治疗胁痛、产后浮肿、外敷治疗左膝后结大疽。

（3）陕西省名老中医王裕颐用真武汤治疗慢性心力衰竭。

（4）重庆市名老中医周天寒利用真武汤治疗心衰、喘肿。

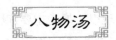

八物汤

【来源】《济阴纲目》

【组成】 当归10克　川芎10克　熟地黄10克　芍药10克　延胡索10克　川楝子10克　炒木香5克　槟榔5克（原书无用量）

【用法】 每日1剂，水煎分服。

【功效】 理气活血，养血调经。

【主治】 经行浮肿证属气滞血瘀者。症见经前经行肢体肿胀，按之随手而起，经色暗有块，脘闷胁胀腹痛，善太息，舌紫暗，苔薄白，脉弦涩。

【方解】本方乃四物汤合金铃子散加味而成。四物汤以当归、川芎与熟地黄、白芍相伍，既补养肝血，又行血通滞，活血不伤血，对经期血瘀之证较为适宜。金铃子散以疏肝行气之川楝子与长于行气活血之延胡索相配，有疏肝行气活血止痛之效。另加木香、槟榔，亦皆理气之药，况木香兼可温中助运，槟榔还能除湿利水。诸药配伍，于行气导滞，活血化瘀之中寓以养血补肝之功，使行气活血而不伤正，于此，气行血畅，浮肿自除。

【临床应用】

1. **用方要点**　临床应用以经前经行肢体肿胀，按之随手而起，脘闷胁胀，舌紫暗，脉弦涩等为辨证要点。

2. **随症加减**　肿甚者，加泽兰、防己、泽泻以活血利水。

3. **现代应用**　本方现也用于西医经前期综合征、子宫内膜异位症等，辨证属气滞血瘀者。

4. **使用注意**　属阳虚者禁用。

5. **历代名家的应用经验**　名古老中医钱伯煊运用此方治疗月经不行之气滞血瘀。由于行经期间、突受刺激，以致气失通畅，瘀血内阻，于是月经不行，胸闷胁胀，下腹胀痛拒按，舌边质紫，脉象沉弦。调气化瘀，八物汤加减。当归9克，赤芍9克，川芎6克，延胡索6克，川楝子9克，制香附6克，郁金6克，莪术6克，生牛膝9克，生蒲黄6克。此证由于气滞血瘀，故以行血调气化瘀之法，使气血通畅，瘀凝得化，则月经可以下行。

第十六节　经行头痛

每遇经期或行经前后，出现以头痛为主要症状，经后辄止者，称为"经行头痛"。《张氏医通》有"经行辄头痛"的记载。头痛严重者伴恶心呕吐等不适。以育龄期妇女多见，亦可见于更年期尚未绝经者。本病治疗后效果较好，对顽固性头痛者要排除头部器质性病变。

经行头痛的病因，历代医家对此论述较少，仅张璐言其由于"痰湿为患"，并以二陈加当归、炮姜、肉桂治之。现代名家根据本病的特点，认为本病多由于素体气血两虚或加上经行量多如崩，经后气血虚弱，血虚不能荣脑，脑窍失养而致头痛；或阴液不足，肝木偏亢而致阴虚肝旺。或经血下行不畅，瘀血上扰于脑而致。如痰湿之体，挟痰浊上扰于脑，痰瘀互结，亦致头痛。或素喜抑郁易怒，若经行量多如注，肝失血养，肝经易郁，气机失畅，郁而化火，上扰脑络，而致头痛。情绪抑郁或急躁发怒都可诱发或加重本病，平素应调节情绪，乐观舒畅，促进肝的疏泄和调达功能，防止肝火或肝旺引起的头痛。对顽固性头痛伴恶心呕吐，尤其经净后持续头痛者应进一步检查，可作脑电图CT或核磁共振、眼底检查等，明确有否器质性病变。

通窍活血汤

【来源】《医林改错》

【组成】赤芍、川芎各一钱　桃仁（研泥）、红花各三钱　老葱（切碎）三根　鲜姜（切碎）三钱　红枣（去核）七个　麝香（绢包）五厘　黄酒半斤

【用法】前七味药煎一盅，去滓，将麝香入酒内再煎二沸，临卧服。

【功效】活血通窍。

【主治】经行头痛之瘀阻头面证。症见经期或行经前后头痛昏晕，经色紫暗夹块，量少或排出不畅，小腹胀痛拒按；或耳聋，脱发，面色青紫，舌质紫暗或有瘀点，苔薄。

【方解】方中麝香辛香走窜，功专开窍通闭止痛，为君。桃仁味苦甘性平，归心、肝、大肠经，质润多脂，《用药心法》云："桃仁苦以泄滞血，甘以生新血"；红花味辛性温，入心、肝经，善走厥阴血分而活血化瘀，二者相伍，祛瘀之力大增，以散血中之滞，以理血中之壅；赤芍苦寒，专入肝经血分，善活血祛瘀；川芎辛温，既能行气，又能活血，寓活血于理气之中。四药行血活血调经，以为君药之助，为臣。老葱、生姜温通上下之气；黄酒辛香，疏通经络。三者协同，使气血运行道路得以通利，为佐。大枣味甘性缓，调和营卫，且可制约芳香药物辛燥走窜之性，是为佐使。全方活血与通窍并施，瘀血化，脑络通，则头痛可止。

【临床应用】

1. **用方要点**　本方为治疗因瘀血而引起的多种病症的常用方。临床应用以经行头痛如刺，痛有定处，舌暗红或有瘀斑，脉涩或弦紧为辨证要点。

2. **随症加减**　胸闷泛恶，或呕吐痰涎者，加姜半夏、姜竹茹；小腹胀痛者，加台乌、延胡索；经血紫暗，排出不畅者，加茺蔚子、川牛膝；月经量多者，经期暂去当归、红花，加丹参、益母草、茜草根、炒蒲黄；经量减少者，

加泽兰、丹参、牛膝以活血通经。

3. 使用注意 孕妇忌服；经行头痛证属血虚者禁用；瘀血证若需久服者，当配伍扶正之药。

4. 现代应用 现代也用于酒糟鼻、白癜风、妇女干血痨、小儿疳积证属痰瘀阻络者。

5. 历代名家的应用经验 著名中医脑病专家张学文教授在临床上提出"颅脑水瘀"观点，指出水瘀是诸多脑病的关键，瘀血与水湿痰浊互阻于脑窍，可出现神明失主，肢体失用，九窍失司为主要临床表现的一类脑病，临床上多具有病程长、病情复杂，表现多端，一般疗法难于奏效等特点，见于中风、头痛、眩晕、解颅、痴呆、脑瘤、脑外伤综合征等疾病的过程中。其提出颅脑水瘀贵在通利，法鉴王清任《医林改错》"通窍活血汤"加减，临床治疗多种脑病如中风、头痛、眩晕、小儿脑积水等。

第十七节　经行感冒

每值经行前后或正值经期，出现感冒症状，经后逐渐缓解者。称"经行感冒"。又称"触经感冒"。本病以感受风邪为主，夹寒则为风寒，夹热则为风热。多由素体气虚，卫阳不密，经行阴血下注于胞宫，体虚益甚，此时血室正开。腠理疏松，卫气不固，风邪乘虚侵袭；或素有伏邪，随月经周期反复乘虚而发。经后因气血渐复，则邪去表解而缓解。本病病本为虚，发病有风寒、风热、邪入少阳之不同，故经行发病期间治疗应施以辛温、辛凉解表之剂，但须顾及经行血虚、卫气不固的特点，平时宜和血益气，固卫祛邪。血和卫固，邪不得侵袭腠理。

桂枝汤

【来源】《伤寒论》

【组成】 桂枝（去皮）三两　芍药三两　甘草二两　生姜三两　大枣（擘）十二枚

【用法】 上五味，㕮咀，以水七升，微火煮取三升，适寒温，服一升。服已须臾，啜热稀粥一升余，以助药力。温覆令一时许。遍身漐漐微似有汗者益佳，不可令如水流漓，病必不除。若一服汗出病瘥，停后服，不必尽剂；若不汗，更服如前法；又不汗，后服小促其间，半日许，令三服尽。若病重者，一日一夜服，周时观之，服一剂尽，病证犹在者，更作服；若汗不出，乃服至二三剂。

【功效】解肌发表，调和营卫。

【主治】经行感冒之表虚证。症见经行前后或正值经期恶风发热，汗出头痛，鼻鸣干呕，苔白不渴，脉浮缓或浮弱。

【方解】方中桂枝为君，助卫阳，通经络，解肌发表而祛在表之风邪。芍药为臣，益阴敛营，敛固外泄之营阴。桂、芍等量合用，寓意有三：一为针对卫强营弱，体现营卫同治，邪正兼顾；二为相辅相成，桂枝得芍药，使汗而有源，芍药得桂枝，则滋而能化；三为相制相成，散中有收，汗中寓补。此为本方外可解肌发表，内调营卫、阴阳的基本结构。生姜辛温，即助桂枝辛散表邪，又兼和胃止呕；大枣甘平，既能益气补中，且可滋脾生津。姜枣相配，是为补脾和胃、调和营卫的常用组合，共为佐药。炙甘草调和药性，合桂枝辛甘化阳以实卫，合芍药酸甘化阴以和营，功兼佐使之用。综观本方，药虽五味，但结构严谨，发中有补，散中有收，邪正兼顾，阴阳并调。

【临床应用】

1. **用方要点** 本方为治疗外感风寒表虚证的基础方，又是调和营卫、调和阴阳治法的代表方。临床应用以恶风、发热、汗出、脉浮缓为辨证要点。

2. **随症加减** 恶风寒较甚者，宜加防风、荆芥、淡豆豉疏散风寒；体质素虚者，可加黄芪益气，以扶正祛邪；兼见咳喘者，宜加杏仁、苏子、桔梗宣肺止咳平喘。

3. **使用注意** 凡经行感冒表实无汗者禁用，服药期间禁食生冷、黏滑、肉面、五辛、酒酪、臭恶等物。

4. **现代应用** 本方常用于感冒、流行性感冒、原因不明的低热、产后及病后的低热、妊娠呕吐、多形红斑、冻疮、荨麻疹等属营卫不和者。

5. **历代名家的应用经验** 名老中医陈瑞春老教授喜用经方，亦擅用经方，认为经方化裁的含义有二：一是经方本身的化裁。如：桂枝汤本为治表虚营卫不和之主方，以桂枝汤加葛根治落枕，加生黄芪、姜黄、秦艽治颈椎增生症，加厚朴、杏仁治疗虚喘、肺气不足，加附子等治疗风湿相搏、身体疼痛等皆为化裁的例证。再如与桂枝汤原方相比变化较大的小建中汤、当归四逆汤等，虽病机未变，桂枝汤的原意也并未改变，其功用主治却有别于桂枝汤。二是经方与时方合用，疗效互补，拓展其用途。例如：桂枝汤合玉屏风散治营卫不和的表虚证；桂枝汤合补中益气汤补益肺气、调和营卫。前者营卫不和，气虚夹风；后者营卫不和，肺气不足。二者有气虚轻重之分，都是治疗虚人外感之良方。肩周炎，男女皆可罹患。其病因不外气血亏虚，筋脉失于温养，并可兼夹瘀滞。用桂枝汤之滋阴和阳，佐以活血温阳的姜黄、当归、川乌、草乌之类，可获佳效。其机制是调和营卫，温通经络。临证可据病情，酌加秦艽、威灵仙祛风，加桑枝、安痛藤通络，加当归、姜黄活血，加川乌、草乌温阳镇痛；若经年久痛，尚可加桃仁、红花等活血祛瘀之品。

小柴胡汤

【来源】《伤寒论》

【组成】柴胡半斤　黄芩三两　人参三两　甘草（炙）三两　半夏半升　生姜三两　大枣（擘）十二枚

【用法】上七味，以水一斗二升，煮取六升，去滓，再煎，取三升，温服一升，日三服。（现代用法：水煎服）

【功效】和解少阳。

【主治】经行感冒之邪入少阳。症见往来寒热，胸胁苦满，默默不欲饮食，心烦喜呕，口苦，咽干，目眩，舌苔薄白，脉弦者。

【方解】方中柴胡苦平，入肝胆经，透泄少阳之邪，并能疏泄气机之郁滞，使少阳半表之邪得以疏散，为君药。黄芩苦寒，清泄少阳半里之热，为臣药。柴胡之升散，得黄芩之降泄，两者配伍，是和解少阳的基本结构。胆气犯胃，胃失和降，佐以半夏、生姜和胃降逆止呕；邪从太阳传人少阳，缘于正气本虚，故又佐以人参、大枣益气健脾，一者取其扶正以祛邪，一者取其益气以御邪内传，俾正气旺盛，则邪无内向之机。炙甘草助参、枣扶正，且能调和诸药，为使药。诸药合用，以和解少阳为主，兼补胃气，使邪气得解，枢机得利，胃气调和，则诸症自除。原方"去滓再煎"，使药性更为醇和，药汤之量更少，减少了汤液对胃的刺激，避免停饮致呕。

小柴胡汤为和剂，一般服药后不经汗出而病解，但也有药后得汗而愈者，这是正复邪去，胃气调和所致。正如《伤寒论》所说："上焦得通，津液得下，胃气因和，身濈然汗出而解。"若少阳病证经误治损伤正气，或患者素体正气不足，服用本方，亦可见到先寒战后发热而汗出的"战汗"现象，属正胜邪去之征。

【临床应用】

1. **用方要点** 本方为治疗伤寒少阳证的基础方，又是和解少阳法的代表方。临床应用以往来寒热，胸胁苦满，默默不欲饮食，心烦喜呕，口苦，咽干，苔白，脉弦为辨证要点。临床上只要抓住前四者中的一二主症，便可用本方治疗，不必待其证候悉具。正如《伤寒论》所说："伤寒中风，有柴胡证，但见一证便是，不必悉具。"

2. **随症加减** 若胸中烦而不呕，为热聚于胸，去半夏、人参，加瓜蒌清热理气宽胸；渴者，是热伤津液，去半夏，加天花粉止渴生津；腹中痛，是肝气乘脾，宜去黄芩，加芍药柔肝缓急止痛；胁下痞硬，是气滞痰郁，去大枣，加牡蛎软坚散结；心下悸，小便不利，是水气凌心，宜去黄芩，加茯苓利水宁心；不渴，外有微热，是表邪仍在，宜去人参，加桂枝解表；咳者，是素有肺寒留饮，宜去人参、大枣、生姜，加五味子、干姜温肺止咳。

3. **使用注意** 因方中柴胡升散，芩、夏性燥，故对阴虚血少者禁用。

4. **现代应用** 本方常用于感冒、流行性感冒、疟疾、慢性肝炎、肝硬化、急慢性胆囊炎、胆结石、急性胰腺炎、胸膜炎、中耳炎、产褥热、急性乳腺炎、睾丸炎、胆汁反流性胃炎、胃溃疡等属邪踞少阳，胆胃不和者。

5. **历代名家的应用经验**

（1）名老中医陈瑞春老教授陈老认为小柴胡汤寒温并用，攻补兼施，散中有收，升降协调，有疏利三焦，通达上下，宣通内外，和畅气机的作用，是一张外感可治，内伤能调，虚证可补，实证可泻的多功能常用方。此方深谙和法之精髓，临床宜抓其内涵，灵活化裁，广泛应用。其开辨证性地将此方用于慢性肝炎、失眠、过敏性皮炎、长期自觉发热、虚人感冒、咳嗽等病症。

（2）郭文勤教授辨证地将小柴胡汤用于治疗慢性胆囊炎、高脂血症、浅表性胃炎等病症。

银翘散

【来源】《温病条辨》

【组成】连翘一两　银花一两　苦桔梗六钱　薄荷六钱　竹叶四钱　生甘草五钱

芥穗四钱　淡豆豉五钱　牛蒡子六钱

【用法】上杵为散。每服六钱，鲜苇根汤煎，香气大出，即取服，勿过煎。肺药取轻清，过煎则味厚入中焦矣。病重者，约二时一服，日三服，夜一服；轻者，三时一服，日二服，夜一服；病不解者，作再服。（现代用法：作汤剂，水煎服，用量按原方比例酌减）

【功效】辛凉透表，清热解毒。

【主治】经行感冒之外感风热。症见发热，微恶风寒，无汗或有汗不畅，头痛口渴，咳嗽咽痛，舌尖红苔薄白或薄黄，脉浮数。

【方解】方中银花、连翘气味芳香，既能疏散风热，清热解毒，又可辟秽化浊，在透散卫分表邪的同时，兼顾了温热病邪易蕴结成毒及多夹秽浊之气的特点，故重用为君药。薄荷、牛蒡子辛凉，疏散风热，清利头目，且可解毒利咽；荆芥穗、淡豆豉辛而微温，解表散邪，此几者虽属辛温，但辛而不烈，温而不燥，配入辛凉解表方中，增强辛散透表之力，是为去性取用之法，以上四药俱为臣药。芦根、竹叶清热生津；桔梗开宣肺气而止咳利咽，同为佐药。甘草既可调和药性，护胃安中，又合桔梗利咽止咳，是属佐使之用。本方所用药物均系清轻之品，加之用法强调"香气大出，即取服，勿过煎"，体现了吴氏"治上焦如羽，非轻莫举"的用药原则。

本方配伍特点有二：一是辛凉之中配伍少量辛温之品，既有利于透邪，又不悖辛凉之旨。二是疏散风邪与清热解毒相配。具有外散风热、内清热毒之功，构成疏清兼顾，以疏为主之剂。

【临床应用】

1. **用方要点**　《温病条辨》称本方为"辛凉平剂"，是治疗外感风热表证的常用方。临床应用以发热，微畏寒，咽痛，口渴，脉浮数为辨证要点。

2. **随症加减**　渴甚者，为伤津较甚，加天花粉生津止渴；项肿咽痛者，系热毒较甚，加马勃、玄参清热解毒，利咽消肿；衄者，由热伤血络，去荆芥穗、淡豆豉之辛温，加白茅根、侧柏炭、栀子炭凉血止血；咳者，是肺气不利，加杏仁苦降肃肺以加强止咳之功；胸膈闷者，乃夹湿邪秽浊之气，加藿香、郁金芳香化湿，辟秽祛浊。

3. **使用注意**　凡外感风寒及湿热病初起者禁用。因方中药物多为芳香轻宣之品，不宜久煎。

4. **现代应用**　本方广泛用于急性发热性疾病的初起阶段，如感冒、流行性感冒、急性扁桃体炎、上呼吸道感染、肺炎、麻疹、流行性脑膜炎、乙型脑炎、腮腺炎等辨证属温病初起，邪郁肺卫者。皮肤病如风疹、荨麻疹、疮痈疖肿，亦多用之。

5. 历代名家的应用经验　张子培，清代道、咸两朝间四川成都名医，长于温病证治，于咸丰七十一年（1861年）撰成《春温三字诀》。书中自述其治疗温病初起经验云："予每用银翘桑菊二方，皆加生麻黄绒七八分或一二钱，功效倍于本方百倍"。（《春温三字诀》）

张氏之所以在银翘散中再加生麻黄绒，显然是嫌原方辛散力量不够，故其又进一步阐明说："或谓伤寒宜解表，温病忌发汗。夫伤寒解表，令出外也；然则，温病忌汗，令内入乎？不通之甚！"张氏并非不知，生麻黄辛温易于促使温热之邪益加披猖，而是通过自己临床经验积累，深谙驾驭麻黄之道。其一，将生麻黄捣绒去汁减去其温热之性；其二，把握时机，当用必用，不当用则绝不再用，其云："但此症初起麻黄可用。至二三日后舌变胭脂色，则风尽化热矣，麻黄断不可用，用必危殆，以麻黄太热故也。"

第二章　带下病

　　"带下病"是指妇女经常从阴道流出白色或黄色的黏液而言，俗谓"十女九带"，带下是妇女常见的一种病症。不过健康妇女如偶尔从阴道流出少量透明的黏液，即白带，是一种生理性分泌，不属病态。若带下量过多，颜色或而清稀或色黄赤黏稠，甚至还有臭气味，并伴有小腹疼痛等症状，则称为"带下病"。带下病以湿邪为患，故其病缠绵，反复发作，不易速愈，而且常见并发月经不调，闭经，不孕，子宫肌瘤等疾病，是妇科领域中仅次于月经病的常见。

　　正常女子自青春期开始，肾气充盛，脾气健运，任脉通调，带脉健固，阴道内即有少量白色或无色透明无臭的黏性液体，特别是在经期前后、月经中期及妊娠期量增多，以润泽阴户，防御外邪，此为生理性带下。如《沈氏女科辑要》引王孟英说："带下，女子生而即有，津津常润，本非病也。"若带下量明显增多，或色、质、气味异常，即为带下病。《女科证治约旨》说："若外感六淫，内伤七情，酝酿成病，致带脉纵弛，不能约束诸脉经，于是阴中有物，淋漓下降，绵绵不断，即所谓带下也。该病发生的病因病机主要是脏腑功能失常，湿从内生；或下阴直接感染湿毒虫邪，致使湿邪损伤任带，使任脉不固，带脉失约，带浊下注胞中，流溢于阴窍，发为带下病。带下病的辨证有虚实之分。临床以实证较多，尤其合并阴痒者更为多见。一般带下量多、色白，质清无臭者，属虚；带下量多，色、质异常有臭者，属实。该病的治疗以祛湿为主。脾虚者，健脾益气，升阳除湿；肾虚者，补肾固涩，佐以健脾除湿；湿热者，清热利湿；湿毒者，清热解毒利湿；感虫阴痒蚀烂者，必须配合阴道冲洗和纳药等外治法。

　　带下病是以典型症状命名的，因此凡是能引起带下量明显增多的西医疾病，都可包括在中医学的带下病中，如阴道炎（滴虫性、霉菌性、念球菌性，还有其他的霉菌感染），宫颈糜烂，子宫内膜炎，附件炎，急慢性盆腔炎等。其共同症状，带下量增多，虽西医治法各不相同，疗效很好，但以中医中药辨证施治，也可获相同疗效。

完带汤

【来源】《傅青主女科》

【组成】白术—两（土炒） 山药—两（炒） 人参二钱 白芍五钱（酒炒） 车前子三钱（酒炒） 苍术三钱（制） 甘草—钱 陈皮五分 黑芥穗五分 柴胡六分

【用法】水煎服。

【功效】补脾疏肝，化湿止带。

【主治】脾虚肝郁，湿浊带下。症见带下色白，清稀如涕，肢体倦怠，舌淡苔白，脉缓或濡弱。

【方解】本方为治疗白带的常用方剂，所主病证乃由脾虚肝郁、带脉失约、湿浊下注所致。脾虚生化之源不足，气血不能上荣于面致面色㿠白；脾失健运，水湿内停，清气不升致倦怠便溏；脾虚肝郁，湿浊下注，带脉不固致带下色白量多、清稀如涕；舌淡白，脉濡弱为脾虚湿盛之象。治宜补脾益气，疏肝解郁，化湿止带。方中重用白术、山药为君，意在补脾祛湿，使脾气健运，湿浊得消；山药并有固肾止带之功。臣以人参补中益气，以助君药补脾之力；苍术燥湿运脾，以增祛湿化浊之力；白芍柔肝理脾，使肝木条达而脾土自强；车前子利湿清热，令湿浊从小便分利。佐以陈皮之理气燥湿，既可使补药补而不滞，又可行气以化湿；柴胡、芥穗之辛散，得白术则升发脾胃清阳，配白芍则疏肝解郁。使以甘草调药和中，诸药相配，使脾气健旺，肝气条达，清阳得升，湿浊得化，则带下自止。本方的配伍特点是寓补于散，寄消于升，培土抑木，肝脾同治。

【临床应用】

1. **用方要点** 本方主治白带。以带下清稀色白，舌淡苔白，脉濡、缓为证治要点。

2. **随症加减** 若湿热较重，带下兼黄色者，宜加黄柏、龙胆草以清热燥湿；兼有寒湿，而见小腹疼痛者，宜加炮姜、盐茴以温中散寒；腰膝酸软者，宜加杜仲、续断以补益肝肾；日久病涉滑脱者，宜加龙骨、牡蛎以固涩止带。

3. **使用注意** 带下证属湿热下注者，非本方所宜。

4. **现代应用** 可用于阴道炎、宫颈糜烂，属肝脾不和，湿浊下注者。

5. **历代名家的应用经验**

（1）全国名老中医祝谌予教授认为带下病可分为虚实两端，虚则脾肾不足，实则湿热毒邪。脾主运化，肾主水液，脾气虚弱，不能运化水湿，水湿之气下注，肾气不足，主水不能，水湿内聚，湿郁化毒，湿毒下陷，带脉失约，任脉不固，而成带下。此类带下，色白或淡黄，质黏稠，无臭气，绵绵不断，治宜健脾补肾，解毒化湿。方用完带汤加味，药用白术、山药、党参、白芍、车前子、苍术、柴胡、荆芥穗、续断、桑寄生、艾叶等加减。

（2）全国第3批师带徒中医药专家刘亚娴教授应用完带汤治疗泄泻、气疝、阴痒、漏症，以上虽病症不同，但病机相同，故能收到异病同治之效。肝脾两脏关系密切，生理上相互为用，病理上亦互为因果。肝失疏泄，肝气郁结，则脾失健运，即"木不疏土"，日久脾气渐虚；脾气先虚，则运化水湿不利，水聚成饮，湿聚成痰，痰饮乃有形之物，最易阻滞气机，肝疏泄不及必致肝气郁结。脾虚肝郁之证，临床表现繁杂不一。但只要抓住病机，辨证论治使用完带汤定能获效。

易黄汤

【来源】《傅青主女科》

【组成】山药炒，一两（30克）　芡实炒，一两（30克）　黄柏盐水炒，二钱（6克）车前子酒炒，一钱（3克）　白果十枚（12克），碎

【用法】水煎服。

【功效】固肾止带，清热祛湿。

【主治】肾虚湿热带下。带下黏稠量多，色黄如浓茶汁，其气腥秽，舌红，苔黄腻者。原方指证："妇人有带下而色黄者，宛如黄茶浓汁，其气腥秽，所谓黄带是也。"

【方解】傅青主曰："夫黄带乃任脉之湿热也。"肾与任脉相通，肾虚有热，损及任脉，气不化津，津液反化为湿，循经下注于前阴，故带下色黄、黏稠量多，其气腥秽。治宜固肾清热，祛湿止带。傅青主："单纯治脾何能痊乎？"必要"补任脉之虚，而清肾火之炎，则庶几矣"。方中重用炒山药、炒芡实健脾固肾、涩精止带。傅青主认为，此二药"专补任脉之虚，又能利水。"山药与芡实功效相似，两药性质平和，不腻不燥，山药之补力较芡实为强，山药之固涩较芡实为逊，唯如《本草求真》说："山药之补，本有过于芡实而芡实之涩，更有甚于山药。"故共为君药。白果，一名银杏仁，味甘苦

涩,性平,可收涩止带。傅青主谓其能引药"入任脉之中",使止带之功"更为便捷",故为臣药。肾与任脉相通,用黄柏清肾中之火,以解任脉之热;再以车前子清热利湿,二药合用则热邪得清,湿有去路,带下可愈,共为佐药。诸药合用,重在补涩,辅以清利,使肾虚得复,热清湿去,则带下自愈。

【临床应用】

1. **用方要点** 本方为治肾虚湿热带下的常用方。临床应用以带下色黄,其气腥秽,舌苔黄腻为辨证要点。

2. **随症加减** 伴有口渴、烦躁、便秘、溲赤、舌红等症状者,是热重于湿,可于原方加黄芩、栀子、丹皮等药;若伴见口干不欲饮、胸闷、腹胀、纳呆、便溏、苔厚腻等症者,则是湿重于热,可加苍术、生薏苡仁、炒白术、云茯苓等品。若带下量甚多者,可加椿根皮、鸡冠花、萆薢等;腰骶酸痛者,加川续断、杜仲、威灵仙等。

3. **使用注意** 带下证属寒湿下注者,非本方所宜。

4. **现代应用** 本方常用于宫颈炎、阴道炎等属肾虚湿热下注者。

5. **历代名家的应用经验** 傅山《傅青主女科》卷上:"夫黄带乃任脉之湿热也。……唯有热邪存于下焦之间,则津液不能化精,而反化湿也。……法宜补任脉之虚,而清肾火之炎,则庶几矣!……此不特治黄带方也,凡有带病者,均可治之,而治带黄者,功更奇也。盖山药、芡实专补任脉之虚,又能利水,加白果引入任脉之宫,更为便捷,所以奏功之速也。至于用黄柏,清肾中之火也。肾与任脉相通以相济,解肾中之火,即解任脉之热矣。"

利火汤

【来源】《傅青主女科》

【组成】大黄三钱 白术五钱(土炒) 茯苓三钱 车前子三钱(酒炒) 王不留行三钱 黄连三钱 栀子三钱(炒) 知母二钱 石膏五钱(煅) 刘寄奴三钱

【用法】水煎服。一剂小便疼止而通利,二剂黑带变为白,三剂白亦少减,再三剂痊愈矣。

【功效】除湿止带,清热泻火。

【主治】火热内盛之黑带。症见带下色黑,甚则如黑豆汁,气味腥臭,腹中疼痛,小便涩痛,外阴红肿,口渴喜饮,舌红苔黄,脉弦数。原书症见:妇人胃火太旺，与命门、膀胱、三焦之火合而熬煎，带下色黑，甚则如黑豆汁，其气亦腥，腹中疼痛，小便时如刀刺，阴门发肿，面色发红，日久黄瘦，饮食兼人，口中热渴，饮以凉水，少觉宽快。

【方解】本方所治之黑带乃因火热内结于下而不炎于上，以致煎熬阴液而成黑色带下。此证每由胃火太旺，与命门、膀胱、三焦之火合而煎熬所致，治法当以泄火为主。治宜清热泻火，除湿止带。如傅青主所说："治法唯以泄火为主、火热退而湿自除矣。"利火汤以黄连泻心火，大黄、石膏泻胃火，黑山栀清泄三焦之火，知母滋肾泻火，白术、茯苓、车前子健脾利泻，王不留行、刘寄奴活血化瘀。方中黄连、石膏、栀子、知母一派寒凉之品，入于大黄之中，则迅速扫除；而又得王不留行与刘寄奴之利湿甚急，则湿与热俱无停住之机；佐白术以辅土、茯苓以渗湿、车前以利水，则火退水进，便成既济之卦矣。全方清热泻火为主，健脾化湿为辅，佐以活血化瘀，通利经血。或谓此方药力过于迅猛，殊不知火盛之时，犹如救火之焚，稍一迟缓，则火热蔓延，症必难医。

【临床应用】

1. **用方要点**　火热内盛之黑带。症见带下色黑，甚则如黑豆汁，气味腥臭，腹中疼痛，小便涩痛，外阴红肿，口渴喜饮，舌红苔黄，脉弦数为辨证要点。

2. **使用注意**　病愈后当节饮食，戒辛热之物，调养脾土。若恃有此方，病发即服，必伤元气矣，慎之！

3. **现代应用**　本方常用于宫颈炎、阴道炎等属火热内盛者。

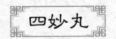
四妙丸

【来源】《成方便读》

【组成】黄柏　苍术　牛膝　薏苡仁（原方无用量）

【用法】水煎服。

【功效】清热利湿止带。

【主治】湿热下注引起的带下。临床表现多见带下量多、色黄、质稠、味臭秽，或伴阴痒、小腹痛、舌质红、苔黄腻、脉滑数。

【方解】《傅青主女科》曰："妇人有带下而色黄者，宛如黄茶浓汁，其气腥秽，所谓黄带是也。夫黄带乃任脉之湿热也。"湿热下注，损及任带二脉。湿热之邪有外感、内伤之分。或经行产后，摄生不洁，湿热内犯；或淋雨涉水，久居湿地，感受湿热之邪，蕴而化热；或脾虚生湿，湿蕴化热；或肝郁乘脾，脾虚失运，肝火夹脾湿流注下焦。方中黄柏苦寒沉降，苦以燥湿、寒以清热，专治下焦湿热，为君药；苍术辛苦而温、芳香而燥，为燥湿健脾之主药，为臣，以治湿之源；牛膝补肝肾、祛风湿，引苍术、黄柏二药入下焦以祛湿热；薏苡仁淡渗利湿，助苍术、黄柏健脾除湿。该方精炼、配伍恰当。

【临床应用】

1. **用方要点** 以带下量多、色黄或赤，或赤白相间，质黏稠、味臭秽，舌质红、苔黄腻，脉滑数为辨证要点。

2. **随症加减** 热甚者，可加苦参、败酱草、蒲公英以清热解毒；带下不止，再加鸡冠花、墓头回以止带。

3. **使用注意** 孕妇慎用。虚寒痿证，带下，风寒湿痹等忌用。

4. **现代应用** 本方常用于宫颈炎、阴道炎、盆腔炎等属湿热下注者。

5. **历代名家的应用经验** 国家级名老中医药学术经验继承指导老师刘亚娴教授应用四妙丸治疗痹证、带下、浸淫疮、阴疝湿癣等不同疾病，刘亚娴教授认为上述病症不同，但病机均有湿热内蕴一端，故采用异病同治法，以四妙丸清热利湿，因兼夹症及病位不同，分别配伍活血通络、疏风散邪止痒、理气活血通脉、健脾疏肝法等。刘老师指出，对于湿热证的辨识，应首先辨清湿重于热、热重于湿、湿热并重三种类型，一则可以通过调整苍术、黄柏的配伍比例，二则可以通过配伍适当方剂，以期达到药证相符，再者调畅气机亦十分重要。疾病临床表现繁杂不一，关键在于谨守病机，辨证论治。辨证论治是中医诊疗的精髓，只有正确运用，才能有的放矢。

内补丸

【来源】《女科切要》

【组成】 鹿茸　菟丝子　沙蒺藜　紫菀茸　黄芪　肉桂　桑螵蛸　肉苁蓉　附子（制）　茯神　白蒺藜　（原方无用量）

【用法】 上为末，炼蜜为丸，如绿豆大。每服二十丸，食远酒送服。

【功效】 温肾助阳，涩精止带。

【主治】女子白淫，属阳虚者。带下量多，色白清冷，稀薄如水，淋漓不断，头晕耳鸣，腰痛如折，畏寒肢冷，小腹冷感，小便频数，夜间尤甚，大便溏薄，面色晦暗，舌淡润，苔薄白，脉沉细而迟。

【方解】方中鹿茸、肉苁蓉、菟丝子温肾填精益髓；沙蒺藜、桑螵蛸补肾涩精止带；附子、肉桂温肾壮阳补火；黄芪益气固摄；白蒺藜养肝肾而疏风；紫菀茸温肺益肾。全方共奏温肾助阳，涩精止带之效。

【临床应用】

1. **用方要点**　临床表现白带清冷、量多、质稀、终日淋漓不断，腰酸如折、小腹冷痛，苔薄白，脉沉迟。

2. **随症加减**　气虚带下加续断。

3. **使用注意**　有火者忌用，宜服清心莲子饮。

4. **现代应用**　本方常用于宫颈炎、阴道炎等属阳虚者。

止带方

【来源】《世补斋不懈方》

【组成】猪苓　茯苓　车前子　泽泻　茵陈　赤芍　丹皮　黄柏　栀子　牛膝

【用法】水煎服。

【功效】清热利湿止带。

【主治】湿热下注型带下。主要症状：带下量多，色黄，黏稠，有臭气，或伴阴部瘙痒，胸闷心烦，口苦咽干，纳食较差，小腹或少腹作痛，小便短赤，舌红、苔黄腻，脉濡数。

【方解】本方多因脾虚湿盛，郁久化热，或情志不遂，肝郁化火，肝热脾湿，湿热互结，流注下焦，损及任带，遂成带下病。或外感湿热，湿热之邪直犯阴部，累及肝经、任带，而成带下病。故治以清热利湿止带。方中猪苓、茯苓、车前子、泽泻利水除湿；茵陈、黄柏、栀子清热泻火解毒；赤芍、丹皮凉血化瘀，合牛膝活血，并能引药下行，直达病所以除下焦湿热。诸药合用集利水、燥湿、清热于一方，使湿热分消，任带复常，则带下自愈。

【临床应用】

1. **用方要点**　本方主治湿热下注的带下病，以带下量多，色黄，黏稠，有臭气，舌红，苔黄腻，脉濡数为辨证要点。

2. 随症加减 若带下量多者可加用白果、芡实；味臭秽者加蒲公英、紫花地丁；小便淋热者加用白茅根、金钱草。肝经湿热下注者，症见带下量多，色黄或黄绿如脓，质黏稠或呈泡沫状，有臭气，伴阴部痒痛，头晕目眩，口苦咽干，烦躁易怒，便结尿赤，舌红，苔黄腻，脉弦滑而数。治用龙胆泻肝汤（《医宗金鉴》）加苦参、黄连。若湿浊偏甚者，症见带下量多，色白，如豆渣状或凝乳状，阴部瘙痒，胸闷纳差，舌红，苔黄腻，脉滑数。治宜清热利湿，疏风化浊，方用萆薢渗湿汤（《疡科心得集》）加苍术、藿香。

3. 使用注意 脾肾阳虚带下非本方所宜。

4. 现代应用 用于治疗霉菌性阴道炎、急性盆腔炎、泌尿系感染等辨证属于湿热下注者。

塌痒汤

【来源】《外科正宗》

【组成】 苦参五钱　威灵仙五钱　蛇床子五钱　当归尾五钱　狼毒五钱鹤虱草一两

【用法】 上用河水10碗，煎数滚，滤清，贮盆内，乘热先熏，待温后洗，临洗和入公猪胆汁2~3枚同洗更妙。（现代用法：用河水2500毫升、煎数沸，滤清，贮盆内，乘热熏外阴，待混再洗。临洗前加入猪胆汁2~3枚则更佳。）

【功效】 清热燥湿，杀虫止痒。

【主治】 治疗妇人湿热下注，阴中作痒。

【方解】 蛇床子、狼毒、鹤虱草、苦参为杀虫的主药，四药防湿浊，清湿热；威灵仙祛风燥湿有止痒的作用，当归活血化瘀，通畅脉络，所谓痒者外湿热与风也，风者，既要强风，又需活血，血行风自灭，去痒自已。方药配合故名塌痒汤，意在止痒也。

【临床应用】

1. 用方要点 本方主治湿热下注的带下病，以带下量多，色黄夹白，质黏腻，或呈泡沫状，或呈豆腐渣状，有腥臭气为辨证要点。

2. 随症加减 湿甚者，加土茯苓、薏苡仁以祛湿；热甚者，可加苦参、败酱草、蒲公英以清热解毒。

3. **使用注意** 阴虚血热者忌。

4. **现代应用** 用于治疗外阴瘙痒、霉菌性阴道炎、急性盆腔炎、泌尿系感染等辨证属于湿热下注者。

清带汤

【**来源**】《医学衷中参西录》

【**组成**】生山药一两　生龙骨六钱（捣细）　生牡蛎六钱（捣细）　海螵蛸四钱（去净甲，捣）　茜草三钱

【**用法**】水煎服，日2次。

【**功效**】健脾止带。

【**主治**】脾虚带下。症见带下赤白，清稀量多，连绵不断，腰酸腿软，肢体倦怠，或眩晕，面色萎白，食少便溏，舌淡苔薄白，脉虚弱。

【**方解**】张氏曰："带下为冲任之证。而名谓带者，盖以奇经带脉，原主约束诸脉，冲任有滑脱之疾，责在带脉为能约束，故名为带也。然其病非仅滑脱也，若滞下然，滑脱之中，实兼有瘀滞。其所瘀滞者，不外气血，而实有因寒因热之不同。……至临证时，遇有因寒者加温热之药，因热者，加寒凉之药，此方中意也。"本方所治之带下乃因脾胃气虚，带脉不固所致，治疗应该健脾补气，收涩止带。方中重用淮山药补气健脾，益阴止带，以滋真阴固元气，辅以龙骨、牡蛎固涩止带，二药为软坚止带之品，而兼具开通之力；海螵蛸化滞收涩而止带，茜草清热凉血，化瘀止血，兼治赤带，二药为开通之品，而实具收涩之力。四药汇集成方，其能开通者，兼能收涩；能收涩者，兼能开通，相助为理，相得益彰。诸药合用，共达补脾益气，收敛止带之功。四药合用，通中有涩，涩中有通，集通、涩、补于一炉，凡五脏漏下之疾，皆可用之，诚如张锡纯言："此中消息之妙，有非言语所能馨者。"

【**临床应用**】

1. **用方要点** 脾虚带下。症见带下赤白，清稀量多，连绵不断，腰酸腿软，肢体倦怠，或眩晕，面色萎白，食少便溏，舌淡苔薄白，脉虚弱为辨证要点。

2. **随症加减** 如兼湿热而见带下微黄、秽臭者，加苦参、黄柏、苍术以清热燥湿；如兼寒而见带下腥臭、下腹冷痛者，加鹿角霜、白术、制附子等以

温经止带。

3. **使用注意** 湿毒郁滞者忌。

4. **现代应用** 用于治疗急件阴道炎、宫颈糜烂等辨证属于脾虚带下者。

朱良春止带方

【**来源**】朱良春经验方

【**组成**】椿白皮12克 生柏叶30克 当归6克 浙贝12克 苦参6克 泽泻、白芷、荜澄茄各10克

【**用法**】水煎服。

【**功效**】除湿止带，清热泻火。

【**主治**】湿热带下。症见量多色黄，质稠臭秽，口干渴，心烦热。

【**方解**】基本方中，生柏叶岁寒后凋，其气刚劲，内含挥发油，其厥气沉郁，能降能宣，能通能涩，一味柏叶足以代表仲师《金匮》柏叶汤以通为止之意。配合"当贝苦参丸"，乃取仲景半清半调，开上窍通下窍，以补为通，以清为泄之意，盖湿热带下往往病之机窍不在下而在上，不在实而在虚，如一味清利，则有治实不虑虚弊。当归行血补血；贝母清气中有益气之功；苦参大清湿热，更妙在三药配伍，能治疗痰热和瘀血互结胞宫之"炎症"，颇合带下误治日久，正虚邪恋，间有清不能清，下不能下，补不能补之症。苦参虽大苦，但据症微用或少用，以缓折之，既能清邪热解秽毒，又能培生气健脾胃。本方苦以折之，养血以濡之，清气以滋之，俾结散炎消，源清流畅，"炎症"霍然而愈。治久病带下必用泽泻，乃因泽泻不但使有形之水质湿浊下行，且能使无形之清气水气上滋，泽泻治带下功在泻中之升。但人多知其泻，而不知其泽，故对重用泽泻之妙殊少体会矣。白芷悦脾土升胃阳除湿浊，有发表散风，燥湿排脓，化瘀解毒，消肿止痛，辟秽"消炎"之功，故《纲目》谓其治漏下赤白，血闭阴肿等症。朱师治带秽多喜用之。治带下用荜澄茄乃取其温暖脾肾，健胃祛湿，疗肾气膀胱冷有类川椒，治下焦气寒阴逆有类吴茱萸，以少量温药反佐苦寒乃治带之妙法也。

【**临床应用**】

1. **用方要点** 湿热带下。症见量多色黄，质稠臭秽，口干渴，心烦热。舌红苔黄，脉弦数为辨证要点。

2. **随症加减** 赤白带下加墨旱莲、小蓟滋阴凉血，且助柏叶以止赤带；少腹痛多肝经湿热，酌加淡吴茱萸2克，并加炒小茴以奏泄肝、理气、行滞之用；腹痛加杭白芍、延胡索以活血镇痛；有寒热加柴胡、白薇；肝经湿热阴中奇痒选加白芷、防风、赤芍、白蒺藜；证属脾胃湿热带下秽恶如脓加三妙丸；量多重用泽泻；带秽阴内灼热选加马齿苋或白花蛇舌草各30克。

3. **使用注意** 新病带下去椿白皮易三妙丸（《医学正传》方），乃因"椿白皮专以固摄而用，故泻痢肠风，遗浊崩带者宜之，然必病久而滑始为相宜，若新病投之，乃勉强固涩，必变生他症而成固疾矣"。（《本草通玄》）

4. **现代应用** 本方常用于宫颈炎、阴道炎等属湿热内盛者。

5. **历代名家的应用经验** 先师祖章次公先生治湿热带下喜用"椿皮柏叶汤"合仲景"当贝苦参丸"加减，朱师仿章公法，拟止带方，清热利湿止带。朱师临床还注重配合外治法治疗重症，颇能缩短疗程，提高疗效。如带下症夹外阴瘙痒甚者，拟备"萸芷枯矾粉"（吴茱萸10克，白芷、枯矾各15克共研级细面）嘱患者每晚取1头约8瓣的大蒜，捣烂水煎熏洗内外阴后，用食用油或麻油调涂阴部，数日即愈。本法对滴虫性阴道炎或霉菌性阴道炎外阴奇痒者屡有著效。如属阴内奇痒者，则选六神丸15粒，药用纱布包扎留线头，塞入阴道内，每晚1次，颇有速效。（《章次公医案》）

第三章　妊娠病

第一节　妊娠恶阻

　　妇女妊娠后6~12周左右，出现头晕厌食，恶心呕吐，恶闻食味，甚则食入即吐等综合征，称"妊娠恶阻"，又称"妊娠呕吐"、"子病"、"病儿"、"阻病"等。张山雷在《沈氏女科辑要笺正》中曰："恶阻是胎气乍结，真阴凝聚于下，不得上承，而虚阳浮越，故为呕吐恶心，头眩恶食等症。"恶阻是妊娠常见病，轻重不一。少数严重者见顽固性呕吐，食入即吐且反复出现，引起酮中毒等合并症，甚或肝功能衰竭而导致死亡。西医学认为病因不明，可能与胎盘内分泌因素有关。此外，精神神经因素亦是一个重要因素，故有时服用镇静药有效。中医学认为，恶阻病因不同，病机则一，主要是孕后血聚养胎，冲脉之气偏盛，冲气上逆犯胃，胃失和降所致。细析其因，皆为本虚标实。或"由胃气怯弱，中脘停痰"冲气犯胃，胃虚升降失司，随冲气上逆致呕；或"此由妇人本元虚羸，血气不足，肾气又弱，兼当风饮冷太过，心下有痰水"，上逆致呕；或肝血不足，肝阳肝火偏旺，肝木犯胃土，胃失和降而呕。临床辨证着重了解呕吐物的性状（色、质、气味），结合全身证候、舌脉进行综合分析，以辨寒、热、虚、实。治疗大法以调气和中、降逆止呕为主，并应注意饮食和情志的调节，用药宜忌升散之品。

半夏厚朴汤

【来源】《金匮要略》

【组成】半夏一升　厚朴三两　茯苓四两　生姜五两　干苏叶二两

【用法】以水七升，煮取四升，分温四服，日三夜一服。

【功效】行气开郁，化痰散结。

【主治】妊娠恶阻，肝郁气滞、痰气交阻证。症见妊娠呕吐，吞吐不得，胸膈满闷，苔白腻，脉弦滑为辨证要点。

【方解】七情郁结，痰滞气阻咽喉，发为梅核气。治当行气开郁，降逆化痰散结。本方在原书中是治疗梅核气的主方。方中半夏辛温入肺胃，化痰散结，降逆和胃，为君药。厚朴苦辛性温，下气除满，助半夏散结降逆，为臣药。茯苓甘淡渗湿健脾，以助半夏化痰；生姜辛温散结，和胃止呕，且制半夏之毒；苏叶芳香行气，理肺疏肝，助厚朴行气宽胸、宣通郁结之气，共为佐药。全方辛苦合用，辛以行气散结，苦以燥湿降逆，使郁气得疏，痰涎得化，则痰气郁结之呕吐自除。

【临床应用】

1. **用方要点**　本方为治疗情志不舒，痰气互结所致的妊娠恶阻之常用方。临床应用以妊娠呕吐，吞吐不得，胸膈满闷，苔白腻，脉弦滑为辨证要点。

2. **随症加减**　若气郁较甚者，可酌加香附、郁金助行气解郁之功；胁肋疼痛者，酌加川楝子、延胡索以疏肝理气止痛；咽痛者，酌加玄参、桔梗以解毒散结，宣肺利咽。

3. **使用注意**　方中多辛温苦燥之品，仅适用于痰气互结而无热者。若见颧红口苦、舌红少苔属于气郁化火，阴伤津少者，虽然具有妊娠恶阻之征，亦不宜使用本方。如有先兆流产而伴有阴道流血者，宜去法半夏并配合安胎药治疗。

4. **现代应用**　痰气交阻的妊娠呕吐、肝炎、胃炎。肝郁气滞之梅核气、咽喉异物感、食道痉挛、胃神经官能症；肝郁之闭经、带下病症。

5. **历代名家的应用经验**

（1）中国当代30位国医大师之一何任用半夏厚朴汤加味治疗证属痰浊凝结，气滞血瘀的血管瘤。

（2）南京中医药大学教授黄煌用大柴胡汤合半夏厚朴汤治疗咳嗽变异性哮喘。

（3）甘肃省名老中医韩忠义用半夏厚朴汤治疗声带麻痹，顽固性失眠，顽固性腹痛，焦虑性神经官能症。

橘皮竹茹汤

【来源】《金匮要略》

【组成】橘皮二斤　竹茹二升　大枣三十枚　生姜半斤　甘草五两　人参一两

【用法】以水一斗，煮取三升，温服一升，一日三次。

【功效】清热调肝，和胃降逆。

【主治】胃虚有热之妊娠呕吐。

【方解】胃虚有热之妊娠呕吐，系由胃虚有热，气逆不降所致。治当降逆和胃，益气清热。方用橘皮行气和胃以止呃，竹茹清热安胃以止呕，共为君药。生姜为呕家圣药，人参为益气上品，共为臣药，与君药相合，行中有补。甘草、大枣助人参补益脾胃以治胃虚为佐使。全方有清热和胃，化痰降逆，益气养阴，泄降之中兼以扶正，扶正之中必合泄降，故为临床所常用。诸药合用，清中有温，清而不寒；补中有行，补而不滞，为清补降逆之良剂。

【临床应用】

1. **用方要点**　本方为治疗胃虚有热妊娠呕吐之常用方。临床应用以呕逆或呕吐，舌红嫩，脉虚数为辨证要点。

2. **随症加减**　若胃热呕逆兼气阴两伤者，可加麦冬、茯苓、半夏、枇杷叶以养阴和胃；兼胃阴不足者，可加麦冬、石斛等养胃阴；胃热呕逆，气不虚者，可去人参、甘草、大枣，加柿蒂降逆止呕。

3. **使用注意**　虚寒性呃逆呕吐者忌服。

4. **现代运用**　用于胃虚有热之妊娠呕吐；经行呕吐；胃虚有热，气逆不降所致的呃逆病症；其他如幽门不完全性梗阻呕吐属于胃虚有热，以及腹部手术后呃逆不止等病症。

5. **历代医家应用经验**　本方出自《金匮要略·呕哕下利病脉证》篇，原书主治"哕逆者"。陈元犀曰："金匮以呃为哕。"《金匮要略》所言"哕逆"，即今之呃逆。关于本方的主治，历代医家多谓胃虚有热之呃逆，但黄元御、吴谦等只云中虚气逆，未言及热，而陈元犀则曰："寒热错乱"。本方的药物组成虽有竹茹之寒凉，但其他药皆属温性，合而用之，清而不寒，方中药性较为和平，所以本方适用范围较广，不限于胃虚有热，凡胃虚气逆之呕吐呃逆者皆可加减用之。若热重者可加黄连等，如《医宗金鉴》之橘皮竹茹汤（橘皮、竹茹、生姜、柿蒂、人参、黄连），主治胃火上逆气冲之热呃；若胃气不虚者，可去人参、甘草、大枣，如《温病条辨》之新制橘皮竹茹汤（橘皮、竹茹、柿蒂、姜汁），主治阳明湿温，气壅为哕者；若兼气阴两虚者，可加麦冬等，如《济生方》的橘皮竹茹汤（橘皮、竹茹、人参、甘草、生姜、赤苓、枇杷叶、麦冬），主治胃热多渴，哕而不食。

（1）上海名老中医姜春华教授予用橘皮竹茹汤和小半夏汤加减，清热疏肝，和胃止呕治疗治疗妊娠恶阻。

（2）贵州省名老中医吴光炯教授用橘皮竹茹汤治疗功能性胃肠病。

香砂六君子汤

【来源】《古今名医方论》

【组成】人参一钱　白术二钱　茯苓二钱　甘草十分　陈皮八分　半夏一钱　砂仁八分　木香七分

【用法】上加生姜二钱，水煎服。

【功效】益气健脾，行气化痰。

【主治】妊娠恶阻，脾胃气虚，痰阻气滞证。症见妊娠早期，恶心呕吐，吐出食物，甚则食入即吐，脘腹胀闷，不思饮食，头晕体倦，怠惰思睡，舌淡，苔白，脉缓滑无力。

【方解】方中方以人参甘温益气，健脾养胃。白术苦温，健脾燥湿，加强益气助运之力。茯苓甘淡，健脾渗湿，苓、术合用则健脾祛湿之功更著。炙甘草甘温，益气和中，调和诸药。砂仁、生姜、半夏温胃降逆止呕，陈皮、木香理气行滞。综观全方，参、术、草三味均为甘温壅滞之品，有阻碍中焦气机之弊，配茯苓之渗湿利窍，陈皮、木香理气行滞，具补中有泻，补而不滞之效。补脾胃之虚，下降逆气，使呕吐自止。

【临床应用】

1. **用方要点**　本方是以呕恶不食，或食入即吐，神疲乏力，舌淡，苔薄，脉缓滑无力为辨证要点。

2. **随症加减**　若脾胃虚寒者，酌加丁香、白豆蔻以增强温中降逆之力；若吐甚伤阴，症见口干便秘者，宜去木香、砂仁、茯苓等温燥或淡渗之品，酌加玉竹、麦冬、石斛、胡麻仁等养阴和胃；若孕妇唾液分泌量异常增多，时时流涎者，古称"脾冷流涎"，原方可加益智仁、白豆蔻温脾化饮，摄涎止唾。

3. 使用注意 阴虚火旺、湿热蕴甚者不宜使用本方。如有先兆流产而伴有阴道流血者，宜去法半夏并配合安胎药治疗。

4. 现代应用 本方可用于治疗脾胃不和型妊娠恶阻；脾虚经行泄泻；产后体弱，脾胃不和。

5. 历代名家的应用经验

（1）我国著名中医妇科专家夏桂成主任医师临床善用香砂六君子汤加减治疗胎动不安伴有妊娠恶阻者。香砂六君汤主治脾胃虚弱兼痰湿之症。因半夏为妊娠禁忌之品，故一般少用。夏老认为，胎孕形成在肾精；胎元之固在肾气；肾精肾又赖后天水谷之精充养，故健脾胃、生气血是治疗胎动不安的重要法则。香砂六君汤用党参、白术、茯苓、陈皮、砂仁健脾益气以滋后天生化之源，充先天肾精，起到安胎作用。夏老善用苏梗调畅气机，和胃降逆，与竹茹相伍加强止恶心呕吐之功效。尤其运用钩藤合茯苓以安定胎元，颇有新意。

（2）江苏省名中医翟惟凯主任医师在治疗慢性肾衰竭时尤其注重化湿泄浊、顾护胃气，在疾病的早、中期以补气为先，兼以养血、化湿，常选用香砂六君子汤、八珍汤为基础方。

（3）陕西省第三批老中医药专家学术继承工作指老导师刘烨教授认为慢性胃炎病史一般较长，久病必虚，脾胃同病，又多虚实夹杂，寒热互见。总以脾胃虚寒为主，气滞、郁热、湿浊、食积、血瘀等为标，选方用药采用质不轻不重、味不厚不薄的适中法度，使药力作用于中焦，调节其升降之功能。方选香砂六君子汤为主，执简驭繁。

苏叶黄连汤

【**来源**】《温热经纬》

【**组成**】川连三至四钱　苏叶二至三钱

【**用法**】煎汤服。

【**功效**】清热化湿，和胃止呕。

【**主治**】妊娠恶阻，湿热犯胃证，症见呕吐酸水苦水，胸胁胀痛，叹息嗳气，头胀而晕，烦渴口苦，舌质红，苔薄黄或黄，脉弦滑或滑数。

【**方解**】方中苏叶性味辛温芳香，入脾肺经。功可发散风寒，行气宽中，善宣上焦之气郁。黄连苦寒，入心胃肝胆大肠经，功可清热燥湿，清心除烦，治中焦善泻心胃之火。二药相伍苏叶宣散之功宣通肺气，使阻遏之气透达。黄连，苦寒清泄心胃之火，使中焦腑气通畅而导下。两药合之，辛开苦降，如提壶揭盖，肺胃通畅则呕吐自止。

【临床应用】

1. **用方要点**　本方以呕吐酸水苦水，胸胁胀痛，叹息嗳气，头胀而晕，烦渴口苦，舌质红，苔薄黄或黄，脉弦滑或滑数。

2. **随症加减**　如呕甚伤津，舌红口干加沙参、石斛以养胃阴。若心烦不得眠，则加花粉、炒栀子、枣仁清热除烦。

3. **使用注意**　在使用黄连时需注意，凡阴虚烦热，胃虚呕恶，脾虚泄泻均慎服。服用过量，反而有恶心呕吐，气短等不良反应。

4. **现代运用**　常用于治疗呕吐、胃痛、呃逆辨证属于湿热者。

5. **历代名家的应用经验**

（1）河南中医学院马春芬教授经过长期的临床实践，认为妊娠恶阻发病的病机关键在于肝热犯胃，胃失和降，治疗上治宜清热降逆，和胃止呕，用苏叶黄连汤，临床效果显著。

（2）福建省著名老中医林庆祥脾胃之治素崇东垣、天士之学，反对蛮补，认为东垣大升阳气其治在脾，皆善治脾胃者。闽厦之地气候温暖湿润，土木相邻，易成乘逆之患。是以胃之为病，郁热夹湿为多而浸亏失降者少。考《内经》有"湿淫于内，治以苦热"、"火郁发之"诸论，遂立苦心坚胃法治疗胃脘痛，每有桴鼓之应。常以苏叶黄连汤、小陷胸汤、丹参饮、左金丸、金铃子散等根据辨证化裁。

（3）中国中医科学院西苑医院聂莉芳教授认为慢性肾衰患者常常湿浊中阻，郁而化热则成湿热之证。故施用清胃降浊法，每奏良效，方如黄连温胆汤、苏叶黄连汤。

抑肝和胃饮

【来源】夏桂成经验方

【组成】苏叶3~5克　黄连3~5克　制半夏6克　广陈皮5克　姜竹茹6~9克（呕吐剧烈者必须加入炙乌梅3~5克）　钩藤12克　生姜片2~3片

【用法】每日1~2剂，水煎顿服。

【功效】抑肝和胃，控制呕吐。

【主治】肝胃不和型恶阻。

【方解】本方药是从苏叶黄连汤的基础上加味而来的。苏叶、黄连为主药，其中黄连更为重要，黄连为抑肝的要药，苏叶是理气安胎的药品，对于妊娠期使用很合适，再加陈皮、制半夏以和胃降逆，制止呕吐，但半夏为妊娠药之禁品，非必要者可不用之。竹茹有清热和胃的作用，也是控制呕吐的要药。竹茹一味既有助黄连以抑肝，亦有助半夏、陈皮以和胃，如呕吐甚剧者，可加乌梅酸以敛之，酸以收之，生姜片少量和胃止吐。总之，尽快控制呕吐，乃本方药最为主要的目的。

【临床应用】

1. **用方要点** 症见妊娠早期，恶心呕吐，饮食阻膈，吐出黄苦水，甚则呕吐绿色苦胆水，胸闷烦躁，心中懊烦不舒，脉象弦滑，舌质偏红，苔黄腻为辨证要点。

2. **随症加减** 若肝火偏旺，出现头痛头晕者，加入钩藤15克，苦丁茶10克，白蒺藜10克；夹有痰湿偏甚者，出现呕吐黏痰者甚多，胃脘痞闷，舌苔白腻者，加入干姜5克，茯苓12克，广藿香6克；若心火偏旺，心烦寐差舌尖有疮疡者，加入莲子心5克，青龙齿（先煎）10克。必要时，可加大黄连用量。

3. **使用注意** 黄连是治疗肝火呕吐的要药，所以在使用黄连时，务必注意到：凡阴虚烦热，胃虚呕恶，脾虚泄泻者均慎服。服用过量，反而有恶心呕吐、气短等副作用。

4. **现代运用** 我国著名中医妇科专家夏桂成主任医师抑肝和胃饮除应用于恶阻呕吐外，还用于经行呕吐、急慢性呕吐等。

健脾和胃饮

【来源】裘笑梅经验方

【组成】党参12克　白术9克　淡竹茹9克　炙枇杷叶9克　砂仁3克　苏梗2.4克　陈皮3克　法半夏9克　茯苓9克　煅石决明30克

【用法】水煎服，每日1剂。

【功效】健脾和胃，清肺平肝。

【主治】妊娠恶阻中期患者，肝逆犯胃、肺气不降者。症见呕吐不食，时有痰涎，胸闷作胀，气短乏力，面色少华，时有面目虚浮，舌质淡，舌边有齿痕。

【方解】方中党参、白术补气，气充则脾健胃强；淡竹茹、炙枇杷叶清肺和胃，肺金清则肝气易平；陈皮、法半夏、茯苓化痰止呕；煅石决明重以平肝镇逆。诸药合方，对妊娠恶阻中期患者，肝逆犯胃、肺气不降，脾胃虚弱者获效迅捷。

【临床应用】

1. **用方要点**　症见呕吐不食，精神倦怠，面色少华，舌质淡，舌边有齿痕等脾胃虚弱证候为本方辨证要点。

2. **现代应用**　首批国家名老中医药专家裘笑梅临床常用此方治疗妊娠恶阻。

安胃饮

【来源】刘奉五经验方

【组成】藿香9克　苏梗6克　川厚朴6克　砂仁6克　竹茹9克　半夏9克　陈皮9克　茯苓9克　生姜汁20滴，兑服

【用法】水煎服，每日1剂，日服2次。

【功效】和胃，降逆，止呕。

【主治】胃虚，气失和降所引起的妊娠恶阻。

【方解】方中藿香、苏梗辛温芳香，理气和胃而除湿；厚朴宽中，降气、和胃止吐；茯苓渗湿益胃；砂仁、陈皮辛香理气和胃；竹茹辛凉和胃，降逆止呕；生姜汁味辛，理气和胃而止吐；半夏辛苦微温，燥湿化痰，和胃降逆。本方诸药多具有理气和胃，降逆止呕之功，其中尤以生姜汁及半夏之效果最为显著。生姜为止呕圣药，味辛主开主润，不寒不热，不入煎剂而兑服，其药性具存。盖辛以散之，呕乃气逆不散，此药行阳而散气，故能止呕。捣汁用，主治呕逆不能下食，散烦闷，开胃气，其效更速。半夏辛苦微温入阳明胃经，因其辛散温燥，降逆止呕之功显著，可用于多种呕吐。但《本草纲目》中记载半夏堕胎，孕妇禁忌，因此妊娠期应当慎用。但刘氏在多年临床实践中，应用半夏治疗妊娠恶阻从未发现有堕胎者，非但如此而且疗效甚好。半夏虽为妊娠慎用药，因为"有病则病挡之"，所以方中用半夏既能降逆止呕，又不影响胎气，

可以说是本方的特点。

【临床应用】

1. **用方要点** 胃虚，气失和降所引起的妊娠恶阻。

2. **现代应用** 胃失和降所引起的妊娠恶阻。

2. **历代名家的应用经验** 本方主要适用于素有胃气虚弱之妊娠恶阻。方中不用苦寒之品，而以辛香和胃兼用降逆止吐之药，使胃气平和，逆气下降，则吐止胎安。本方是刘氏在实践中根据霍香正气散、橘皮竹茹汤加减变化逐步定型下来的经验方。《别录》、《本草纲目》有半夏"堕胎"之说，后世遂畏而不用，或有用者，亦为久浸久制之半夏，致使良药之功，湮没不彰。《药征》云："余尝读《本草纲目》半夏条曰，孕妇忌半夏，为其燥津液也。不思之甚矣。古语有之曰，有故无殒，此证而用此药，夫何忌之有？"今世名医刘奉五老医生亦云："应用半夏治疗妊娠恶阻，从未发现有坠胎者，因为有病则病挡之"，"方中应用半夏能降逆止呕。又不影响胎气"，因此创立安胃饮治疗妊娠恶阻，疗效显著。

藿砂四君汤加味

【来源】易修珍经验方

【组成】太子参15克　炒白术12克　茯苓15克　藿梗12克　砂仁12克（后下）　炒黄芩15克　金石斛15克　麦冬15克　荷顶10克　陈皮12克　苏梗12克　竹茹10克　甘草10克

【用法】1日1剂，服4剂。

【功效】健脾益气养阴，和胃顺气止呕。

【主治】妊娠恶阻辨证属于气阴两虚者。症见妊娠恶阻，呕吐频频，食入即吐，精神萎靡，口干思饮，少腹隐痛，舌淡红无苔，脉浮数而细。

【方解】妊娠早期，频繁的呕吐，饮食不下，究其病机，是冲脉之气上逆，胃失和降，气机的升降失调引起，以清阳不升为主。易氏选方藿砂四君汤加味，其中藿梗专取芳香行气，健脾止呕之功；苏梗行气宽中止呕，与砂仁、陈皮相配兼收理气安胎之功；太子参、白术、茯苓健脾益气，配荷顶升举清阳，降浊气；麦冬、金石斛滋阴养胃；炒黄芩清热安胎。全方既健脾胃，益气养阴升清阳，又降逆止呕调顺了气机，故疗效显著。

【临床应用】

1. **用方要点** 妊娠恶阻，呕吐频频，食入即吐，口干思饮，舌淡红无苔，脉浮数而细。

2. **随症加减** 口干明显者加玉竹10克。

3. **使用注意** 阳虚者忌用。

4. **现代应用** 妊娠恶阻辨证属于气阴两虚者。

5. **历代名家的应用经验** 易修珍教授善于治疗多种妊娠病，均提倡妊娠早期，特别是三个月以内宜健脾胃，清热安胎，佐以顺气之法。认为过早的滋补肝肾容易妨碍脾胃的功能，助热燥，动胎气。常配伍应用藿梗、苏梗，以及砂仁、荷顶、厚朴等一类芳香行气，醒脾和胃，宽中行气，升清降浊的药物，即是"顺气"之法的具体体现。当然易氏治疗妊娠病仍强调以辨证为主，有是证用是药，"有故无殒"皆不致伤胎，相反有利于胎儿的正常发育。

定呕饮

【来源】何子淮经验方

【组成】煅石决明18克　桑叶9克　炒白芍9克　炒白术6克　淡子芩9克　绿萼梅5克　阳春砂5克（打，后下）　苏梗5克　归身10克　陈皮5克

【用法】水煎服。

【功效】平肝和胃，降逆止呕。

【主治】肝胃不和，肝克脾胃之妊娠呕吐。症见妊娠呕吐，吐出为酸苦水，甚则血水。伴有精神萎顿，面色不华，脉细滑而数，舌质红。

【方解】本方是何氏祖传临床验方。孕妇冲任之血养胎，阴不足阳亢越而横逆犯胃致妊娠呕吐。体阴而用阳，受妊之后，血聚养胎，肾水滋胎，肝失濡养，肝阳偏亢，肝气夹冲气上逆，胃失和降，故见头晕胸闷、恶心呕吐诸症；肝胆互为表里，肝气上逆，胆火亦随之而升，胆热液泄，故呕吐酸水或苦水，治疗以平肝降逆、和胃止呕吐为大法。何氏祖传定呕饮，方中石决明禀水中之阴气而生，性降属阴，专入肝经重镇降逆，平肝潜阳为主药；桑叶、黄芩助其凉肝平肝。古称黄芩、白术为安胎圣药，以黄芩能清胎火，白术能健脾运中，在临床应用时，要根据患者的体质、病症而调整剂量，脾虚为主则白术剂量大于黄芩，肝热肝阳偏亢则黄芩用量大于白术；砂仁带壳能消胸膈之气，翰旋枢

机，配以苏梗、陈皮、绿梅花理气和中，且能止呕；归身、白芍补血敛阴，柔养肝体，以治其本，全方共用，使肝体得养，逆气潜除，眩晕除、呕恶停。

【临床应用】

1. **用方要点** 肝胃不和，肝克脾胃之妊娠呕吐。症见妊娠呕吐，吐出为酸苦水，伴有精神萎顿，面色不华，脉细滑而数，舌质红等为用法要点。

2. **随症加减** 腹痛加木香；腰酸加杜仲、川断；夹痰加枇杷叶；便秘加瓜蒌仁、无花果；吐甚、食入即吐加川黄连、姜半夏；夹痰加清炙枇杷叶。

3. **现代应用** 肝胃不和，肝克脾胃之妊娠呕吐。

4. **历代名家的应用经验** 何氏女课悬壶杭城百余年，擅长妇科，对恶阻一证认为其原因有血液阻滞，虚阳上越，胃虚，胃火逆冲或有痰食停滞等，与其他呕吐病症有别，所以治疗该证，首宜疏通血液，辅助排泄正常，佐以和胃止呕，降逆安胎之品或兼以健胃化痰之法，方能奏效，全方，虽方药平淡，但结构严谨，药症相符，如辨证加减得法，效如桴鼓。

第二节　妊娠腹痛

妊娠期间以小腹疼痛为主症者，称为妊娠腹痛。又称"胞阻"。本病指妊娠期间由于胞脉失养或阻滞引起的腹痛，可发生于妊娠早期（妊娠12周末以前）、妊娠中期（妊娠13～27周末）和妊娠晚期（妊娠28周及其后）。"胞阻"首见于《金匮要略》："妇人有漏下者，有半产后因续下血都不绝者，有妊娠下血者，假令妊娠腹中痛，为胞阻，胶艾汤主之。"按其原文，胞阻具有腹痛与下血征候，但后世医家有认为胞阻即妊娠腹痛，不伴下血证。如《医宗金鉴·妇科心法要诀》云："孕妇腹痛，名为胞阻。"本节论述的妊娠腹痛，接后世的说法，不伴有下血证。产生妊娠腹痛的机制，主要是气血运行不畅所致。如《金匮心典》说："胞阻者，胞脉阻滞，血少而气不行故也。"临床常见的则有虚寒、血虚和气郁等。辨证主要根据腹痛的性质和程度，结合兼症及舌脉特点辨其虚实。本病治法以调理气血为主，使胞脉气血畅通，则其痛自止。本病治疗得当预后良好，如果耽误治疗，腹痛增剧，甚或引起流产或早产。

当归芍药散

【来源】《金匮要略》

【组成】当归三两　芍药一斤　茯苓四两　白术四两　泽泻半斤　川芎半斤

【用法】上六味，杵为散，取方寸匕，酒和，日三服。（现代用法：可作散剂，将以上6味共研细末为散，每服6克，黄酒调服，日3次；作汤剂，每日1剂，水煎煮2次，合并此2次药液，分2次温服。）

【功效】疏肝健脾，活血化瘀，健脾利湿。

【主治】妇人妊娠腹痛，属血瘀湿滞者。症见妊娠小腹拘急作痛，头晕心悸，失眠多梦，面色萎黄，或下肢浮肿，小便不利，舌淡，苔薄白，脉细滑。

【方解】本方出自汉代张仲景《伤寒杂病论》，其中《金匮要略》云"妇人怀妊，腹中疞痛，当归芍药散主之"。虽然仲景用当归芍药散治疗妊娠腹痛，但腹痛病机为脾虚湿困而为肝木所乘，故当归芍药散成为后世治疗肝脾不和的祖方。此妊娠腹痛是由肝脾失调，气血郁滞湿阻所致。肝藏血主疏泄，脾主运化水湿，妊娠时血聚胞宫养胎，肝血相对不足，则肝失调畅而气郁血滞，木不疏土，脾虚失运则湿生。《论注》："疞痛者，绵绵而痛，不若寒疝之绞痛，血气之刺痛也，乃正气不足，使阴得乘阳，而水气胜土，脾郁不伸，郁而求伸，土气不调，则痛绵绵矣。故方中重用白芍养血和营，柔肝缓急止痛；助以当归、川芎养血和血调肝；与白芍相合，养肝体疏肝用，行血滞；重用泽泻之利小便，以渗湿下行；更用白术、茯苓益气健脾，补土制水；与泽泻相合，祛除湿浊。全方仅6味，分为两组，配伍成方，具有养血疏肝行血滞，健脾益气利湿浊之效。方中芍药用量独重，说明柔肝是其主要用途；重用川芎、泽泻，说明血瘀湿阻是其主要矛盾，故本方是以通为主，以补为辅。此方配伍精当，肝脾两调，血水同治，用之可使血行湿去，肝脾调和。

【临床应用】

1. **用方要点**　本方以妊娠小腹拘急作痛，头晕心悸，面色萎黄，或下肢浮肿，小便不利，舌淡、苔薄白为辨证要点。

2. **随症加减**　若血虚甚，可加枸杞子、山萸肉、熟地黄补精血；若兼心悸少寐，可加酸枣仁、龙眼肉养血宁心安神。

3. **使用注意**　虚寒腹泻腹痛者忌服。病缓者多用散剂，病急者多用汤剂。

4. 现代运用 血虚夹滞之妊娠后小腹绵绵作痛，或产后隐隐作痛；血虚夹滞之月经先期、月经后期、月经过多、月经不利、崩漏等疾病；纠正胎位；血虚肝滞、脾虚湿恋之女子不孕症；妊娠高血压综合征；血虚脾弱之习惯性流产；黄褐斑。

5. 历代名家的应用经验

（1）国医大师班秀文教授对当归芍药散之临床运用尤有体会。班老认为当归芍药散是《金匮要略》妇科篇的重要方剂，其适应证有"妇人怀娠，腹中痛"和"妇人腹中诸疾痛"，本方所治之痛，出在妇人妊娠和妇人杂病篇中，妇人以血为本，以气为用，妇女所以腹痛，自然和气血失调有关。从方剂药物组成看来，方中重用芍药和营养阴，敛肝止痛，当归、川芎养血活血，调肝舒筋，白术、茯苓、健脾益气，渗湿和中，泽泻甘且微寒，渗湿不伤阴。综合全方，既能养血柔肝，健脾益气，又有渗湿升阳，调理气血之功，故班老认为，本方不仅能治肝虚气滞，脾虚湿困所致肝脾失调而引起的妊娠腹痛，而且对月经、带下、胎孕、产后等病变，加减得宜，则其效可期，古方可为今用。

（2）山东省知名专家包培荣教授运用柴胡疏肝散合当归芍药散辨治心律失常。

（3）荣昌县名老中医唐本才认为癥瘕积聚多由肝气郁滞，脾失运化，静脉瘀滞，痰湿瘀阻所致，治疗先调和肝脾，激发经气，选用四逆散、小柴胡汤合香苏饮、逍遥散、当归芍药散。

（4）河南省名老中医李发枝教授用当归芍药散治疗由情志怫郁引起的肝郁脾湿眩晕；气郁引起的气闭耳鸣；情志抑郁不达引起的少腹痛；肝脾不和、气滞湿阻证引起的水肿。

胶艾汤

【来源】《金匮要略》

【组成】川芎、阿胶、甘草各二两　艾叶、当归各三两　芍药四两　干地黄六两

【用法】上七味，以水五升，清酒三升，合煮取三升，去滓，内胶，令消尽，温服一升，日三服。不瘥，更作。

【功效】养血暖宫，调补冲任。

【主治】妊娠腹痛属血虚证。症见妊娠期间，小腹隐痛，形寒肢冷，面色

萎黄，纳少便溏，舌质淡红，或淡暗，苔薄白，脉沉弱或细弱。原书曰："妇人有漏下者，有半产后因续下血都不绝者，有妊娠下血者，假令妊娠腹中痛，为胞阻，胶艾汤主之。"

【方解】妊娠腹中痛者，乃冲任失调，以致不能入胞养胎，因冲为血海，任主胞胎，冲任虚损，冲任虚而不固，胎失所系，则妊娠腹中疼痛，故用胶艾汤调补冲任，固经安胎，方中阿胶补血滋阴，安胎止血，艾叶温经止血，安胎止痛，共为君药；当归、芍药、地黄、川芎即后世之四物汤，养血和血，调补冲任，均为臣佐药；甘草健脾和中，配芍药缓急止痛，合阿胶善于止血。诸药配合，以养血暖宫，调补冲任。

【临床应用】

1. **用方要点**　本方以妊娠期间，小腹冷痛，形寒肢冷，面色㿠白，纳少便溏，舌质淡红，或淡暗，苔薄白，脉沉弱或细弱，为辨证要点。

2. **随症加减**　若兼肾阳虚见腰痛，加巴戟、补骨脂、杜仲温肾助阳；若兼火不温土，见食少便溏者，加白术、砂仁健脾除湿。

3. **使用注意**　血分有热，或癥瘕碍胎，以致胎动下血者，忌服。

4. **现代应用**　妇人冲任虚损，崩漏下血，月经过多，淋漓不止；产后或流产损伤冲任，下血不绝；或妊娠胞阻，胎漏下血，腹中疼痛。现用于功能性子宫出血、先兆流产、不全流产、产后子宫复旧不全等出血属于血虚者。血虚夹瘀之胎漏妊娠腹痛；血虚夹瘀之崩漏、痛经；盆腔血瘀症、子宫内膜异位症。

5. **历代名家的应用经验**　国家级名老中医蔡柏春喜用《金匮要略》的胶艾四物汤加减治疗习惯性流产。柏春先生认为方中去川芎一味温燥耗血，辛香走窜而动血为血中阳药，故不宜应用，胶艾四物（去川芎）温宫养血，安胎止血，配白术、怀山药健脾益气，摄血固胎。朱丹溪谓白术、熟艾、阿胶为安胎妙药。据《女科正宗》谓："胎动则腹痛，胎漏无腹痛，故胎动宜行气。"柏春先生喜用香附炭、苏梗理气止痛以安胎。全方重在养血安胎，配用理气行散之品（艾叶、苏梗、当归、香附），动静相配，气血相合，组方严密周详。

艾附暖宫丸

【来源】《仁斋直指方论》

【组成】艾叶（大叶者，去枝、梗）三两　香附子（去毛）六两（俱要合时采者，用醋一升，以石罐煮一昼夜，捣烂为饼，慢火焙干）　吴茱萸（去枝、梗）、大川芎（雀脑者）、白芍药（酒炒）、黄芪（取黄色、白色软者）各二两　当归（酒洗）三两　续断（去芦）一两五钱　生地黄一两（酒洗，焙干）　官桂五分

【用法】共为细末，米醋打糊为丸，如梧桐子大。每服50～70丸，空腹时用淡醋汤送下。

【功效】温阳散寒，暖宫止痛。

【主治】妊娠腹痛属虚寒者。症见妊娠期间，小腹冷痛，形寒肢冷，面色㿠白，纳少便溏，舌质淡红，或淡暗，苔薄白，脉沉弱或细弱。

【方解】方中艾叶、官桂、吴茱萸温经散寒，暖宫止痛；当归、川芎、地黄、白芍和血行滞；香附调气行血，血行流畅则疼痛可止；黄芪温运助阳，川断补肾而道血脉，两者助官桂、吴茱萸等散寒，助四物、香附以调血。

【临床应用】

1. **用方要点**　本方以妊娠期间，小腹冷痛，形寒肢冷，纳少便溏，舌质淡红，或淡暗，苔薄白，脉沉弱或细弱，为辨证要点。

2. **随症加减**　如兼腰膝酸软，加巴戟、杜仲、补骨脂以补肾壮腰膝。

3. **使用注意**　服药期间，忌恼怒、生冷。

4. **现代应用**　用于下焦虚寒所致的月经不调、痛经，症见行经后错、经量少、有血块、小腹疼痛、经行小腹冷痛喜热、腰膝酸痛。

5. **历代名家的应用经验**　成都中医药大学吴克明教授善用艾附暖宫丸加减治疗原发性痛经。认为患者禀赋素虚，精血不足，经后血海空虚，子宫、冲任气血失于濡润；加之经期感受寒邪，寒克冲任，与血相搏，流注冲任，蕴结宫中，气血失畅，经前、经期气血下注，子宫、冲任气血壅滞更甚，虚实夹杂，使之经行腹痛。用艾附暖宫丸加减以温经散寒，养血调经止痛。临症加减：若出现寒凝气闭，痛甚而厥，四肢冰凉，冷汗淋漓，加附子、细辛回阳散寒；小腹坠胀或二阴坠胀不适，加柴胡、升麻行气升阳；若见经色暗而有瘀块，加五灵脂、蒲黄；若见腰骶酸痛，加菟丝子、桑寄生。中医药治疗痛经立足辨证论治，从整体出发，结合个体差异，不仅疗效肯定，毒性小，还可减少西药副作用。

第三节　异位妊娠

　　凡孕卵在子宫腔外着床发育称异位妊娠。医学上又称为宫外孕。正常情况下，妇女怀孕后胚胎种植在子宫腔内称为宫内孕，若种植在子宫腔外某处则称宫外孕，宫外孕部位最多见于输卵管，少数也可见于卵巢、宫颈等处。如输卵管妊娠中存活的孕卵脱落在腹腔内，偶尔还在腹腔内脏器官如大网膜上继续生长，则形成腹腔妊娠。输卵管内植入的孕卵若自管壁分离而流入腹腔则形成输卵管妊娠流产；孕卵绒毛穿破管壁而破裂则形成输卵管妊娠破裂；二者均可引起腹腔内出血，但后者更严重，常由于大量的内出血而导致休克，甚至于危及生命。患者临床表现有停经、早孕反应，腹痛或发作性小腹部疼痛，阴道出血，腹腔内出血，贫血，休克等症状。

　　中医文献中尚无与"异位妊娠"相对应的病名。但在临床上本病的诊治多与"血瘀少腹"，"腹中癥瘕"等证相类。根据辨证论治的原则，可以认为本病的发生与气滞血瘀关系密切。患者可因情志不畅、感邪受伤而致气血壅滞，堵塞胞脉、孕胞外，久而胞脉破损，血瘀少腹而成。故施治原则以活血祛瘀为主。若腹内出血，患者腹痛面白，大汗厥脱时，则应急取补气固脱、化瘀止血之法；若出血已止，瘀血内停之腹痛拒按、乏力、头晕者，宜以益气扶正、活血化瘀为法；若腹内包块已成，可以破血逐瘀、消癥散结为法。宫外孕是妇产科常见急腹症之一，过去均以手术方法治疗。1958年我国医务人员首创中西医结合非手术疗法，口服活血化瘀中药治疗各种类型宫外孕，效果较好。

下瘀血汤

【来源】《金匮要略》

【组成】大黄二两　桃仁二十枚　䗪虫（炒，去足）二十枚

【用法】上三味，末之，炼蜜和为四丸，以酒一升，煎一丸，取八合，顿服之，新血下如豚肝。

【功效】祛瘀活血，泻下通经。

【主治】宫外孕属不稳定型，出血量不多，少腹部疼痛有包块，痛有定处，舌紫。

【方解】本方原书主治妇人产后腹痛，有干血内结者。《金匮要略·妇人产后病脉证治第二十一》云："产妇腹痛，法当以枳实芍药散，假令不愈者，此为腹中有干血着脐下，宜下瘀血汤主之：亦主经水不利。"现在可用于治疗宫外孕，方中大黄荡逐瘀血，桃仁活血化瘀，䗪虫逐瘀破结，三味相合破血之力颇猛。服药后瘀，如见新血下如豚肝，即为瘀血下行之验。

【临床应用】

1. **用方要点** 妊娠瘀阻腹痛，及瘀血阻滞，经水不利，腹中癥块，舌紫暗，脉涩，为本方辨证要点。

2. **随症加减** 脾胃气虚，加党参、黄芪；血虚加当归、阿胶；夹热加山栀子、丹皮；气滞加枳实、青皮、香附；腹痛且有包块，加乳香、没药；腰酸加川续断、桑寄生。

3. **使用注意** 本方破血下瘀之力颇峻猛，须慎用；且中病即止，不可攻伐太过，孕妇忌服。

4. **临床应用** 可用于宫外孕，痛经、胎盘残留、输卵管炎、子宫内膜增生、肝硬化以及感染性精神病等病症，还可用于产妇瘀滞腹痛，或瘀血阻滞所致诸症者。

5. **历代名家应用经验**

（1）著名中医学家，上海名老中医姜春华教授不仅将下瘀血汤用于肝炎及肝硬化患者有瘀血症状者，而且还广泛用于瘀血结滞之多种杂病。姜老认为："本方的适应证，以瘀血蓄积，久病入络者为宜。至于瘀血症状，不必局限于小腹有痛块，肌肤甲错，只要舌色紫绛，或有瘀斑、瘀点，或舌下静脉怒张，或唇紫，或身面见红点、纹（相当于蜘蛛痣）或目中色蓝，其脉象为迟紧、沉结或涩。"因此临床治疗各类疾病。如肝病ALT不下降有瘀血征象；早、晚期肝硬化；脑震荡后遗症；经行不爽或推迟；溃疡病有瘀血征象；中风后遗症；坐骨神经痛有瘀血征象；手术后瘀血结滞作痛；手术后寒热往来；产后瘀血不行，腹剧痛；胃窦炎。

（2）广州中医药大学首席教授，全国第三、四批名老中医药专家学术经验继承人指导老师周岱翰用下瘀血汤治疗肝癌。肝癌多因情志抑郁，气机阻滞，血行不畅，致气滞血瘀而成；亦可由湿热邪毒或虫蛊、酒毒为害日久，瘀血毒结聚于肝脏所致。周教授认为，肝癌病因虽殊，然其病机，总不外乎肝气郁结，气滞血瘀，栓塞脉络。无论初病、久病，活血化瘀乃最常用之法则，选方多用下瘀血汤。

宫外孕Ⅰ号方

【来源】山西医学院附属第一医院经验方

【组成】丹参15克　赤芍15克　桃仁9克

【用法】水煎服。

【功效】活血祛瘀，消癥止痛。

【主治】宫外孕破损后不稳定型早期，及休克型经治疗纠正后腹腔、盆腔内血液尚未形成血肿包块者。症见突发下腹剧痛，拒按，面色苍白，四肢厥逆，冷汗淋漓，恶心呕吐，血压下降或不稳定，有时烦躁不安或表情淡漠，脉微欲绝或细数无力。

【方解】方中赤芍、桃仁活血，丹参活血养血。诸药相须为用，活血消瘀，化瘀止痛之力更强，使瘀血散而痛止。

【临床应用】

1. **用方要点**　输卵管妊娠流产或破裂，内出血但不多，血压平稳，腹痛腹胀拒按，有压痛及反跳痛，有少量阴道流血，脉细缓，为本方辨证要点。

2. **随症加减**　出血多者，加云南白药（吞服）0.5克，或参三七粉（吞服）3克，每日2~3次。

3. **使用注意**　如出血过多，或反复休克，休克不易纠正并非本方所宜，应及时进行手术处理。休克型病人经积极抢救，补充血容量，血压回升平稳后，再用Ⅰ号方加减。不稳定型病人，如无其他兼症，单用Ⅰ号方即可。

4. **临床应用**　用于宫外孕等瘀血阻滞所致诸症者。本方剂简便、有效、价廉，有较好的远期疗效，无不良反应。且此方加减，还可治疗多种属于气滞血瘀范畴的疾病，对附件炎、子宫周围炎、炎性包块等慢性盆腔炎疗效显著，对术后肠粘连、感染、血肿等疗效亦好，对子宫出血、痛经、不孕症等也有一定疗效。

宫外孕Ⅱ号方

【来源】山西医学院附属第一医院经验方

【组成】丹参15克　赤芍15克　桃仁9克　三棱、莪术各3~6克

【用法】水煎服。

【功效】活血祛瘀，消癥止痛。

【主治】宫外孕破损后，腹腔、盆腔内瘀血凝滞，形成血肿包块者。

【主要证候】腹痛减轻或逐渐消失，下腹坠胀或有便意，阴道出血逐渐停止；妇检可触及边界不清的包块，或一侧附件增厚有压痛；舌有斑痕，脉细涩。

【方解】方中赤芍、桃仁活血，三棱、莪术祛瘀消癥，丹参活血养血。

【临床应用】

1. **用方要点** 腹痛减轻或逐渐消失，下腹坠胀或有便意，阴道出血逐渐停止；妇检可触及边界不清的包块，或一侧附件增厚有压痛；舌有斑痕，脉细涩，为本方辨证要点。

2. **随症加减** 有感染者，加金银花15克，连翘10克，红藤30克，败酱草30克；便秘加生大黄（后下）6克，或番泻叶9克。

3. **使用注意** 异位妊娠破裂而出现大量出血、休克者，不宜用本方。应采取相应的急救措施，或手术治疗。宫外孕血液凝成包块后则用Ⅱ号方，三棱、莪术由少到多，逐渐加量至6克。包块型病人用Ⅱ号方，血肿包块消失后立即停药。

4. **临床应用** 可用于宫外孕破损后，腹腔、盆腔内瘀血凝滞，形成血肿包块者。

加味活络效灵丹

【来源】夏桂成经验方

【组成】炒当归、丹参各10克　生乳香、生没药各6~9克　蜈蚣6~9克　川牛膝10克　赤芍、白芍各12克

【用法】水煎分服，每日1剂，亦可日服2剂，每4小时服1次。

【功效】活血祛瘀，通络止痛。

【主治】异位妊娠之属气血瘀滞者。

【方解】活络效灵丹所治疗的病症，是气血凝滞所致的疝瘕癥瘕，伴有疼痛的病症，现在可专治异位妊娠。异位妊娠者，亦属于癥瘕腹痛的范畴，所以本方药的当归、丹参为主药，调经化瘀，一般当归与他药相配者，或与赤芍相

配，谓之当归芍药散，或与川芎配伍，谓之佛手散，或称芍归饮，或与附子相配，谓之小温经汤，今与丹参相配，意在化瘀调经，生乳香、没药既有化瘀止痛之功，又有止血和络之用。因异位妊娠不仅腹痛，而且易于出血，甚则大出血，故化瘀之中，必寓止血，止血之中，又当化瘀，化瘀还须消癥，止血必当和络，而且还要控制疼痛，才是本方药的目的，也是治疗异位妊娠的目的。但生的乳香、没药对胃脘部有一定的刺激，所以胃弱者不宜用之，今加蜈蚣、川牛膝以化瘀杀胚。

【临床应用】

1. **用方要点** 气血瘀滞，心腹疼痛，腿臂疼痛，跌打瘀肿，内外疮疡，以及癥瘕积聚，舌红或紫暗，脉弦涩为本方辨证要点。

2. **随症加减** 本方药在具体应用中，在异位妊娠破损后，腹腔、盆腔内瘀血凝滞，形成包块者，加入三棱、莪术两药；若腹胀便坚，大便不行者，可加炒枳实、大黄等药；若脘腹痞胀，恶心泛吐者可加如广木香、广陈皮、制半夏；若形寒肢冷，大便溏泄者，可去当归，加入制附片、炮姜。

3. **使用注意** 本方药中的乳香、没药为要药，但如果服药后胃脘很不舒服，以致恶心呕吐，胃痛明显者，应当停药，以免引起不良反应。阴虚脾胃失和者忌服。

4. **现代运用** 异位妊娠为破损期，盆腔炎包块，外伤肿痛、外科疮疡。

宫外孕方

【来源】《方剂学》

【组成】丹参15克　赤芍9克　桃仁9克　乳香6克　没药6克

【用法】水煎服，日服1剂，日服2次。

【功效】活血化瘀，消癥止痛。

【主治】宫外孕破裂，突发性剧烈腹痛，并见月经过多，漏下不畅，血色暗红，舌紫暗，脉涩等。可用于宫外孕，卵巢肿块，子宫肌瘤，以及痛经，闭经，子宫内膜异位症，附件炎，功能失调性子宫出血，盆腔炎。

【方解】方用丹参、赤芍、桃仁活血化瘀，配以乳香、没药祛瘀止痛。合而用之，共奏活血化瘀，消癥止痛之功。

【临床应用】

1. 随症加减 如见气滞者，加香附、郁金、青皮、陈皮、川芎、延胡索；寒凝者，加桂枝、肉桂、干姜；热灼者，加黄芩、黄连、丹皮、败酱草；痰阻者，加苍术、半夏、南星、象贝；体虚者，加党参、黄芪、当归、熟地黄；癥瘕积块者，加夏枯草、石见穿、刘寄奴、三棱、莪术、牡蛎；疼痛剧烈者，加延胡索、细辛、全蝎、蜈蚣。

2. 使用注意 孕妇忌服；体弱、出血过多者慎用。

第四节 胎 漏

妊娠期阴道少量出血，时下时止，或淋漓不断，而无腰酸腹痛者，称为"胎漏"，亦称"胞漏"或"漏胎"等。经过治疗出血迅速停止，兼症消失，多能继续妊娠。反之，若阴道流血逐渐增多，兼症加重，结合有关检查，确属胎堕难留者，切不可再行安胎，宜以去胎益母为要。胎漏主要机制是冲任不固，不能摄血养胎。常见分型有肾虚、气虚、血热等。辨证时要根据阴道流血的量、色、质及其兼症、舌脉等综合分析始能确诊。胎漏的诊断要点有三：首先，必须明确妊娠之诊断。第二，胎漏之下血，乃非时而下，量少是其特点。常常表现为时下时止，或淋沥不断，色淡红，或呈咖啡色，或呈黄豆汁，或色红。第三，要详询其腹痛之有无。《医宗金鉴·妇科心法要诀》明确指出："孕妇无故下血，或下黄豆汁而腹不痛，谓之胎漏。"若下血而有腹痛者，不可诊断为本病，此为胎漏诊断之要诀，不可不察。胎漏治疗大法以止血安胎为主，并根据不同的证型分别采用补肾、益气、清热等法。遣方用药时不宜过用滋腻、温燥、苦寒之品，以免影响气血的生化与运行，有碍胎儿发育。

本病发生在妊娠早期，类似于西医学的先兆流产。本病若发生在妊娠中、晚期，则类似于西医学的前置胎盘，诊疗中应予以高度重视。

寿胎丸

【来源】《医学衷中参西录》

【组成】菟丝子四两（炒熟） 桑寄生二两 川续断二两 真阿胶二两

【用法】上药将前三味轧细，水化阿胶和为丸，每丸一分重（干足）。

（现代用法：上药将前三味轧细，水化阿胶和为丸，每丸重0.3克。每服20丸，开水送下，日服2次）。

【功效】补肾安胎。

【主治】肾虚之胎漏。症见妊娠期间阴道少量流血，色暗淡，质稀，小腹坠痛，或伴头晕、耳鸣，小便频数，夜尿多，甚至失禁，或曾屡次堕胎，舌质淡，苔薄白，脉沉滑尺弱为本方辨证要点。

【方解】方中菟丝子补肾养精，益阴而固阳；桑寄生、续断固肾强腰系胎；阿胶滋阴补血，且能止血。全方重在补肾益气，固摄冲任，则胎自安。

【临床应用】

1. 用方要点　妊娠期间阴道少量流血，小腹坠痛，舌质淡，苔薄白，脉沉滑尺弱为本方辨证要点。

2. 随症加减　若兼小便失禁者加益智仁以温肾固摄；偏气虚加黄芪补气升阳；兼血虚加熟地黄、山萸肉大补精血；偏寒者加艾叶暖宫安胎；偏热者加黄芩清热安胎；大便干加生首乌、肉苁蓉润肠通便。若血量多，出血时间长，偏热，可酌加墨旱莲、生地炭、地骨皮、仙鹤草、黄芩炭、贯仲炭；偏寒可酌加艾叶炭、莲房炭、海螵蛸。

3. 使用注意　阴虚血热者忌服。

4. 现代运用　肾虚之胎动不安、胎漏；肾虚之胎萎不长；腰酸带多，带下量多质稀无臭。

5. 历代名家应用经验

（1）我国著名的中医妇科专家罗元恺教授用寿胎丸加减治疗胎动不安与滑胎，认为此病原因很多，但与肾、脾、气血、任脉关系较为密切。孕子的主要脏器为子宫，胞脉系于肾，肾气盛，阴阳和方能有子。五脏之中，肾与肾气有极重要的关系。肾主闭藏，肾以载胎，故肾气不固者，孕后亦会坠胎。经脉之中，以任脉与胎孕最为密切。"任者妊也"，"冲任之本在肾"，肾气不足，亦会影响任脉不固，而致胎动不安。除肾气与任脉之外，与气血是否充盛和调亦极重要，妊娠以后，赖气以系胎、血以养胎，气血不充或不调，则胎失所系养，亦足以导致胎动不安而滑坠。但气血与主后天的脾至关重要，故胎动不安，必须着重调补肾脾，以达到调理气血冲任之目的。至于屡孕屡堕的滑胎，更应以补肾固气为主，佐以养血。罗老师对于多例的滑胎，均以寿胎丸加参、芪、术、草为主，适当佐以熟地黄、黄精、何首乌以滋肾养血（如无阴道流血，可去阿胶，因阿胶药源较缺），务求肾脾兼顾，气血双补，阴阳调和。

（2）我国著名中医妇科专家夏桂成主任认为肾为先天之本，补肾可固本。《女科集略》曰："女子肾脏系于胎，是母之真气，子所系也。若肾气亏损，便不能固摄胎元。"因此补养肾气是治疗流产的主要方法。又女子以血为主，血聚以养胎。叶天士《女科证治》说"妇人有孕，全赖血以养之，气以护之"，若血虚胎元失固，也可发为流产，故补肾必当养血。补肾养血的目的不仅在于固摄胎元，而且还在于养胎以助发合。在用药方面，夏师常选用寿胎丸加上炒当归、白芍、淮山药、山萸肉等补肾养血者。同时根据"气以载胎"之说，夏师临证之时还常在方药中加入黄芪、党参、白术以助肾气无盛。

胎元饮

【来源】《景岳全书》

【组成】人参随宜　当归二钱　杜仲二钱　芍药二钱　熟地二至三钱　白术一钱半　炙甘草一钱　陈皮七分（无滞者不必用）

【用法】水二盅，煎七分，食远服。或间日，或二至三日，常服一至二剂。（现代用法：水煎服，日2~3次。）

【功效】补肾固胎。

【主治】妇人冲任不足之胎漏。症见妊娠初期，阴道少量流血，胎动下坠，舌淡红，质稀薄，神疲肢倦，心悸气短，舌质淡，苔薄白，脉细滑无力。

【方解】方中人参、白术、炙甘草健脾益气，白芍、熟地黄补精养血，杜仲固肾安胎，陈皮理气和中，使熟地黄补而不滞。方中当归虽能养血，但以行为养，恐有加重出血之嫌，故去而不用。全方补气又养血，固肾而安胎。

【临床应用】

1. 用方要点　妊娠初期，胎动下坠，阴道少量流血，舌淡红，质稀薄，神疲肢倦，腰酸腹胀，心悸气短，舌质淡，苔薄白，脉细滑无力，为此方辨证要点。

2. 随症加减　下元不固而多遗浊者，加山药、补骨脂、五味之类；如气分虚甚者，倍白术，加黄芪，但芪、术气浮，能滞胃口，倘胸膈有饱闷不快者，须慎用之；如虚而兼寒多呕者，加炮姜七至八分或一至二钱；如虚而兼热者，加黄芩一钱五分，或加生地二钱，去杜仲；如阴虚小腹作痛，加枸杞二钱；如多怒气逆者，加香附无妨，或砂仁亦妙；如有所触而动血者，加川续断、阿胶各一至二钱；如呕吐不止，加半夏一至二钱，生姜三至五片。

3. **现代运用** 冲任不足之胎动不安、胎漏。

清热安胎饮

【**来源**】刘奉五经验方

【**组成**】山药15克　石莲9克　黄芩9克　川连3克（或马尾连9克）　椿根白皮9克　侧柏炭9克　阿胶块15克（烊化）

【**用法**】水煎服。

【**功效**】健脾补肾，清热安胎，止血定痛。

【**主治**】妊娠初期胎漏下血，腰酸、腹痛，属于胎热者。

【**方解**】《本草备要》中曾说过白术、黄芩为安胎圣药。因为白术能健脾，脾健则统血；黄芩苦寒能清胎热。在实践中刘氏体会，白术偏于温燥，而妊娠又多阴虚血热，所以用山药代替白术，取其味甘性平，健脾补肾，补而不热；石莲性味微苦寒，能健脾补肾，滋养阴液；黄芩、黄连清热安胎；椿根白皮味苦涩寒，收涩止血；侧柏叶苦涩微寒，凉血止血，炒炭后又能收敛止血；阿胶本属甘平，刘氏认为该药甘而微寒，有清热凉血，益阴安胎之功。又由于阿胶性黏腻，能凝固血络善于止血，对妊娠患者既可安胎又可定痛。古人曾用胶艾汤治疗妊娠下血，对妊娠患者既可安胎又可定痛。古人曾用胶艾汤治疗妊娠下血，因为艾叶偏温弃而不用，代之以芩、连清胎热而安胎。总之，本方健脾补肾，补而不热，清热而不伤正，收涩止血安胎。

【**临床应用**】

1. **用方要点** 妊娠初期胎漏下血，腰酸、腹痛，属于胎热者。

2. **随症加减** 腰痛者，加焦杜仲、续断以补肾安胎。胎漏量多，有堕胎之势者，方内加棕榈炭、芥穗炭以止血。

3. **使用注意** 阳虚不热者不宜使用。

4. **现代应用** 胎漏下血，经断复来。

庞氏安胎止血汤

【来源】庞清治经验方

【组成】黄芩10克 知母30克 金银花30克 蒲公英30克 荷叶10克 旱莲草30克 藕节30克 升麻6克 苏梗15克 白芍10克 山萸肉30克 白术10克 甘草4克

【用法】一般每日1剂，水煎早晚分服。如病情较重，可每2天服3剂，每剂药水煎2次，分早、中、晚3次服药。

【功效】清热止血、养血安胎。

【主治】血热之胎漏。阴道少量出血，色红，伴大便干结、小腹坠痛、腰酸痛、心烦，舌质红、苔薄黄，脉滑数。

【方解】本方主要是依据"胎前多热"、"妊娠气必滞"及胎居母腹赖孕母肾系、气载、血养的机制而创立。"胎前一盆火"，孕后极易生热，生热则胎易动，故需清热，方中用黄芩、知母、金银花、蒲公英、荷叶、旱莲草、藕节等大量清热药清热安胎。其中黄芩为清热安胎之圣药，方中必用；知母滋阴清热，一般用至30克。庞老谓：知母1味药，古称"一母丸"，滋阴清热，知病之母，治妊娠腹痛效佳，为安胎方中常用之药；金银花、蒲公英清热解毒防治感染；荷叶具升发之性；旱莲草、藕节凉血止血，旱莲草尚有养阴之效，藕节尚有化瘀之能，止血而不留瘀，使血止而胎安。"气滞"是由于胎儿渐长，致使气机升降失调所致，方中苏梗为理气和胃安胎之要药，疏得一分气，养得一分胎，气机调畅则胎安。气滞较重，临床尚可随证酌加陈皮、香附等现代药理研究能抑制子宫收缩以安胎的理气药。土为万物之母，胎隶于阳明，得母气而生长，故补虚首应扶土，方中用白术、甘草等健脾益气之品，且白术为健脾安胎之要药，白术燥湿运脾与苏梗等合用理气祛湿尚可疗气滞湿郁、痰湿内停之症。用升麻少量配白术、甘草、荷叶等升阳止血安胎。胎处胞宫，胞宫系于肾，附属于肝，故方中选用山萸肉、白芍补血固肾安胎，白芍缓急止痛与知母合用则治妊娠腹痛，肾虚较甚尚可酌加川断、杜仲等补肾固胎之品。现代药理研究证实，川断含大量维生素E，用之安胎而无副作用；杜仲有镇静、镇痛作用。方中知母、山萸肉、白芍虽滋补阴血，但易碍胃生湿；苏梗、白术虽理气祛湿，亦有伤津之弊。诸药相合滋补阴血无碍胃生湿之弊，理气祛湿无伤津之虞。

【临床应用】

1. **用方要点** 阴道少量出血，色红，伴大便干结、小腹坠痛、腰酸痛、心烦，舌质红、苔薄黄，脉滑数为用方要点。

2. **随症加减** 伴胸胁满痛，烦躁易怒，口苦咽干，舌质红、苔薄黄，脉弦滑数属肝郁血热者，加黑栀子、柴胡等疏肝清热安胎；伴发热头痛、咽干口燥，舌尖红、苔薄黄，脉浮数为外感热邪所致者，又当选加连翘、桑叶，重用柴胡等以疏风清热；腰酸两膝酸软重偏肾虚加川断、杜仲、桑寄生等补肾安胎；小腹坠痛或空坠、出血较多加柴胡合升麻升阳止血；大便干结加黑栀子、草决明清热通便；精神紧张、心神不安，加珍珠母、煅龙骨等既可镇静安神，又可补充钙质，以供胎儿骨骼发育之需要；中虚失运、纳差便溏、苔白腻者去金银花、蒲公英，减知母之用量，加山药、砂仁，酌增白术之用量以健脾理气；外伤所致者，卧床静养为前提，合当归补血汤酌加川断、杜仲、桑寄生等。

3. **使用注意** 气血两虚者不宜使用。

4. **现代应用** 热证胎漏、胎动不安。

5. **历代名家的应用经验** 庞清治对胎漏、胎动不安形成的原因，认为属热者多，属寒者少。论治热证胎漏、胎动不安，因其胎元欲殒而实未殒，故以安胎为主，安胎之法多以补肾为主。但庞老认为，对热证胎漏、胎动不安的治疗应首重清热止血。其依据有二，一是从病因上看，"热"是本病发生的主要原因，故安胎首重清热，根据病情选用清热泻火、清热凉血、清热解毒、滋阴清热、清热除湿等之法使热清不扰动胎元，则胎可安；二是从症状表现上，在胎漏、胎动不安的"阴道下血、腰酸、腹痛、下坠"四大症状中，庞老把"阴道下血"作为第一主症和临床辨治用药的主要依据。血不止，则胎不安，对出血之症，止血是第一要务，故安胎首重止血。庞老安胎除首重清热止血之外，还主要依据"妊娠气必滞"及胎居母腹赖孕母肾系、气载、血养的机制，以理气、固肾、扶脾、养血诸法随症施治。

第五节 胎动不安

妊娠期出现腰酸腹痛，胎动下坠，或阴道少量流血者，称为"胎动不安"，又称"胎气不安"。本病类似于西医学的先兆流产、先兆早产。胎动不安是临床常见的妊娠病之一，经过安胎治疗，腰酸、腹痛消失，出血迅速停止，多能继续妊娠。若因胎元有缺陷而致胎动不安者，胚胎不能成形，故不宜进行保胎治疗。若胎动不安病情发展以致流产者，称为"堕胎"或"小产"。若妊娠在12周以内，胎儿未成形而自然殒堕者，称为"堕胎"；若妊娠12~28周内，胎儿已成形而自然殒堕者，称为"小产"。主要机制是冲任气血失调，胎元不固。常见分型有肾虚、气虚、血虚、血热、外伤和癥瘕伤胎等。本病以腰酸、腹痛为主，或伴阴道少量流血，故辨证中应注意腰腹疼痛的性质、程度，阴道流血的量、色、质等征象，以及出现的兼症、舌脉，进行综合分析，指导治疗。对有外伤史、他病史、服药史者，应在诊察胎儿状况的基础上确定安胎还是去胎的原则。安胎大法以补肾固冲为主，并根据不同情况辅以益气、养血、清热等法，总宜辨证施治。若经治疗后腰酸、腹痛加重，阴道流血增多，以致胎堕难留者，又当去胎益母。

当归散

【来源】《金匮要略》

【组成】当归、黄芩、芍药、川芎各一斤 白术半斤

【用法】上五味，杵为散，酒饮服方寸匕，日再服。妊娠常服即易产，胎无疾苦。产后百病悉主之。

【功效】养血健脾，清热安胎。

【主治】妊娠血虚有热型胎动不安。妊娠后胎动不安伴有精神紧张，性情急躁，饮食减少，食后腹胀，口苦，口渴不欲饮，舌边红，苔白腻，脉沉略数。原书指证：妇人妊娠宜常服当归散主之。

【方解】胎动不安的发生，与肝、脾、肾及阴血不足有关。妊娠与冲任二脉关系密切，肾藏精主任脉，肾之盛衰直接关系到胎儿的生长发育，故称肾为胎元稳固之本，肾气和缓，则胎有生气，如《妇人大全良方》所说："母之肾

脏系于胎,是母之真气,子所赖也。"可见肾虚与胎动不安的关系密切。脾运健化,生化有息,统摄有权,血可养胎,肝肾强,冲任有所主,胎有所系。此外,肝主藏血,女子以血为本。故胎动不安的治疗应从肝脾肾三脏入手。当归、芍药补肝养血,合川芎疏气血之滞,白术健脾燥湿,黄芩清热,合而用之,养血健脾、清化湿热,共奏安胎之效。

【临床应用】

1. **用方要点** 妊娠血虚有热型胎动不安。妊娠后胎动不安伴有精神紧张,性情急躁,饮食减少,食后腹胀,口苦,口渴不欲饮,舌边红、苔白腻,脉沉略数。

2. **随症加减** 若见腰酸,加桑寄生、菟丝子;泛恶,加苏梗、砂仁;见红,去川芎,加阿胶、苎麻根。

3. **临床应用** 可用于先兆流产、习惯性流产,月经不调,痛经,难产以及产后恶露不行等辨证属于血虚有热型。

4. **历代名家应用经验** 张希景教授用当归散治胎动不安。教授认为妇人妊娠,尤为重视肝脾两经。以肝主藏血,血以养胎;脾主健运,化饮食以输精微,故妊娠之后多因大量的血以供养胎儿而致肝血虚。血虚生内热。脾不健则饮食不化,精微失运,则湿停、血虚,湿热留聚最易伤胎。妊娠伤胎,有因湿热者,亦有因寒湿者,随体质不同而异,当归散为湿热而设;白术散为寒湿而施。二者皆为养胎安胎之剂,若妊娠有阴道出血,小腹阵疼等流产之兆,非二方所宜,需胶艾汤主之,应注意辨析。

苎麻根汤

【来源】《妇人大全良方》

【组成】苎根二两　干地黄二两　当归—两　芍药—两　阿胶(炙)—两　甘草(炙)—两

【用法】以水六升,煮取二升,去滓,入胶烊,分三服。

【功效】补血固冲安胎。

【主治】血虚型胎动不安。症见妊娠期,腰酸腹痛,胎动下坠,阴道少许出血,头晕眼花,心悸失眠,面色萎黄,舌质淡,苔少,脉细滑为本方辨证要点。

【方解】方中当归、白芍、干地黄补血和血；甘草和中；阿胶、苎麻根养血止血安胎。诸药合用，有补血和血，固冲安胎之效。

【临床应用】

1. **用方要点** 妊娠期，腰酸腹痛，胎动下坠，阴道少许出血，心悸失眠，舌质淡、苔少，脉细滑为本方辨证要点。

2. **使用注意** 本方忌海藻、菘菜、芜荑。凡脾胃虚弱，大便溏薄者慎用。

3. **临床应用** 血虚型胎动不安及无痛人流术后伴血虚者。

加味圣愈汤

【来源】《医宗金鉴》

【组成】熟地（酒拌，蒸半日） 白芍（酒拌） 川芎 人参 当归（酒洗） 黄芪 杜仲 续断 砂仁（原书无用量）

【用法】水煎服。

【功效】益气养血，固肾安胎。

【主治】妊娠伤胎，腹痛不下血者。症见妊娠期，跌仆闪挫，或劳力过度，继发腰腹疼痛，胎动下坠，或伴阴道流血，精神倦怠，脉滑无力。

【方解】方中四物汤养血和血以养胎，人参、黄芪补气载胎，续断固肾安胎，砂仁理气安胎。全方有补气和血，固肾安胎之效。

【临床应用】

1. **用方要点** 妊娠期，腰酸小腹疼痛下坠，阴道出血，舌质淡，苔薄白，脉滑无力为本方辨证要点。

2. **随症加减** 若阴道出血量多，去当归、川芎辛窜动血之品，酌加阿胶、艾叶炭养血止血，或加茜草炭、海螵蛸祛瘀止血。

3. **临床应用** 胎动不安及月经过多者。

安奠二天汤

【来源】《傅青主女科》

【组成】人参一两（去芦） 熟地一两（九蒸） 白术一两（土炒） 山药五钱（炒）

山茱萸五钱（蒸，去核）　炙甘草一钱　杜仲三钱（炒黑）　枸杞二钱　扁豆五钱（炒，去皮）

【用法】水煎服。

【功效】健脾、益肾、安胎。

【主治】妊娠胎动不安辨证属于肾气不足者，症见妊娠胎动不安、小腹作痛，且有下坠之状，或腰酸膝软、饮食减少，可用于先兆流产。

【方解】方用人参、白术、山药、扁豆益气健脾，且山药益肾，白术安胎；配以熟地黄、山萸肉、枸杞子、杜仲滋阴益肾；炙甘草补中，调和诸药。"脾胃后天，肾为先天，脾非先天之气不能化，肾非后天之气不能生，补肾而不补脾，则肾之精何以处生也，是补后天之脾，正所以补先天之肾也；补先后二天之脾与肾，正所以固胞胎之气与血，脾肾可不均补平"。（《傅青主女科》）本方妙在重用参、术、熟地黄补阴补阳之品，使气血充盈，脾肾健运，自无堕胎之患也。综观全方，补肾为固胎之本，培脾为益血之源，本固血充，则胎可安，诸症自愈。

本方诸药合用，全方益气而不燥，养血而不腻，清热而不过于苦寒，能使脾肾之先、后天得以补益，从而肾气旺盛，脾气充足，阴阳和调，气血相濡，维持妊娠的需要，保证胎元的发育，而无胎动不妥，妊娠腹痛之虞。故名安奠二天汤。

【临床应用】

1. 用方要点　妊娠胎动不安、小腹作痛，且有下坠之状，或腰酸膝软、饮食减少等属于肾气不足者。

2. 随症加减　气虚加黄芪；血虚加阿胶；血热加黄芩；腹痛加白芍；腰酸加川续断、菟丝子；出血加苎麻根、仙鹤草；恶心呕吐加竹茹、砂仁。

3. 临床应用　妊娠胎动不安及滑胎辨证属于肾气不足者。

4. 历代医家的应用经验

（1）陈士铎对本型胎动不安肾虚型（阴阳俱虚）胎动不安，提出补先天，益后天，安奠二天法则，常用安奠二天汤治疗。陈士铎强调：脾非先天之气不能化，肾非先天之气不能生，补肾不补脾，则肾的精气不能续生也。补后天之脾之所以补先天之肾，起到通补脾肾而固冲任治胎动不安的目的。陈士铎在本方中，重用人参、白术，即是有其证用其药，胆大心细。但目前多数医生治疗本病时，尽量不用或少用人参，防其温燥之性以伤胎气。

（2）我国著名中医妇科临床专家刘云鹏教授从脾肾论治，常用安奠二天汤治疗习惯性流产。刘师认为，脾肾亏虚是习惯性流产的主要原因。肾为先天之本，脾为后天之本，胎元系于脾肾，母体脾肾功能强弱，关系到胎儿的生长发育。脾肾功能正常则胎元固而孕育正常；脾肾功能不足，胎元不固，则可发生流产。若脾肾功能未复，屡孕屡堕，不但更加损伤脾肾，对患者的心理亦将带来严重的负面影响。刘师临床治疗，以培补脾肾为主，同时劝慰患者安心勿惧。常用安奠二天汤加味：白术、熟地、党参、山药、桑寄生、枸杞子、山茱萸、续断、白芍、甘草、杜仲、扁豆。加减法：小腹下坠者，加升麻、柴胡；坠甚者，先用补中益气汤升阳举陷，再用安奠二天汤补肾安胎；小腹胀痛者，加枳壳；小腹掣痛者重用白芍、甘草；胎动下血者，可加阿胶（兑）、棕炭、赤石脂；下血量多者，先用加减黄土汤，再用安奠二天汤；口干便秘、舌红苔黄者，加黄芩。

寄生安胎汤

【来源】龚志贤经验方

【组成】党参12克　黄芪12克　当归9克　阿胶珠9克　炒杜仲15克　川续断15克　桑寄生15克　菟丝饼6克　土炒白术15克　黄芩9克　陈艾叶3克

【用法】水煎服，每日1剂，日服2次。

【功效】益气血，补脾肾固冲任，安胎元。

【主治】胎动不安。妊娠之后7个月以内出现阴道流血、胎动下坠，或轻微腹部胀痛，腰酸等症状。可用于先兆流产。

【方解】妊娠之后，其胎要靠脾、肾、冲任气血之固养才能不断地生长、发育。若脾胃不健，气血不足，或嗜食辛辣制品，血分有热；或房事不节而伤肾气；或劳力太过；或跌扑闪挫耗伤气血，损及冲任，胎元失养皆可致发胎动不安。本方乃张景岳"泰山磐石散"加减而成。方用杜仲、川续断、桑寄生、菟丝子补肾固胎为主药；党参、黄芪、当归健脾培土，益气补血，固冲任，养胎元，并用阿胶珠、艾叶止血；黄芩、白术安胎共为辅佐。诸药配合，有补气血，健脾肾，固冲任，安胎元，止漏血之功效。

【临床应用】

1. **用方要点**　妊娠之后7个月以内出现阴道流血、胎动下坠，或轻微腹部胀痛，腰酸等症状。

2. **随症加减** 脾土虚、纳差、便溏者，加砂仁3克，广藿香6克，黄芩减为6克；血热扰及胎元，胎动腹痛、舌红、口干者，加生地黄9克，白芍9克；小便黄赤者，加茯苓12克，均去黄芩。

3. **临床应用** 妊娠胎动不安及滑胎辨证属于肾气不足者。

第六节 滑 胎

堕胎、小产连续发生3次或3次以上，称为滑胎，即屡孕屡堕，亦称"数堕胎"。中医学一般认为滑胎的根本在于脾肾两虚，肾虚为本，先天精气不足，胎失系载；或气血虚弱，胎失载养；或阴虚血热，热扰血动，胎元失调；或血瘀气滞痰阻而胞脉冲任血行不调，胎失血养。病因则有先天不足、早衰、忧怒、劳损、色欲、跌仆、食伤等。治疗方法：孕前调养冲任，孕后保胎。保胎有补肾健脾、益气养血、养阴清热等法。此病相当于西医学的习惯性流产。

西医学认为，先天性子宫或子宫颈发育异常供血不足或宫内环境不良；染色体畸形，常见有非整倍体和染色体不平衡异位倒置；免疫因素，如母体、父体的组织抗原、血型抗原过敏，母-胎间免疫不适应，引起母体对胎儿的排斥均可导致屡孕屡堕。黄体功能不全，甲状腺功能低下，亦是流产的重要原因之一。此外，宫腔炎症致粘连，或因感染导致孕卵不着床，或子宫肌瘤亦可致流产发生。除妇科疾病外，母体缺乏锌、锰等微量元素也可导致流产。此外父体的某些疾病如菌精症、精子基因突变也是早期流产的重要原因。其他如环境污染、药物反应、不良生活习惯等也是导致流产的因素。晚期习惯性流产，则可能因宫颈内口松弛所致。

泰山磐石散

【来源】《景岳全书》

【组成】人参、黄芪、当归、川续断、黄芪各一钱　川芎、白芍药、熟地各八分　白术二钱　炙甘草、砂仁各五分　糯米一撮

【用法】上用水一盏半，煎至七分，食远服。但觉有孕，三五日常用一服，四月之后，方无虑也。

【**功效**】益气健脾，养血安胎。

【**主治**】气血虚弱所致的堕胎、滑胎。胎动不安，或屡有堕胎宿疾，面色淡白，倦怠乏力，不思饮食，舌淡苔薄白，脉滑无力。

【**方解**】冲为血海，任主胞胎。若妊妇气血虚弱，血虚无以养胎，气虚无力固胎，则致胎动不安，甚至滑胎、堕胎。面色淡白无华，身体倦怠乏力，纳差食少，舌淡苔薄白等俱为脾虚气馁，血海亏虚之征。本方主治气血虚弱，胎元失养之证，故以益气健脾，养血安胎立法，本方最常用于治疗滑胎而属气血两虚者。方中以人参、黄芪、白术、炙甘草益气健脾，安中固胎；当归、熟地、白芍、川芎养血和血，以养胎元；续断与熟地、白芍合用，滋肾养肝而固胎元。白术与黄芩合用，健脾清热，为安胎要药，且黄芩又能缓参、芪之温热，白术可防地、芍之滋腻；糯米补脾养胃，与续断配伍以固敛胎气；砂仁理气醒脾，与白术相协使诸药补而不滞。各药配伍，则补气血、固冲任，胎元自安。诸药合用，使气血调和，冲任得固，胎孕得安。

【**临床应用**】

1. **用方要点** 屡孕屡堕，面色㿠白或萎黄，身体疲乏，头晕肢软，心悸气短，舌质淡，苔薄白，脉细弱为本方辨证要点。

2. **随症加减** 如热多者倍用黄芩，减少砂仁用量，以防辛温助热；若胃弱者，则少用黄芩，多用砂仁，以助脾运。气虚明显者黄芪、党参增至30克；腰酸者加杜仲12克；血热者加苎麻根30克；虚寒者加艾叶炭；恶心呕吐者加紫苏梗、姜竹茹。

3. **使用注意** 应用本方要在受孕之初，每隔三五日即进服1剂，至妊娠4个月后停用，方保无虞。同时还需戒恼怒、房事、烟酒及辛热之物。

4. **现代应用** 妇人怀孕即堕，已经3次或3次以上；产后体弱，恶露不净色淡红。

5. **历代医家应用经验** 赵玉海教授用泰山磐石散加减治疗习惯性流产患者。赵教授认为胎儿得气血温养则固，无气血温养则坠，故拟泰山磐石散加减，补气养血，固冲安胎，方中党参补气以固其胎，熟地黄滋阴养血，两药补气养血共为主药；白术补中益气，培补后天，当归补血养血，改善胎元之供血，白芍药敛阴和营，以养残阴，淫羊藿固冲安胎共为辅药；黄芩清气分热，牡丹皮清血分热，以正气血为佐药；甘草调和诸药为使，共奏补气养血，固冲安胎之功，因而能治先兆流产和习惯性流产。加减变化：血热者加生地黄、白茅根、藕节、侧柏叶；肝肾阴虚加山茱萸、黄精、玉竹；冲任不固重用淫羊藿、续断，加黄芪、升麻；气郁血滞加川芎、佛手、炒五灵脂；寒滞血脉加制附子、炮姜、桂枝；房事损伤重用党参、熟地黄，加枸杞子、女贞子；惊恐伤肾加升麻、黄芪、阿胶；兼有泛恶、呕吐者加竹茹、苏梗；下血量多选用三七粉；血热者加黄柏炭；虚损者加人参、黄芪；腰痛重者加杜仲、桑寄生；小腹痛坠加川楝子、黄芪；前阴坠加升麻、黄芪。

补肾固冲丸

【来源】罗元恺经验方

【组成】菟丝子250克　川续断90克　白术90克　鹿角霜90克　巴戟天90克　枸杞子90克　熟地150克　砂仁150克　党参120克　阿胶120克　杜仲120克　当归头60克　大枣50个

【用法】每服6~9克，日3次，连服3个月为1个疗程。

【功效】补肾固冲，补气健脾，养血安胎。

【主治】先兆流产和习惯性流产有先兆症状者。症见腰酸膝软，头晕耳鸣，精神萎靡，夜尿频多，目眶暗黑，或黑色晦暗，肢软疲乏，纳差便溏，舌质淡或淡暗，苔薄白，脉沉弱。

【方解】方中菟丝子、川续断、巴戟天、杜仲、鹿角霜补肾固冲；当归、熟地黄、枸杞子、阿胶养肝滋血；党参、白术、大枣补气益脾；砂仁理气调中。此方肝、脾、肾、气、血同治，以益冲任之本。

【临床应用】

1. **用方要点**　屡孕屡堕或如期而堕，腰酸膝软，夜尿频多，肢软疲乏，纳差便溏，舌质淡或淡暗，苔薄白，脉沉弱为本方辨证要点。

2. **使用注意**　湿热夹血瘀者慎服。

3. **现代应用**　妇人怀孕即堕，已经3次或3次以上；产后体弱，恶露不净色淡红。

4. **历代名家应用经验**　我国著名的中医妇科专家罗元恺教授治疗滑胎的经验方。

牛鼻保胎新方

【来源】夏桂成经验方

【组成】杜仲、党参各10~15克　山药、白术、阿胶各10克（阿胶另炖冲入）　砂仁、黄芩各5克　玉竹10克　甘草5克　卷心荷叶3克　蚕茧5克　炙黄牛鼻10克　熟地黄10克

【用法】每日1剂，水煎服2次分服。

【功效】健脾益气，补肾固胎。

【主治】血虚气弱，脾肾不足，孕后胎元不固，易于流产，或屡孕屡堕，流产3次以上滑胎病症。

【方解】先兆流产的病症中，大多伴有脾肾不足，血虚气弱者，尤其是滑胎，其脾肾不足，更为明显。因此本方药首用杜仲、党参、黄芪大补脾肾为主，而且用量亦较大，并用白术、山药、阿胶之药为辅佐。白术不仅健脾，而且安胎。山药亦是补养脾肾的药物，但偏于阴分。阿胶养血安胎，滋补肝肾，乃阳中含阴之意。甘草和诸药，亦有安中保胎之意。卷心荷叶，清香醒神，亦有一定的保胎意义。蚕茧乃固胞胎之药品，是保胎中的重要固胎佐药。熟地黄滋肾。黄牛鼻不仅有健脾安胎之用，而且还有下乳的作用。全方既重脾肾之阳，又注意到滋养肝脾之阴，及着重固冲涩胎，又注意到清心安神。本方药虽来源于民间，但组方用药合理，又经夏桂成长期加减应用后颇效，所以为夏桂成的临床经验方。

【临床应用】

1. **用方要点**　孕后胎元不固，屡孕屡堕，头晕心慌，神疲乏力，舌淡红、苔白腻，脉象细弱。

2. **随症加减**　如腹胀失气，大便溏薄者，本方药应去熟地黄，加入煨木香9克，砂仁（后下）5克；若心烦失眠，舌质偏红者，本方药加入莲子心5克，炒枣仁10克，五味子5克；若出现腰腿酸软明显，小便频数者，加入菟丝子12克；胃脘痞胀，纳欠、呕恶者，本方药应去熟地黄、阿胶，加入陈皮、佛手片各6克，炒谷芽10克。

3. **现代应用**　产后虚弱，恶露不绝；老年尿失禁。

4. **历代名家应用经验**　我国著名中医妇科专家夏桂成教授应用于除滑胎

外，还有产后虚弱、老年尿失禁。

固胎汤

【来源】刘云鹏经验方

【组成】党参30克 炒白术30克 炒扁豆9克 山药15克 熟地黄30克 山茱萸9克 炒杜仲9克 续断9克 桑寄生15克 炒白芍18克 炙甘草3克 枸杞子9克

【用法】用水浓煎2次，分2~3次服用，每日1剂，连续服用，须超过以往流产天数半月。

【功效】脾肾双补，止痛安胎。

【主治】滑胎（习惯性流产）出现腰痛，小腹累坠累痛，脉沉弱无力，舌质淡或有齿痕、苔薄者。

【方解】凡滑胎者，大都是因为脾肾双亏而致病。本方以党参、白术、扁豆、山药、甘草健脾益气补后天；熟地黄、山茱萸、杜仲、枸杞子养血益精补先天；续断、桑寄生补肾安胎而治腹痛；白芍敛阴养血、缓挛急、止腹痛。本方主药量重是其特点，如重用白术、熟地黄，乃求其力专也。

【临床应用】

1. **用方要点** 习惯性流产，腰痛，小腹累坠累痛，脉沉弱无力，舌质淡，或有齿痕，苔薄。

2. **随症加减** 若小腹下坠加升麻9克，柴胡9克以升阳举陷；小腹掣痛或阵发性加剧者，白芍用至30克，甘草15克以缓急止痛；小腹胀痛加枳实9克以理气止痛；胎动下血加阿胶12克，墨旱莲15克，棕榈炭9克以固冲止血；口干咽燥，舌红苔黄，去党参加太子参15克；或选用黄芩9克，麦冬12克，石斛12克，玄参12克以养阴清热安胎；胸闷纳差加砂仁9克，陈皮9克以芳香和胃；呕恶选加竹茹9克，陈皮9克，生姜9克以和胃止呕；畏寒肢冷，少腹发凉加肉桂6克，制附片9克以温阳暖胞。

3. **历代名家应用经验** 我国著名中医妇科临床专家刘云鹏老中医数十年来，以此方治疗滑胎，疗效显著。肾主藏精为先天之本，脾生运化为后天之源，胎元系于脾肾，肾精足则胎元得固。脾气旺则胎有所载，脾肾功能正常，胎孕自然无损。若禀赋不足，或房事太过、劳倦内伤，或情志失调等，则往往导致肾气亏损，不能固胎，脾气虚弱，不能承载而滑胎。本方调补脾肾，确保孕育正常。刘氏数十年来，以此方治滑胎，疗效显著。临床除胚胎停止发育外，一般都能见效。此方治疗滑胎6~8次者，犹能获得正常分娩，且婴儿体格、智力发育良好。

安胎防漏汤

【来源】班秀文经验方

【组成】菟丝子20克　覆盆子10克　川杜仲10克　杭白芍6克　熟地黄15克　潞党参15克　炒白术10克　棉花根10克　炙甘草6克

【用法】未孕之前，预先水煎服用此方3~6个月，已孕之后，可以此方加减。

【功效】温养气血，补肾固胎。

【主治】习惯性流产。症见肢软疲乏，腰酸膝软，纳差便溏，舌质淡或淡暗，苔薄白，脉沉弱。

【方解】菟丝子辛甘平、覆盆子甘酸微温，二子同用，有补肾生精、强腰固胎之功；杜仲甘温，补而不腻，温而不燥，为肝肾之要药，能补肾安胎；当归、白芍、熟地黄俱是补血养肝之品、肝阴血足，则能促进胎元的发生；党参、白术、棉花根甘温微苦，能健脾益气，升阳化湿，既有利于气血的化生，更能安胎；甘草甘平，不仅能调和诸药，而且能益气和中，缓急止痛。全方有温养气血、补肾益精、固胎防漏之功。

【临床应用】

1. **用法要点**　习惯性流产出现肢软疲乏，腰酸膝软，纳差便溏，舌质淡或淡暗，苔薄白，脉沉弱为辨证要点。

2. **随症加减**　若腰脊及少、小腹坠胀疼痛，加桑寄生12克，川续断10克，砂仁壳3克，紫苏梗5克；阴道出血，量少色红，脉细数者，加荷叶蒂12克，苎麻根15克，黄芩10克，阿胶10克；如出血多色红，应减去当归之辛温，再加鸡血藤20克，墨旱莲20克，大叶紫珠10克；出血日久，淋漓暗淡，腹部不痛者，加桑螵蛸10克，鹿角霜20克，花生衣30克，党参加至30克。

3. **临床应用**　习惯性流产。

4. **历代医家应用经验**　国医大师班秀文教授临床常用此方治疗习惯性流产。班秀文先生认为习惯性流产。属于中医学"胎动不安"、"胎漏"、"滑胎"的范畴。其起病原因，既有男女双方先天的因素，又有妇女本身虚、实不同，但以本病而言，由于多次流产之后，冲任及肾气多属亏损。故临床所见，以虚证为多。本方着眼于肾虚为主，肾、脾、肝并治。

第七节　胎萎不长

妊娠4~5个月后，腹形小于相应妊娠月份，胎儿虽存活而生长迟缓者，称为"胎萎不长"，亦称"胎不长"、"妊娠胎萎燥"。《景岳全书·妇人规》云："胎不长者，亦为血气之不足耳。故受胎之后而漏血不止者有之，血不归胎也；妇人中年血气衰败者有之，泉源日涸也；妇人多脾胃病者有之。仓廪薄则化源亏而冲任穷也；妇人多郁怒者有之，肝气逆则血有不调而胎失所养也；或以血气寒而不长者，阳气衰则生气少也；或以血热而不长者，火邪盛而真阴损也。"《朱小南妇科经验选》所载："胎萎不长，又名为胎弱证，……临证间，均因妊娠禀赋虚弱，难以养胎，或怀孕后，跌仆受伤，或房事不节，以致胎漏下血。后流血虽停，但气血已虚，母腹不再膨大，胎亦不动，拖延日久，每易形成胎死腹中，而久不排出，又能造成过期流产"。胎萎不长的主要病因病机是气血虚弱，不能荣养胎儿而不长；亦有因血寒生化失期或血热伤阴，阴虚血燥不能滋养胎儿而不长者。多见于孕妇平素体质虚弱或有慢性病，或怀孕早期妊娠呕吐较剧，持续时间较长，进食少，胎儿缺乏营养而致发育迟缓。本病的辨证着重辨虚实。虚者以气血虚弱为主，亦有阳虚宫寒者；实证可见于血热，亦有兼见血瘀者。治疗以调理气血为主，并应动态观察胎儿长养的情况。治疗本症，宜健脾胃，以充生化之源；峻补气血，滋养儿，复以固肾安胎。"

本病相当于西医学的胎儿宫内生长迟缓。妊娠中后期，孕妇子宫增大明显小于妊娠月份，可作为本病的诊断依据。B超检查，测量胎儿的各径线，可以助诊。

温土毓麟汤

【来源】《傅青主女科》

【组成】巴戟一两（去心，酒浸）　覆盆子一两（酒浸蒸）　白术五钱（土炒）人参三钱　怀山药五钱（炒）　神曲一钱（炒）

【用法】水煎服。

【功效】补肾助阳，健脾益胃。

【主治】脾肾阳虚型胎萎不长。妊娠中晚期腹形小于妊娠月份，胎儿存活；孕妇头晕耳鸣，腰膝酸软，或形寒肢冷，手足不温舌淡，苔白，脉沉细。原书指证：妇人素有恬淡，饮食少则平和，多则难受，或作呕泄，胸腹胀满，久不受孕，人以为禀赋之薄也，谁知是脾胃虚寒乎？夫脾胃之虚寒，原因心、肾之虚寒耳。

【方解】方以巴戟天、覆盆子温肾暖胞以养胎；人参、白术、山药健脾益气以资化源，使源盛流畅，则血有所生，胎有所养；神曲乃消食导滞之品，取健脾消食之功。

【临床应用】

1. **用方要点** 妊娠腹形明显小于正常月份，胎儿存活，腰腹冷痛，或形寒畏冷，舌质淡，苔白或薄白，脉沉迟，为本方辨证要点。

2. **使用注意** 阴虚火旺或湿热内蕴者忌服。

3. **现代应用** 脾肾阳虚之不孕症；脾肾阳虚，膜样痛经；产后虚弱，恶露不绝。

长胎白术散

【来源】《叶氏女科证治》

【组成】白术20克　川芎10克　熟地黄20克　阿胶15克（烊化）　北黄芪20克　当归15克　牡蛎20克　茯苓20克　艾叶15克　补骨脂15克

【用法】水煎服。

【功效】温阳散寒，养血育胎。

【主治】血寒型胎萎不长。症见妊娠中晚期，腹形与子宫增大明显小于孕月，或胎心音较弱。形寒肢冷，腰腹冷痛，四肢不温。舌淡、苔白，脉沉迟。

【方解】方中白术性温而燥，气不香窜，为脾脏补气第一要药；艾叶能通十二经，而尤为肝脾肾之药，善于温中、逐冷、除湿，行血中之气，二者共为君药可健脾温中。臣以黄芪、茯苓补益中土，温养脾胃；补骨脂大温气厚，味兼苦，故偏于走下，善补命门之火。佐以川芎、熟地黄、阿胶、当归滋阴养血以安胎。牡蛎质重能镇，有平肝潜阳，益阴之功。诸药合用可温阳散寒，养血育胎。

【临床应用】

1. **用方要点** 妊娠腹形明显小于正常月份，胎儿存活，腰腹冷痛，或形寒畏冷，舌质淡，苔白或薄白，脉沉迟，为本方辨证要点。

2. **随症加减** 肾阳虚，腰冷夜尿多者，加鹿角霜、肉桂以温肾暖宫。脾阳虚，腹胀纳少者，去阿胶、熟地黄，加党参、砂仁、山楂以健脾益气，行气消食。

3. **使用注意** 阴虚火旺或湿热内蕴者忌服。

4. **现代应用** 脾肾阳虚之不孕症；脾肾阳虚，膜样痛经；产后虚弱，恶露不绝。

人参养荣汤

【来源】《太平惠民和剂局方》

【组成】白芍药三两　当归、陈皮、黄芪、桂心（去粗皮）、人参、白术（煨）、甘草（炙）各一两　熟地黄（制）、五味子、茯苓各七钱半　远志（炒，去心）半两

【用法】上药十二味，锉为散剂。每服四钱，水一盏半，生姜三片，枣子二枚，煎至七分，去滓。

【功效】补气益血，养心安神。

【主治】气血两虚型胎萎不长。症见妊娠中晚期，腹形与子宫增大明显小于孕月，呼吸少气、行动喘息、心虚惊悸、咽干唇燥、饮食无味、疲乏倦怠等心脾气血两虚之证。

【方解】本方虽名养荣，实为补气养血，宁心安神之剂。方中人参、黄芪、甘草补益脾肺元气；当归、熟地、芍药养荣补血，与上述配伍，可起气血双补，脾肺俱调之功；再用白术、茯苓配人参、黄芪、甘草可以加强补脾之功；五味子、远志配茯苓、人参可以宁心安神；肉桂辛热，可引导诸药，入营生血；陈皮理气，可使诸药补而不滞。综观全方，脾、肺、心三阴并补，气、血、神三者均养，组成颇具巧思，立法甚精，故对胎萎不长属于气血不足之证，可以应用。

【临床应用】

1. **用方要点** 妊娠腹形明显小于正常月份，胎儿存活，呼吸少气、行动喘息、心虚惊悸、咽干唇燥、饮食无味、疲乏倦怠为本方辨证要点。

2. **随症加减** 气虚明显者加大黄芪、人参用量以益气健脾。

3. **使用注意** 由于阴虚阳旺而致心悸、自汗、失眠、健忘诸症者，不可用本方。

4. **现代应用** 气血不足之不孕症；产后虚弱，产后缺乳；闭经等。

5. **历代名家的应用经验** 《太平惠民和剂局方》人参养荣汤，即十全大补汤去川芎而加五味子、远志、陈皮组成。重在补气益血，养心安神。用桂心在于入荣生血，阳生阴长。故可用于脾肺气虚，心血不足，心神不安，惊悸健忘等症。《普济方》人参养荣汤与《和剂局方》方相比，单用人参，不配黄芪；单用地黄，不配归、芍，而加石莲、茯神、山药补养心脾。故当用于气血两虚但气虚不甚，心脾阴虚明显者。《寿世保元》人参养荣汤与《和剂局方》方相比，不用黄芪而用黄柏，并加川芎、麦冬，此方不从十全大补立法，而从八珍化裁，功能益气养血，滋阴清降。故用于外感病后，气血不足，余毒未清，邪郁化热，而致鼻血痰红者，但方中川芎似可减去，以免有动血之嫌。

健脾养胎方

【来源】朱小南经验方

【组成】潞党参9克　川芎2.4克　丹参9克　白术9克　陈皮6克　苏梗6克　木香4.5克　杜仲9克　桑寄生12克　菟丝子9克　狗脊9克

【用法】每日1剂，水煎2次，早晚分服。

【功效】益气养血。

【主治】气血两虚型胎萎不长。症见妊娠中晚期，腹形与子宫增大明显小于孕月，或胎心音较弱。妊娠后常感气短乏力，心悸失眠，时有腰酸不适。舌淡，苔白，脉沉迟。

【方解】方中潞党参、白术健脾益气，和胃化湿。川芎、丹参活血行气。杜仲、桑寄生、菟丝子、狗脊四药补肝肾，强筋骨，安胎。陈皮、苏梗、木香行气安胎，使补药补而不滞。

【临床应用】

1. 用方要点 妊娠腹形明显小于正常月份，胎儿存活，乏力纳差，或腰酸不适，舌质淡，苔白或薄白，脉沉迟，为本方辨证要点。

2. 历代名家的应用经验 朱小南老中医认为，治疗本病宜健脾胃，以充生化之源，峻补气血，滋养胎儿；复宜固肾安胎，防其重坠而小产，但要防止滋腻碍胃。胎萎不长又名为胎弱症，陈自明《妇人良方》中即有记述："夫妊娠不长者，因有宿疾，或因失调，以致脏腑衰损，气血虚弱而胎不长也。"朱老认为临证间，均因妊娠禀赋虚弱，难以养胎，或怀孕后跌仆受伤，或房事不节，以致漏胎下血。后流血虽停，但气血已虚，母腹不再膨大，胎亦不动，拖延日久，每易形成胎死腹中，而久不排出，又能造成过期流产。治疗本症，宜健脾胃，以充生化之源，峻补气血，滋养胎儿；复宜固肾安胎，防其重坠而小产。用上方后，常能使胎萎不长而得以继续生长，因此，在此紧急时期，绝不可放弃抢救机会。本症经治愈，大多能足月生产，亦有少数超过预产期，甚至可延长数月而分娩。

第八节 胎死腹中

胎死腹中，病名。见《千金要方》卷二。即子死腹中，《诸病源候论》卷四十三："下产时未到，秽露已尽，而胎枯燥，故子死腹中。"又称胎死腹中，死胎，多因跌扑闪挫，气血逆乱；母患热病，热毒伏于冲任；误服毒药，药毒伤胞；母体素虚，冲任气血虚少；胎儿脐带缠颈，气绝致死等，致胎儿死于母体内，必须急下死胎。通常在产检的时候，可利用胎儿心跳监视器以及超声波，检测胎儿的心跳，在胎儿出生之前发现胎死腹中状况。怀孕中期以后的胎死腹中，通常孕妇自己也会感觉到某种异状。最明显的感觉是胎动消失，完全感觉不到胎动。另外的征兆包括子宫不再随着怀孕周数变大，体重没有增加或减轻，但是这两个征兆比较不明显，需要一段时间才会观察出来。由于现在的产妇，大多有规定的产检时间，所以大部分的胎死腹中，都是在产检的过程中被发现，另外有部分则是因为宝宝没有胎动，到医院检查时发现的。胎死腹中的发生率大约是千分之六左右，80%以上是发生在足月之前，一半以上发生在28周以前。由于医学的发达，在生产过程中胎儿死亡的情况现在较少发生。

救母丹

【来源】《傅青主女科》

【组成】人参—两　当归二两（酒洗）　川芎—两　益母草—两　赤石脂—钱
芥穗三钱（炒黑）

【用法】水煎服。

【功效】养血活血，益气下胎。

【主治】难产子死胞中。

【方解】方中人参大补元气，以助孕胎之力；当归、川芎、益母草养血活
血，以濡润产道，使滑胎易产；赤石脂化恶血，使腹中死胎、恶血去而胎自
下；炒荆芥引血归经，使胎下而不致流血过多。全方有补气血，下死胎之效。

【临床应用】

1. **用方要点**　胎死腹中，小腹疼痛或冷感，或阴道流淡红血水，伴头晕
眼花，心悸气短，精神倦怠，面色苍白，或口中恶臭，舌质淡、苔薄白，脉细
涩无力。

2. **随症加减**　气血虚甚者，酌加黄芪、丹参补益气血；小腹冷痛者，加
吴茱萸、乌药、艾叶温暖胞脉而行气下胎。

3. **现代应用**　难产子死胞中。

脱花煎

【来源】《景岳全书》

【组成】当归七至八钱或—两　肉桂—至三钱　川芎二钱　牛膝二钱　车前子—钱半
红花—钱（催生者不用此味亦可）

【用法】用水二盅，煎八分，热服；或服后饮酒数杯。

【功效】祛瘀下胎。

【主治】胎死腹中辨证属于瘀血阻滞型。胎死腹中，小腹疼痛，或阴道流
血，紫暗有块，面色青暗，口唇色青，舌质紫暗，苔薄白，脉沉涩或弦涩。原
书云："凡临盆将产者，宜先服此方。并治产难经日，或死胎不下。"

【方解】方中当归、川芎活血，川芎又能行血中之气；肉桂温通血脉；红
花祛瘀；牛膝引血下行，合而用之，瘀血通而死胎下。

【临床应用】

1. **用方要点** 胎死腹中，小腹疼痛，或阴道流血，紫暗有块，面色青暗，口唇色青，舌质紫暗，苔薄白，脉沉涩或弦涩。

2. **随症加减** 若胎死腹中，或坚滞不下者，加朴硝三至五钱，即下；或气虚困剧者，加人参随宜；若阴虚者，必加熟地三至五钱。

3. **临床应用** 胎死腹中、胎漏、胎动不安、堕胎等辨证属瘀血阻滞型。

4. **历代名家应用经验** 贵阳中医学院第一附属医院妇科主任医师王琪教授用脱花煎加芒硝治疗胎死腹中。全方具有活血逐瘀、滑利坠胎的作用。临床观察，用本方治疗死胎，优于用己烯雌酚、催产素诱发宫缩，或用乳酸依沙吖啶、菊花制剂等宫腔内注射引产。因使用这些药物，往往胎盘剥离不完整，死胎滞留时间长，胚胎组织容易机化，强行清宫又容易损伤宫壁，造成出血、感染、穿孔，甚至导致死亡。但本方弥补了上述不足且无后遗症。加减变化：气虚者加党参、黄芪各15克；少腹冷痛者加吴茱萸、艾叶各12克；食少纳呆者合平胃散方；死胎日久不下者加香附子3～6克。

第九节　妊娠心烦

妊娠期间，出现烦闷不安，郁郁不乐，或烦躁易怒等现象，称为"妊娠心烦"，亦称为"子烦"。《经效产宝》有"妊娠常苦烦闷，此是子烦"的记载。本病的发生，主要是火热乘心，所谓"无热不成烦"，热邪扰心，则神明不宁，但有阴虚、痰火之不同。如《沈氏女科辑要笺正》云："子烦病因，曰痰、曰火、曰阴亏。"辨证中主要依据烦闷不安主症及同时出现的兼症、舌脉进行综合分析判断。治疗大法是清热以除烦。审因论治，则阴虚者宜养阴清热，痰热者宜涤痰清热，肝热者宜疏肝清热。凡助火生火、伤阴耗液之品皆当忌用。妊娠心烦虽属有热，但不宜苦寒直折其火，应酌情选用清热除烦、宁心安神之品。

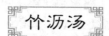

竹沥汤

【来源】《千金要方》

【组成】竹沥二升　生葛汁一升　生姜汁三合

【用法】三味相和，温暖分三服，朝、晡、夜各一服。

【功效】清热涤痰，安神除烦。

【主治】痰火内蕴型妊娠心烦。症见妊娠烦闷不安，甚则心悸胆怯，头晕目眩，胸脘满闷，恶心呕吐痰涎，苔黄而腻，脉滑数。

【方解】方中竹沥清热涤痰；葛根生津透疹，清热除烦；生姜开胃解表，止呕除烦使热去痰化，则烦自出。

【临床应用】

1. **用方要点**　妊娠烦闷不安，甚则心悸胆怯，胸脘满闷，恶心呕吐，舌质红，苔黄而腻，脉滑数。

2. **随症加减**　痰黄稠者，去防风，酌加浙贝母、前胡、瓜蒌清热化痰；呕恶甚者，酌加半夏、枇杷叶、藿香和胃降逆止呕。

3. **临床应用**　妊娠心烦、产后抑郁症、产后失眠等辨证属痰火内蕴型。

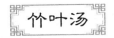

竹叶汤

【来源】《三因极一病证方论》

【组成】防风、黄芩、麦冬各二两　白茯苓四两

【用法】上作一服，水二盏，竹叶五片，煎至一盏，无时服。（现代用法：水煎服，每日1剂，日服2次）。

【功效】清热生津，止咳除烦。

【主治】妊娠五六个月心惊胆怯，虚烦而渴的子烦症。

【方解】方中竹叶清心除烦，黄芩泻火安胎，茯苓宁心安神，麦冬生津止渴，防风祛风胜湿，风中之润剂。合而用之，共奏清热生津，止渴除烦之功。子烦因胆火旺所致者宜用此方。

【临床应用】

1. **用方要点**　妊娠心惊胆怯，终日烦闷为辨证要点。

2. **随症加减**　夹痰者，可加竹沥少许。若头晕目眩甚者，酌加钩藤、菊花、夏枯草清热平肝；胸胁胀痛者，酌加川楝子、郁金疏肝解郁，理气止痛。使用注意：若因痰热停蓄而导致烦躁者，断非本方所宜。

3. **现代应用**　妊娠心烦。

人参麦冬散

【来源】《妇人秘科》

【组成】人参、茯苓、黄芩、麦冬、知母、炙甘草、生地各等份　竹茹一大团

【用法】上药水煎，空腹时服。

【功效】养阴清热，安神除烦。

【主治】阴虚火旺型妊娠心烦。症见妊娠心中烦闷，坐卧不宁，午后潮热，手足心热，口干咽燥，渴不多饮，小溲短黄，舌红，苔少或苔薄黄而干，脉细数而滑。

【方解】方中人参益气生津；生地、知母滋肾益阴济心火；麦冬养心阴；黄芩、竹茹清热除烦；茯苓、炙甘草安神和中。共奏养阴清热，宁心安神之效。

【临床应用】

1. 用方要点　以妊娠心中烦闷，坐卧不宁，手足心热，口干咽燥，舌质红，苔薄黄而干或无苔，脉细数而滑为辨证要点。

2. 随症加减　若阴虚不能润养肺系，兼见咽中灼热、干咳无痰、大便燥结等症状，加乌梅生津润燥；加桑叶、款冬花润肺止咳；若虚火扰动心神，兼见失眠多梦、心悸少寐，加酸枣仁、柏子仁、远志宁心安神。若心惊胆怯者，酌加龙齿、石决明以安神定志；肝阳偏亢，症见头晕胀痛者，酌加钩藤、玄参、葛根以平肝熄风。

3. 临床应用　妊娠心烦、产后抑郁症、产后失眠、妊娠合并膀胱炎、产后发热、产后大渴等辨证属阴虚火旺型。

养阴除烦汤

【来源】韩百灵经验方

【组成】知母9克　麦冬9克　黄芩9克　生地9克　白芍9克　茯苓9克　竹茹9克　豆豉9克　菖蒲9克

【用法】水煎服。

【功效】清肝养阴，降逆除烦。

【主治】妊娠子烦属于阴虚肝阳上扰型。症见妊娠后心烦不宁，坐卧不安，或胸胁胀满，气逆喘促不得卧，口苦咽干，手足心热，潮热盗汗，面红唇焦，大便秘，小便赤短。舌干红无苔，或微黄，脉象弦细数。

【方解】方中知母、麦冬清热养阴；黄芩清热泻火；生地、白芍凉血养阴；茯苓、菖蒲宁心安神；竹茹、豆豉清心除烦。诸药相合清肝养阴，降逆除烦。

【临床应用】

1. **用方要点** 以妊娠后心烦不宁，坐卧不安，或胸胁胀满，口苦咽干，手足心热，大便秘，小便赤短。舌干红无苔，或微黄，脉象弦细数为辨证要点。

2. **随症加减** 心烦重者加淡豆豉以清心除烦；失眠多梦、心悸少寐，加酸枣仁、柏子仁、远志宁心安神。

3. **现代应用** 妊娠子烦属于阴虚肝阳上扰型。

第十节 妊娠肿胀

妊娠中晚期，肢体面目发生肿胀者，称为"妊娠肿胀"，亦称"子肿"。《医宗金鉴》根据肿胀部位及程度之不同，分别有子气、子肿、皱脚、脆脚等名称。如在妊娠7~8个月后，只是脚部轻度浮肿，无其他不适者，为妊娠晚期常见现象，可不必治疗，产后自消。主要机制不外虚实两个方面，虚者脾肾阳虚，水湿内停，实者气滞湿郁，泛溢肌肤，以致肿胀。常见分型有脾虚、肾虚和气滞三种。辨证首先要注意肿胀的特点和程度。一般水盛肿胀者，皮薄光亮，压痕明显；湿郁肿胀者，皮肤粗厚，压痕不显。同时根据兼症及舌脉等分辨脾虚、肾虚、气滞三种证型，以指导治疗。治疗大法以利水化湿为主。脾虚者健脾利水，肾虚者温肾利水，气滞者理气化湿。按照"治病与安胎并举"的原则，随证加入养血安胎之品，慎用温燥、寒凉、滑利之药，以免伤胎。若水肿明显，需适当休息，必要时需要住院治疗，并进低盐饮食。

本病类似于西医学的妊娠高血压综合征轻症、妊娠水肿。妊娠肿胀是孕妇多发病，做好产前检查，加强营养，适当休息，对减轻本病的发展程度有重要意义。若不伴有高血压、蛋白尿者，预后良好。严重者可致子晕、子痫。

防己黄芪汤

【来源】《伤寒论》

【组成】防己一两　黄芪一两　去芦甘草半两　炒白术七钱半

【用法】上锉麻豆大，每抄五钱匕（15克），生姜四片，大枣一枚，水盏半，煎八分，去滓温服，良久再服。服后当如虫行皮中，以腰下如冰，后坐被上，又以一被绕腰以下，温令微汗，瘥。

【功效】益气祛风，健脾利水。

【主治】气虚型妊娠肿胀。面目浮肿，小便短少，气短自汗，舌质谈红，脉象细濡。原书指证：风水、脉浮、身重、汗出、恶风。

【方解】方中黄芪味甘，性温，入肺脾二经，既可益气固表以扶正，如《本草求真》卷五言"入肺补气，入表实卫，为补气诸药之最"，又可利水消肿以祛邪，如《本草思辨录》卷一曰："黄芪从三焦直升至肺，鼓其阳气，疏其壅滞，肺得以通调水道，阴气大利，此更黄芪之长技。"防己味苦辛，性寒，主入肺、脾、膀胱经，味辛能散，功可祛风，以御外邪，苦寒降泄，能利水除湿，以消浮肿。如《医林纂要·药性》言其"功专行水决渎，以达于下"。二者共为君药，二者相伍，一补气，一利水，一扶正，一祛邪，使利水而不伤正，扶正而不留邪，攻补兼施，相得益彰，共奏益气利水祛风之功。白术苦甘，性温，入脾胃经为方中臣药，有健脾祛湿和固表止汗之功，如《珍珠囊》中言其能"除湿益气，补中，补阳，消痰利水"。佐以甘草益气健脾，调和药性之功，正如《心印绀珠》所云："炙则健脾而和中，协诸药而无争。"生姜既能发散风寒助黄芪固表，又能宣散水气助防己利水。健脾补中，调和药性。大枣健脾补中，调和药性二者共为使药。防己黄芪汤组方配伍有三大特点：攻补兼施、标本兼顾和培土生金。

【临床应用】

1. 用方要点　孕后数月，面浮肢肿，小便短少，气短自汗，舌质淡，苔白滑，脉细濡。

2. 随症加减　若兼腹痛者，为肝脾不和，宜加白芍以柔肝理脾；喘者，为肺气不宣，宜加麻黄少许以宣肺散邪；水湿偏盛，腰膝肿者，宜加茯苓、泽泻以利水消肿；冲气上逆者，宜加桂枝以温中降冲。

3. **使用注意** 若水湿壅盛，汗不出者，虽有脉浮恶风，亦非本方所宜；风邪在表，自当解外，外不解则邪不去，而湿不消；欲解其外，卫又不固时，不可过发其汗，且须益气固表。

4. **现代应用** 适用于慢性肾小球肾炎、心脏性水肿、风湿性关节炎等属表虚湿盛者。

5. **历代医家应用经验** 日本医家丹波元简认为《金匮要略》上的用量是后人改动，而《千金方》所载应是原方。所以，防己黄芪汤的用量应当为：防己四两，甘草一两，白术三两，黄芪五两，生姜三两，大枣十二枚。因此，本方单独应用时可用大剂量，加味或合方时，可用小剂量。许多临床报道中，黄芪和防己的用量都较大，均在60克以上，可参考使用。而甘草的用量不宜过大，3~6克为适宜。

全生白术散

【**来源**】《全生指迷方》

【**组成**】白术一两　生姜皮、大腹皮、陈皮、白茯苓各半两

【**用法**】上为细末，每服二钱，米饮下。

【**功效**】健脾除湿，行水消肿。

【**主治**】脾虚型妊娠子肿。症见妊娠数月，面浮肢肿，甚则遍身俱肿，皮薄光亮，按之凹陷，脘腹胀满，气短懒言，口中淡腻，食欲不振，小便短少，大便溏薄，舌体胖嫩，边有齿痕，苔薄白或薄腻，脉缓滑无力。原书指证：治妊娠面目虚浮，四肢肿如水气。

【**方解**】方中白术、茯苓健脾行水；生姜皮温中理气；大腹皮下气宽中行水；陈皮调气和中。全方有健脾理气，行水消肿的作用。

【**临床应用**】

1. **用方要点** 妊娠面目四肢浮肿，皮薄而光亮，按之凹陷。少气懒言，纳差溏薄，舌质胖嫩，苔薄白，脉缓滑无力。

2. **随症加减** 若肿势明显，小便短少者，酌加猪苓、泽泻、防己以利水消肿；肿甚以致胸闷而喘者，酌加葶苈子、杏仁、厚朴以宽中行气，降逆平喘；食少便溏者，酌加山药、薏苡仁、扁豆、芡实以实脾利湿；脾虚气弱，见气短懒言，神疲乏力者，酌加参、芪以补脾益气。

3. **使用注意** 湿热与血瘀所导致的浮肿忌服。

4. **现代应用** 脾虚型子肿、产后浮肿、经行浮肿；脾虚湿盛，肌肤悉肿；肾炎水肿属于脾虚者。

5. **历代名医应用经验** 我国著名中医妇科专家夏桂成教授在《实用妇科方剂学》指出：全生白术散即五皮散去桑白皮之寒凉，加入白术温燥而成。但《女科指掌·卷三》之白术散，是在全生白术散的基础上加入泽泻、木香而成，治疗"胎水肿满"即西医学中的"羊水过多"病症。其理气利水之力强于全生白术散。而全生白术散，基本上与五皮散相同，所不同的是全生白术散健脾胃之力量较好。五皮散则肺脾同治，一般属于前人所谓"皮水"的范畴。而子肿应用白术不仅在于健脾燥湿，调节水代谢的功能，而且还有着安胎养胎的作用。《金匮要略》的白术散，以白术为主药，就是为安胎养胎而用。临证时可参考用之。

天仙藤散

【来源】《校注妇人良方》

【组成】天仙藤（洗、炒）、香附（炒）、乌药、陈皮、甘草、苏叶、木瓜等份

【用法】上为细末。每服6克，产后腹痛用生姜、小便和酒调下，常患血气用温酒调服。

【功效】理气行滞，化湿消肿。

【主治】气滞型妊娠肿胀。症见妊娠数月，肢体肿胀，始肿两足，渐及于腿，皮色不变，压痕不显，头晕胀痛，胸胁胀满，饮食减少，苔薄腻，脉弦滑。原书指证：妊娠自成胎2个月之后，两足自脚面渐肿至腿膝，行步艰难，端闷妨食，状似水气，甚至足趾间有黄水出者。

【方解】方中天仙藤、香附理气行滞；陈皮、生姜温中行气；乌药开下焦之郁滞；甘草调和诸药；木瓜行气除湿。共奏理气行滞，健脾化湿之功。使郁滞得舒，气机调畅，升降有常，水湿无停聚之患，肿胀自消。

【临床应用】

1. **用方要点** 妊娠先由脚肿，渐及于腿。胸闷胁张，食少腹胀，苔薄腻，脉弦滑。

2. **随症加减** 若兼脾虚湿阻者，症见头晕头重，胸闷腹胀，纳少呕恶，便溏尿少，苔白腻，脉弦滑，治宜解郁行气，健脾利水，方用茯苓导水汤去槟榔。

3. **使用注意** 肾虚阴亏，湿热蕴蓄者忌服。

4. **现代运用** 气滞湿阻之子气病症；气滞湿阻之脚气病症；气滞湿阻之不孕症。

5. **历代名医应用经验** 我国著名中医妇科专家夏桂成教授运用天仙藤散，《沈氏女科辑要笺正》一书中指出：此元丰中淮南名医陈景初制，本名香附散，李伯时名天仙藤散。但《妇人良方》已载有此方，故夏桂成教授认为仍以《良方》为方源为妥。本方正如沈尧封所云：此理气方也，脚面渐肿至腿膝，并足趾间出黄水，是水与气同有之证，不得即谓之气病，必皮厚色不变，方是气病，用此方为对证，乃是认证要决。我们认为天仙藤散，或则又名为香附散，则天仙藤、香附为主药。考香附、天仙藤有理气行滞、疏肝通络之效，不但能治气滞之肿胀，而且有消除慢性炎症之功能，方可用于慢性盆腔炎、不孕症、脚气等疾病。

子气退肿方

【来源】王鼎三经验方

【组成】当归12克 鸡血藤6克 香附6克 天仙藤15克 木瓜12克 泽泻12克 甘草4.5克

【用法】水煎服。

【功效】理气和血，利水消肿。

【主治】气血瘀阻、水湿停聚型妊娠子气，症见妊娠三四个月后，先由脚肿，渐及于腿，或皮色不变，随按随起，或皮白光亮，按之凹陷不起，甚至脚趾出黄水，小便自利，食少，苔薄腻，脉沉弦而滑。

【方解】方中香附、天仙藤理气行滞，天仙藤且有和血通络利水的作用，为方中之主药；当归、鸡血藤既能活血通络，又能补血而不伤胎元；泽泻、木瓜利湿消肿，甘草调和诸药。共奏理气和血，利湿消肿之功。脚间出水甚者，防己、茯苓之类皆可加之。本方源于《妇人良方》天仙藤散（天仙藤、香附、陈皮、甘草、乌药、生姜、木瓜、苏叶），彼以理气行滞药为主，此则行气活血利湿皆俱，似更合病情。

【临床应用】

1. **用方要点** 妊娠三四个月后，先由脚肿，渐及于腿，按之凹陷不起，甚至脚趾出黄水，小便自利，食少，苔薄腻，脉沉弦而滑。

2. **现代应用** 妊娠肿胀辨证属于气血瘀阻、水湿停聚型。

3. **历代名家的应用经验** 王鼎三先生是山西省名老中医之一，王老认为妊娠三个月后下肢浮肿，小水清长者称为子气。皱脚、脆脚，因证治与子气大同，故亦并于此。考子气的病因病极，方书皆称为气滞为患，谓妊娠后胎体渐长，气机升降失司，遂致气滞肿胀，故治疗皆以理气行滞为主的天仙藤散为主方。经谓气为血之帅，血为气之源，气行则血行，气滞则血瘀。子气之病既以单纯的下肢肿甚为主，必因妊娠后胎气增长，致下肢气机不利，血行不畅，气血瘀阻，水湿聚注于下，遂致脚胫肿胀。故子气之病，乃由气滞、血瘀、水湿阻滞而成。（赵建生，王中奇，李润泉. 王鼎三治疗妊娠肿胀的经验. 中医杂志，1983）

第十一节　妊娠眩晕

妊娠晚中期出现头晕目眩，状若眩冒者，称为"妊娠眩晕"，亦称"子眩"或"子晕"。主要机制是阴虚阳亢，上扰清窍，亦可因气郁痰滞，清阳不升，或气血虚弱，清窍失养而引起眩晕。常见分型有肝肾阴虚、气郁痰滞、气血虚弱。辨证时要根据眩晕的特点和程度、兼症和舌脉分辨肝肾阴虚、气郁痰滞、气血虚弱等证型，以指导治疗。同时注意监测水肿、蛋白尿、高血压的异常程度，以估计病情的轻重。妊娠眩晕的重症常是子痫的先兆。治疗大法以平肝潜阳为主，或佐以滋阴潜阳，或理气化痰，或益气养血等法而分别治之。忌用辛散温燥之品，以免重伤其阴，反助风火之邪。

本病类似于西医学的妊娠高血压综合征（轻者似妊娠高血压，重者似先兆子痫）或妊娠合并原发性高血压病引起的眩晕。妊娠眩晕较为常见，属产科重症之一，及时、正确地治疗，预后大多良好，否则病情加重，可发展为子痫。

杞菊地黄丸

【来源】《医级》

【组成】熟地黄八钱　山萸肉、干山药各四钱　泽泻、牡丹皮、茯苓去皮，各三钱　枸杞子、菊花各三钱

【用法】上为细末，炼蜜为丸，如梧桐子大，每服三钱，空腹服。

【功效】滋肾养肝。

【主治】肝肾阴亏型妊娠眩晕，症见妊娠中晚期，头晕目眩，视物模糊，心中烦闷，颧赤唇红，口燥咽干，手足心热，甚或猝然昏倒，顷刻即醒，舌红，苔少，脉弦细数。

【方解】以六味地黄丸滋肾壮水；枸杞子、菊花清肝明目。

【临床应用】

1. **用方要点**　妊娠中后期，头晕目眩，视物模糊。心悸怔忡，夜寐多梦易惊，颜面潮红，口干，手足心热。

2. **随症加减**　若热象明显者，酌加知母、黄柏滋阴泻火；口苦心烦者，酌加黄芩、竹茹清热除烦；眩晕昏仆者，酌加钩藤、天麻镇肝熄风。

3. **使用注意**　妊娠眩晕阳虚者慎用。

4. **现代应用**　肝肾阴亏型妊娠眩晕。

补阳还五汤

【来源】《医林改错》

【组成】黄芪四两（生）　归尾二钱　赤芍一钱半　地龙一钱（去土）　川芎一钱　桃仁一钱　红花一钱　黄芪初用一二两，以后渐加至四两

【用法】日服两剂，两剂服至五六日，每日仍服一剂。

【功效】补气活血通络。

【主治】气虚血瘀型妊娠眩晕。半身不遂，口眼㖞斜，语言謇涩，口角流涎，小便频数或遗尿不禁，舌暗淡，苔白，脉缓。

【方解】方中重用生黄芪大补脾胃之元气，令气旺血行，瘀去络通，为君药。当归尾长于活血，且有化瘀而不伤血之妙，是为臣药；赤芍、川芎、桃仁助当归尾活血化瘀，地龙通经活络，均为佐药。本方的配伍特点是大量补气药

与少量活血药相配，使气旺则血行，活血而不伤正，共奏补气活血通络之功。

【临床应用】

1. **用方要点**　妊娠中晚期，头晕眼花，或头痛。心悸少寐，健忘，神疲乏力，面色苍白或萎黄，舌质淡或淡胖，有瘀点或瘀斑，脉细涩。

2. **使用注意**　本方证是由于气虚血瘀所致，以正气亏虚为主，原书称为"因虚致瘀"，故生黄芪用量宜重（可从30～60克开始，效果不显，再逐渐增加），祛瘀药宜轻。使用时，以病人清醒，体温正常，出血停止，脉缓弱者为宜。使用本方，需久服缓治，疗效方显。愈后还应继续服用一段时间，以巩固疗效，防止复发。高血压患者可用，但正气未虚者慎用，阴虚阳亢，或阴虚血热，或风、火、痰、湿等余邪未尽者，均忌用。

3. **现代应用**　气虚脉络不畅之中风后遗症及瘫痪病症；气虚血瘀所致的崩漏、闭经病症；盆腔粘连或盆腔炎症，子宫内膜异位症。

半夏白术天麻汤

【来源】《医学心悟》

【组成】半夏一钱五分　白术一钱　天麻一钱　陈皮一钱　茯苓一钱　甘草（炙）五分　生姜一片　大枣二枚

【用法】水煎服。

【功效】健脾理气化痰。

【主治】气郁痰滞型妊娠眩晕，症见妊娠中晚期，头晕目眩，胸闷心烦，两胁胀满，呕逆泛恶，时吐痰涎，面浮肢肿，倦怠嗜卧，甚则视物昏花，不能站立，苔白腻，脉弦滑而缓。

【方解】方中以半夏燥湿化痰，降逆止呕，天麻平肝熄风而止头眩为君；白术运脾燥湿，茯苓健脾渗湿为臣；陈皮理气化痰，生姜、大枣调和脾胃为佐；甘草协合诸药为使。诸药相伍，共奏燥湿化痰，平肝熄风之功。

【临床应用】

1. **用方要点**　妊娠中晚期，头晕目眩，胸闷心烦，两胁胀满，呕逆泛恶，时吐痰涎，面浮肢肿，倦怠嗜卧，甚则视物昏花，不能站立，苔白腻，脉弦滑而缓。

2. **随症加减**　若头痛甚者，加蔓荆子、僵蚕祛风止痛。

3. **使用注意** 妊娠眩晕阳虚者慎用。

4. **现代应用** 妊娠眩晕、颈性眩晕、梅尼埃病，神经官能症等。

5. **历代名家的应用经验** 广州中医药大学黄景泉教授在临证中对痰厥所致头痛、眩晕证，亦喜选用程氏此方。使用本方的指征主要有：痛、眩晕（以重、胀为主），甚则伴目不敢睁、恶心作呕；脘腹痞满，胃纳呆滞，口腻不渴；苔白滑腻；脉弦滑。

天麻钩藤饮

【**来源**】《杂病证治新义》

【**组成**】天麻 钩藤 生决明 山栀 黄芩 川牛膝 杜仲 益母草 桑寄生 夜交藤 朱茯神

【**用法**】水煎服。

【**功效**】清心泻火，平肝潜阳。

【**主治**】肝阳上亢型妊娠眩晕，症见妊娠后眩晕，头痛且胀，眩晕目花，其则欲仆，心烦失眠，口渴咽干，面赤唇红，小便热赤，舌红、苔黄糙，脉弦数。

【**方解**】本方证为肝肾不足，肝阳偏亢，火热上扰。治宜平肝熄风为主，配合清热活血，补益肝肾为法。方中天麻、钩藤具有平肝熄风之效，用以为君药。石决明平肝潜阳，除热明目，与天麻、钩藤合用，加强平肝熄风之力；川牛膝引血下行，共为臣药。栀子、黄芩清热泻火，使肝经之热不致上扰；益母草活血利水；杜仲、桑寄生补益肝肾；夜交藤、朱茯神安神定志，均为佐药。合而用之，共成平肝熄风，清热活血，补益肝肾之剂。

【**临床应用**】

1. **用方要点** 妊娠后眩晕，头痛且胀，心烦失眠，口渴咽干，面赤唇红，小便热赤，舌红、苔黄糙，脉弦数为辨证要点。

2. **随症加减** 血压偏高加八角梧桐叶、罗布麻叶；头痛甚加龙胆草、菊花。

3. **使用注意** 妊娠眩晕阳虚者慎用。

4. **现代应用** 现用于高血压病，高血压脑病，脑溢血，高热惊厥，癫痫，梅尼埃病，神经官能症等。

5. **历代医家的应用经验**　贵阳中医学院袁家矶教授以天麻钩藤饮与温胆汤加减治疗阴虚阳亢，风火相煽，痰瘀交阻所致妊娠痫证。诸药合用有镇肝熄风，解痉除痰之功，故初服即见大效，继以育阴潜阳，柔肝熄风，化痰通络之剂以收全功。

第十二节　妊娠痫证

　　妊娠晚期或临产时或新产后，发生眩晕倒仆，昏不知人，双目上视，牙关紧闭，四肢抽搐，全身强直，须臾醒，醒复发，甚或昏迷不醒者，称为"妊娠痫证"，亦称"子痫"。本病相当于西医学中的重度妊娠高血压综合征中的子痫。子痫是产科危急重症，做好产前检查，对预防子痫的发生和发展有重要意义。子痫一旦发生，严重威胁母婴生命。主要机制是肝阳上亢，肝风内动，或痰火上扰，蒙蔽清窍。本病辨证要充分注意昏迷与抽搐发作程度和频率，结合兼症和舌脉，确定证型与治法。一般昏迷深，发作频的病情较重。治疗大法以清肝熄风、安神定痉为主。由于病情危重，应中西医结合进行救治。

羚角钩藤汤

　　【来源】《重订通俗伤寒论》

　　【组成】羚角片一钱半，先煎　双钩藤三钱，后下　霜桑叶二钱　滁菊花三钱　鲜生地五钱　生白芍三钱　川贝母四钱，去心　淡竹茹五钱，鲜刮，与羚羊角先煎代水　茯神木三钱　生甘草八分

　　【用法】水煎服。

　　【功效】养阴清热，平肝熄风。

　　【主治】肝风内动型妊娠痫证。症见妊娠晚期，或临产时及新产后，头痛眩晕，突然昏仆不知人，两目天吊，牙关紧闭，四肢抽搐，腰背反张，时作时止，或良久不省，手足心热，颧赤息粗，舌红或绛，苔无或花剥，脉弦细而数或弦劲有力。

　　【方解】方中羚羊角咸寒，入肝经，善于凉肝熄风；钩藤甘寒，入肝经，清热平肝，熄风解痉。二药合用，相得益彰，清热凉肝，熄风止痉之功益著，共为君药。配伍桑叶、菊花清热平肝，以加强凉肝熄风之效，用为臣药。风火

相煽，最易耗阴劫液，故用鲜地黄凉血滋阴，白芍养阴泄热，柔肝舒筋，二药与甘草相伍，酸甘化阴，养阴增液，舒筋缓急，以加强熄风解痉之力；邪热每多炼液为痰，故又以川贝母、鲜竹茹以清热化痰；热扰心神，以茯神木平肝宁心安神，以上俱为佐药。甘草兼调和诸药，为使。综观全方，以凉肝熄风为主，配伍滋阴、化痰、安神之品，标本兼治，全方共奏平肝育阴，熄风镇痉之效。为凉肝熄风法的代表方。

【临床应用】

1. **用方要点**　妊娠晚期，或正值分娩时，颜面潮红，头痛眩晕。心悸烦躁，突发四肢抽搐，甚则昏不知人，舌质红，苔薄黄，脉弦滑数。

2. **随症加减**　若邪热内闭，神昏谵语者，宜配合紫雪或安宫牛黄丸以清热开窍；抽搐甚者，可配合止痉散加强熄风止痉之效；便秘者，加大黄、芒硝通腑泄热。

3. **使用注意**　大便溏薄，浮肿明显者忌服。若温病后期，热势已衰，阴液大亏，虚风内动者，不宜应用。

4. **现代应用**　风热型子痫，更年期眩晕症。

牛黄清心丸

【来源】《疫喉浅论》

【组成】犀牛黄二分五厘　镜面朱砂一钱五分　生黄连五钱　川郁金二钱
山栀三钱

【用法】口服，一次1丸，一日1次。

【功效】清心化痰，镇惊祛风。

【主治】用于妊娠晚期，或正值分娩时，头痛胸闷，猝然昏不知人，腰背反张，四肢抽搐，气粗痰鸣。

【方解】方以牛黄清心化痰开窍；黄连、山栀子清心肝之热，朱砂安神镇惊，佐郁金以开心胸之郁，使气机通利，经脉通畅，则痰热除，抽搐自止。诸药合用共奏清心开窍之效。如王晋三说："温邪内陷包络神昏者，唯万氏此方最妙。"

【临床应用】

1. **用方要点**　妊娠晚期，或正值分娩时，神昏抽搐，痰鸣气喘，舌红苔黄，脉弦滑。

2. 随症加减 如热盛动风、抽搐者，加羚羊角、钩藤、菊花、桑叶以熄风止痉；如痰热偏盛而见胸痛痰多者加竹茹、川贝母、地龙以清化热痰；如昏迷不醒者，亦可配合安宫牛黄丸抢救。

3. 使用注意 寒痰内闭之神昏或血虚风动之抽搐不宜应用。

4. 现代应用 本方可用治先兆子痫、流行型乙型脑炎、流行性脑脊髓炎等属于热入心包或痰热内闭者。

5. 历代名家医用经验

（1）著名中医儿科专家，全国首批500位名老中医药专家学术经验继承导师之一董廷瑶教授用牛黄清心丸治疗心火偏胜的小儿痫病。

（2）第一批浙江省名中医范中明主任医师善用中成药牛黄清心丸治疗脑病，如中风、癫症、狂症。

（3）全国首批继承老中医药专家学术经验指导老师俞慎初教授用牛黄清心丸配合治疗惊恐症。

（4）全国第二批名老中医学术经验继承人指导老师姚培发教授用牛黄清心丸治疗老年性痴呆。

羚羊角散

【来源】《重订严氏济生方》

【组成】羚羊角、川独活、酸枣仁（炒，去壳）、五加皮各半钱　薏苡仁（炒）、当归（酒浸）、防风、茯神、杏仁（去皮尖）各四分　木香、甘草各二分半

【用法】咀嚼，每四钱，姜五片，水煎，无时服。

【功效】熄风镇痉，养血通络。

【主治】妊娠痫证，症见猝然跌仆、背强口噤角弓反张、痰涎壅盛、不省人事，须臾自省，少顷复如常人。

【方解】方中羚羊角平肝熄风以镇痉；防风、独活疏散风邪；当归、五加皮活血通络，养血安胎；茯神、枣仁宁心安神；杏仁、木香宣肺利气行滞；薏苡仁祛湿化痰；炙甘草益气和中，舒筋之挛急，使祛邪而不伤正。诸药配伍，可使血和气顺，肝风熄止，则痫证自愈。

【临床应用】

1. **用方要点** 妊娠痫证，症见猝然跌仆、背强口噤角弓反张、痰涎壅盛、不省人事，须臾自省，少顷复如常人。

2. **随症加减** 如见筋脉挛急、手足抽搐之肝风内动甚者，可加钩藤、石决明、龙骨、牡蛎。又因方中防风、独活性温发散，如果是血虚风动者，应去之不用，且当酌加滋阴养血之品。

3. **现代应用** 风热型子痫，更年期眩晕症。

钩藤汤

【来源】《校注妇人良方》

【组成】钩藤、当归、茯神、桑寄生、人参各一钱　苦桔梗一钱半

【用法】水煎服，每日一剂，日服两次。

【功效】平肝定心。

【主治】妊娠子痫，症见妊娠后出现头晕、目眩、烦热、少寐、心悸、浮肿等，病情轻者见烦躁不安，间或突然仆倒，甚至昏迷，口吐白沫，四肢抽搐，须臾自平，间隔一段时间复有发作。

【方解】钩藤清心热，平肝风；桔梗宣通气血、清利头目，为诸药之舟楫，载以上浮，达于病所；并以人参补气，当归养血以扶正气；茯神宁心安神；桑寄生益肾养肝。全方同义于平肝阳，养心神，药性平和，适用于子痫轻者，或防治于未然。

【临床应用】

1. **用方要点** 妊娠末期常感头晕头痛、胸闷呕恶、心悸气短、肢面浮肿、猝然颠仆、抽搐项强、口吐白沫，舌红、脉弦数等症。

2. **随症加减** 若见胎动不安，加菟丝子、川续断；颜面潮红、心悸烦躁等阴虚火旺者，加生地黄、白芍、羚羊角；见红者，加阿胶、艾炭；若痫证已有发生，可去人参、当归；如面赤、烦热、舌绛、脉数等热象显著者，可加黄连、黄芩、丹皮；如头痛、眩晕、耳鸣、肢麻等肝阳上亢之象明显者，可加菊花、僵蚕、石决明、紫贝齿；如心悸、少寐、烦躁等心神不宁之象显著者，可加麦冬、远志、石菖蒲、玄参；如见浮肿，可加泽泻、茯苓皮；如头目昏重，发作频繁，是兼有痰热蒙蔽心窍，可加天竺黄、陈胆星。

3. **临床应用** 可用于妊娠子痫、先兆子痫、妊娠高血压。

4. **历代名家医用经验** 著名的中医妇科专家哈荔田认为子痫一病属于阴虚阳越、气火上升的本虚标实证候。若素日痰涎壅盛者，亦可兼见气火夹痰、蒙蔽清窍的表现，若风邪外袭者，尚可荣见寒热身痛的表证。因此，子痫的治疗大法首应着重养血熄风、滋阴潜阳，同时依据其兼夹因素的不同，参以辛放风邪、豁痰开窍、清热解毒、渗湿利尿的治法，并宜酌加活血化痰通络之品，以调畅血行，舒缓筋脉。临床常选用《大全良方》钩藤汤加减为基础方，药如钩藤、菊花、白茯苓、当归、寄生、生地、麦冬、沙参、竹茹、生牡蛎、丹参、琥珀等。全方养血育阴、潜阳镇逆。

平肝散

【**来源**】《女科方萃》

【**组成**】黄芩9克 夏枯草9克 炒牛膝9克 白薇9克 当归9克 菊花9克

【**用法**】水煎服，每日1剂，日服2次，或共为细末，每服6~9克，日服3次。

【**功效**】平肝泻火。

【**主治**】妊娠先兆子痫，或妊娠子痫较轻属于肝阳上亢者，可用于妊娠中毒症。症见妊娠后猝然颠仆、抽搐项强，时眩晕，头痛且胀，心烦失眠，口渴咽干，面赤唇红，小便热赤，舌红，苔黄，脉弦数。

【**方解**】本方以黄芩、夏枯草清泻肝火；以白薇、当归滋阴养血以缓肝脏刚燥之性；以菊花滋阴养肝，疏散风热；本方证下虚上实，故用牛膝下行阴血，以补肝肾。全方重在清肝降火，适用于肝阳亢盛，内风蠢动之证。

【**临床应用**】

1. **用方要点** 妊娠后猝然颠仆，抽搐项强，头痛且胀，心烦失眠，口渴咽干，小便热赤，舌红，苔黄，脉弦数。

2. **随症加减** 先兆子痫，可以石决明代替牛膝，症重者但用牛膝无妨。子痫发作，可作汤剂加服羚羊琥珀散。

3. **临床应用** 妊娠先兆子痫，或妊娠子痫较轻属于肝阳上亢者，可用于妊娠中毒症。

牡蛎龙齿汤

【来源】裘笑梅经验方

【组成】牡蛎15~30克 龙齿12~18克 杜仲15~30克 石决明15~30克 制女贞9~12克 白芍9~12克 夏枯草9~15克 桑寄生9~15克 茯苓9~12克 泽泻9~12克

【用法】水煎服。

【功效】滋阴养血，平肝熄风。

【主治】子痫或先兆子痫。症见子痫或先兆子痫伴有头痛、头晕、视觉障碍、胸闷及恶心等症状。

【方解】方中牡蛎、龙齿镇肝潜阳，更有安神之效；杜仲、桑寄生补肾养肝，且能安胎；女贞子、白芍滋补养血；夏枯草、石决明平肝熄风；配合茯苓、泽泻健脾利水。使营阴恢复而肝有所养，脾运得展而水湿自去。则浮肿、眩晕、痉厥诸症可获痊愈。

【临床应用】

1. **用方要点** 子痫或先兆子痫伴有头痛、头晕、视觉障碍、胸闷及恶心等症状。

2. **随症加减** 水肿甚者，加车前草、赤小豆、猪苓；夹痰者，加竹沥、半夏、制胆星、石菖蒲、旋覆花（布包）。

3. **现代应用** 子痫或先兆子痫。

4. **历代名家的应用经验** 首批国家名老中医药专家裘笑梅教授认为子痫由先兆子痫发展而来，是同一个疾病发展的不同阶段，是晚期妊娠威胁母胎生命的危、急、重症之一。《内经》云："诸风掉眩、皆属于肝"，此病散见于"妊娠水气"、"子肿"、"子晕"、"子烦"等病症中。牡蛎龙齿汤方中牡蛎、龙齿镇肝潜阳，更有安神之效；杜仲、桑寄生以补肾养肝且能安胎；女贞子、生白芍滋补养血；夏枯草、石决明平肝熄风，配合茯苓、泽泻健脾利水，使营阴恢复而肝阴所养，脾运得展而水湿自去，则浮肿、眩晕、痉厥诸症可获痊愈。

养血潜阳熄风汤

【来源】马龙伯经验方

【组成】桑寄生20克　夏枯草10克　当归10克　大生地5克　小川芎4.5克　生白芍12克　双钩藤10克　北沙参10克　大麦冬10克　生甘草3克　七爪红10克　朱茯神12克　生龙骨20克　生牡蛎20克　犀角末（冲）1克（用水牛角代替）

【用法】水煎服。

【功效】养血熄风，潜阳镇痉。

【主治】子痫血虚风热证。症见子痫未发之前，面色萎黄，时有颧赤，头目眩晕，心悸气短，下肢及面目微肿。发则神昏猝倒，四肢挛急，牙关紧闭，颈项强急，口吐涎沫。脉细弦细而滑。

【方解】方中当归、生地、川芎、生白芍取四物汤之意可养血活血。桑寄生补肝肾，夏枯草降肝火，双钩藤平肝热，北沙参、大麦冬养肝阴生，七爪红理气行滞，朱茯神养心安神，生龙骨、生牡蛎平肝潜阳，水牛角清热凉血解毒，生甘草调和诸药以解。诸药相合可以养血熄风，潜阳镇痉。

【临床应用】

1. **用方要点**　以子痫未发之前，面色萎黄，时有颧赤，头目眩晕，心悸气短，下肢及面目微肿。发则神昏猝倒，四肢挛急，牙关紧闭，颈项强急，口吐涎沫。脉细弦而滑为辨证要点。

2. **随症加减**　内热甚者，加生石膏（研先煎）15克；有发热者，加柴胡4.5克；身畏冷者，生地改用熟地12克；痉挛甚者，加羚羊角（冲）0.6克，或玳瑁代之；痰盛者，加天竺黄4.5克，竹沥水30克；神昏过久者，再加九节菖蒲6克。

3. **现代应用**　子痫血虚风热证。

第十三节　胎气上逆

妊娠胸胁胀满，甚或喘急，烦躁不安者，称为"胎气上逆"，亦名"子悬"、"胎上逼心"。产生本病的原因，主要是素体脾胃虚弱，或肝郁犯脾，孕后胎体渐长，胎碍脏腑，气机壅塞，升降失常，而致胎气上逆。素性抑郁或忿怒伤肝，气机不利，孕后血聚于下，气逆于上，肝气伤脾，湿浊上泛，遂致胸腹胀满而为子悬。或平素阳盛，肺胃积热，孕后胎气不和，邪热逆上心胸，以致胸腹胀满而病子悬。

依据胸腹胀满，甚或喘息气急的主症，结合伴随症、舌脉进行综合分析，判断疾病的标本虚实。治疗以理气行滞为主，佐以利湿、清热等法。

本病类似于西医学妊娠合并心脏病，或妊娠合并呼吸系统感染。

紫苏饮

【来源】《普济本事方》

【组成】大腹皮、人参（去芦）、川芎（洗）、陈皮（去白）、白芍药各15克 当归（洗，去芦，薄切）9克 紫苏茎叶30克 甘草（炙）3克

【用法】上药各细锉。分作三服，每服用水220毫升，加生姜4片，葱白22厘米，煎至160毫升，去滓，空腹时服。

【功效】行气安胎。

【主治】妊娠期胎气上逆，胸腹胀满，甚则疼痛，呼吸喘促，烦躁不安，神疲纳呆。苔白脉弦。可用于妊娠呕吐、妊娠期胃肠功能紊乱以及胎位不正。

【方解】本方主要用于妊娠肝郁脾虚，胎气不和，胸腹胀满之症。方用紫苏理气安胎为主药；佐以陈皮理气健脾，大腹皮行气宽中；人参、当归、白芍、炙甘草补气养血；川芎活血；姜葱和胃。合而用之，使气机畅行，肝脾调和，则胎气自安。

【临床应用】

1. **用方要点** 妊娠期，胸腹胀满，甚或喘急不安。心烦易怒，食少嗳气，心悸乏力，大便清薄。

2. **随症加减** 若胎位不正，加桑寄生、川续断、菟丝子。若湿浊上泛，胎气迫肺，喘息不安者，加茯苓、葶苈子、瓜蒌皮降逆气，定喘息；若食少便溏者，加厚朴、枳壳、白术、茯苓以扶脾渗湿。

3. **使用注意** 阴虚火旺或心肝郁火偏甚者忌服。

4. **现代应用** 血虚气郁之子悬病症；血虚气郁之胎动不安；血虚气郁滞产。

第十四节 妊娠咳嗽

妊娠期孕妇咳嗽不已，表现为慢性干咳或咳少许白黏痰，常伴有胃部烧灼、反酸等不适感觉，持续时间超过3周，无感染等导致咳嗽的因素，原因不

明，除咳嗽引发的体征之外，亦无其他阳性体征。中医学称为"子咳"，出自《诸病源候论》卷四十二。即"子嗽"，若久咳不愈或咳嗽剧烈，常可损伤胎气而致堕胎或小产。受孕以后，月事停闭，脏腑经络之血，皆注于冲任以养胎，故此时全身处于阴血偏虚，阳气偏盛的状态。一般在妊娠之际，由于血聚于下，冲脉之气较盛，如素体胃气虚，则易挟肝胃之气上逆犯肺，造成肝木侮金之势，肺失宣降，肺气上逆，咳嗽即作。若素体阴亏，肺阴不足，孕后阴血下聚以濡养胎元，阴血愈亏，阴虚火旺，虚火上炎，灼伤肺津，肺失濡润，咳嗽遂作。

六君子汤

【来源】《太平惠民和剂局方》

【组成】人参（去芦）、白术、茯苓（去皮）各三钱　甘草（炙）二钱　陈皮一钱　半夏一钱五分

【用法】上为细末，作一服，加大枣二枚，生姜三片，新汲水煎服。

【功效】益气健脾，燥湿化痰。

【主治】脾胃气虚兼痰湿证之妊娠咳嗽。症见咳嗽不已，伴有食少便溏，胸脘痞闷，呕逆等。

【方解】对于脾胃气虚，兼有痰湿之证，理当以补气健脾，燥湿化痰为治。方中人参甘温，擅大补元气，而且主入脾经，故本方用为君药，以大补脾胃之虚；白术甘温而兼苦燥之性，甘温补气，苦燥健脾，与脾喜燥恶湿、以健运为本之性相合，"脾脏补气第一要药"（《本草求真》卷一），与人参相协，益气补脾之力益著，用为臣药；茯苓甘淡，健脾渗湿，与白术相伍，前者补中健脾，守而不走，后者渗湿助运，走而不守，二者相辅相成，健脾助运之功益彰；半夏燥湿化痰，和胃降逆，陈皮理气行滞，又能燥湿化痰，二药增强燥湿化痰之力，四药共为佐药；炙甘草甘温益气，合人参、白术可加强益气补中之力，又能调和方中诸药，因而兼有佐使的双重作用。本方组成虽仅六药，益气之中有燥湿之功，补虚之中有运脾之力，诸药相辅相成，配伍严谨，药简力专，颇合脾欲甘，喜燥恶湿，喜通恶滞的生理特性，体现了治疗脾胃气虚证兼有痰湿的基本大法。本方配伍特点为：以益气补脾为主，伍以祛湿助运之品，补中兼行，温而不燥，为平补脾胃之良方。

【临床应用】

1. **用方要点** 妊娠期间咳嗽有痰。伴有食少便溏，胸脘痞闷，呕逆等。舌淡苔薄，脉虚弱。

2. **随症加减** 脾虚湿盛者加山药，炒扁豆以健脾化湿；咳嗽严重者加紫菀、百部、杏仁以宣肺止咳。

3. **使用注意** 因本方性燥，故燥痰者慎用；吐血、消渴者忌用。

4. **临床应用** 妊娠咳嗽，慢性胃炎，气虚发热等。

5. **历代名家的应用经验**

（1）国医大师朱良春治疗多擅用控涎丹合六君子汤或二陈汤治疗积饮胃痛，其病机和见症有其特点；患者多嗜饮茶水，素体壮盛今渐变瘦其一也；胃痛夹胀坠、呕恶（恶食恶饮），时轻时重，常用中西药叠进无效其二也；胃脘部有振水声，X线钡透有多量水饮潴留胃部其三也；症见苔白垢腻，右脉沉弦，大便多日一行也。控涎丹对水饮、痰毒、恶血的排除有卓越疗效，六君子汤补益脾胃。临床所见积饮胃痛之症，决非一般常用方所能胜任。

（2）国医大师李振华教授利用香砂六君子汤合小柴胡汤化裁治疗气虚发热。

百合固金汤

【来源】《医方集解》

【组成】百合一钱半　生地黄二钱　熟地黄、当归身各三钱　芍药炒、甘草各一钱　贝母、麦冬各一钱半　桔梗、玄参各八分

【用法】水煎服。

【功效】养阴润肺，化痰止咳。

【主治】主治阴虚肺燥型妊娠咳嗽。症见妊娠咳嗽，干咳无痰，甚或痰中带血。伴有口干咽燥、手足心热，舌红少苔，脉细滑数。

【方解】本方所治诸症皆由肺肾阴亏，虚火上炎而致，治宜标本兼顾，滋养肺肾之阴为主，辅以清热化痰、凉血止血。方中百合甘而微寒，为养阴润肺止咳之要药，微苦能泄，故又可清降虚火；二地合用，滋肾壮水，其中生地甘寒，长于滋阴降火，凉血止血；熟地甘温，重在滋养肾阴，填精补血。三药相伍，润肺滋肾，金水并补，共为君药。麦冬甘寒，协百合以滋阴清热，润

肺止咳；玄参咸寒，助二地以滋阴益肾，清热凉血，均为臣药。咳痰带血，久之营血亏损，故佐以当归、白芍养血敛阴，当归兼止"咳逆上气"（《神农本草经》卷二）；贝母清润肺金，化痰止咳。又伍桔梗宣利肺气而祛痰，并作舟楫之用，载诸养阴之品上滋于肺，与生甘草相合又善利咽止痛；生甘草清热泻火，润肺止咳，调和诸药，二药皆兼有佐使之功。全方合力，使肺。肾得滋养，阴血得充，虚火降而痰血止，诸症遂得痊愈。

【临床应用】

1. **用方要点**　妊娠期间，干咳无痰或痰中带血。口干咽燥，手足心热，舌红少苔，脉细滑数。

2. **随症加减**　若痰多而色黄者，加胆南星、黄芩、瓜蒌皮以清肺化痰；若咳喘甚者，可加杏仁、五味子、款冬花以止咳平喘；若咳血重者，可去桔梗之升提，加白及、白茅根、仙鹤草以止血。

3. **使用注意**　本方药物多属于甘寒滋腻之品，若脾虚便溏，饮食减少者，不宜应用。

4. **现代应用**　本方常用于肺结核、慢性支气管炎、支气管扩张、慢性咽喉炎、自发性气胸等属于肺肾阴虚，虚火上炎者。

5. **历代名家应用经验**

（1）我国著名的呼吸病专家许建中教授用百合固金汤治疗支气管扩张。

（2）全国中医急症医疗中心主任陈绍宏教授用百合固金汤治疗反复咳血。

（3）浙江省名老中医朱祥成教授用百合固金汤治疗声音嘶哑。

（4）李佩文教授用百合固金汤治疗肺癌。

（5）陕西省著名老中医龚振祥治疗久郁化火，燥痰结喉的梅核气。

紫菀汤

【来源】《校注妇人良方》

【组成】紫菀—两　天冬—两　桔梗—分　炙甘草—分　桑白皮—分　杏仁—分　竹茹—分

【用法】水煎去渣，加蜂蜜半匙，再煎温服。每日1剂，分2次服。

【功效】清火润肺，下气止嗽。

【主治】子嗽，症见咳逆上气、久而不已，口渴心烦。

【方解】方中紫菀、桑白皮、杏仁宣肺止咳；天冬、竹茹清火除烦；桔梗化痰止咳；白蜜润肺；甘草和中。诸药协同，清火润肺，肺中清宁，嗽症自消。

【临床应用】

1. **用方要点**　妊娠期间咳嗽伴有咳逆上气、久而不已，口渴心烦。

2. **使用注意**　寒咳者不宜使用。

3. **临床应用**　子嗽。

清金降火汤

【来源】《古今医鉴》

【组成】陈皮一钱五分　半夏（泡）一钱　茯苓一钱　桔梗一钱　枳壳（麸炒）一钱　贝母（去心）一钱　前胡一钱　杏仁（去皮、尖）一钱五分　黄芩（炒）一钱　石膏一钱　瓜蒌仁一钱　甘草（炙）三分

【用法】上锉1剂。加生姜3片，水煎，空腹临卧服。

【功效】清肺泻火，止咳化痰。

【主治】妊娠咳嗽属痰热壅肺型，临床表现为咳嗽气粗，痰多稠黄，胸膈痞闷，甚则气急呕恶，烦热不宁，口苦口干，舌质红，苔黄腻，脉滑数。

【方解】方中用半夏以燥湿气，化痰散结；黄芩、瓜蒌仁以平热气，清热降火；陈皮以顺里气，理气化痰以畅中；杏仁以降逆气，降利肺气以宣上；枳壳以破积气，破气化痰以宽胸；茯苓以行水气，健脾渗湿以杜生痰之源；并配川贝母、桔梗、前胡、甘草以化痰止咳；石膏以清热泄火；生姜为开痰之先导。诸药共用以达清热肃肺，化痰止咳之效，使咳嗽止，痰热除，从而达到预期效果。

【临床应用】

1. **用方要点**　以咳嗽气粗，痰多稠黄，烦热不宁，舌质红，苔黄腻，脉滑数为用法要点。

2. **随症加减**　痰热郁蒸，痰黄如脓或有热腥味，加鱼腥草12克，金荞麦根15克，薏苡仁15克等清热化痰；痰热壅盛，腑气不通，胸满咳逆，痰涌，便秘，配葶苈子10克，大黄9克，芒硝9克泻肺通腑逐痰；痰热伤津，口干，舌红

少津，配北沙参12克，天冬12克，天花粉10克养阴生津。

3. **使用注意** 寒咳者不宜使用。

4. **临床应用** 咳嗽属痰热壅肺型均可使用。

新加马兜铃汤

【**来源**】夏桂成经验方

【**组成**】炙马兜铃10克 桔梗6~9克 贝母6~9克 紫苏5克 陈皮6克 炙桑白皮10克 炙百部9克 杏仁10克 青蛤壳（先煎）10克 炙枇杷叶9克

【**用法**】每日1剂，水煎分2次服。

【**功效**】化痰止咳，清热理气。

【**主治**】妊娠咳嗽，胎气壅滞，痰热阻肺，咳嗽喘急，胸腹胀满，有时甚至不得平卧。

【**方解**】所谓子嗽者，因怀子而咳嗽，实属子气类病症，即胎气胎火过旺，火热炼液成痰，痰热蕴阻于肺，以致肺失宣肃，故而形成咳嗽痰喘，胸膈满闷，故当以马兜铃散治之。本方药即是从马兜铃散的基础上加减而成。方中马兜铃为主药，就是针对子嗽而起作用的，马兜铃清热化痰止咳，肃降肺气，因本病常由外感所引起，故方中又用桔梗、紫苏、百部等开肺散邪，理气化痰止咳；再用桑白皮、清蛤壳清热，降肺气；肺者既要宣开，又要肃降，尤其是清肃之令更重要，咳喘大多与肺不宣降，上逆而作，贝母以化痰止咳。子嗽者，常与胎气胎火有关，孕后胎气胎火极易上升，上犯于肺，肺失肃降，故发作为子嗽。故方中又入枇杷叶者，皆在于肃降肺气，达到止咳平喘的目的。全方具有清热理气，宣开肺气，肃降肺令的作用，故为子嗽要方。

【**临床应用**】

1. **用方要点** 妊娠期间咳嗽伴有喘急，胸腹胀满，有时甚至不得平卧。

2. **随症加减** 子嗽早期风寒外袭，痰火内炽者，加入桑叶6克，炒荆芥6克；如烦热口渴，午后面部火升，咳逆喘息不得卧者，去桔梗、紫苏，加炙知母6克，炒黄柏9克，炒子芩9克，如咳嗽日久，口渴喜饮，舌质红绛，苔少津亏者加百合、北沙参各10克，麦冬8克。

3. **使用注意** 马兜铃里含有马兜铃酸Ⅰ、马兜铃酸Ⅱ、马兜铃碱、马兜铃次酸等，凡肝肾两脏有病者，宜慎用。青蛤壳味咸性寒，脾胃虚寒、大便泄泻者慎服。

4. **临床应用** 经行咳喘,肺痨等。

第十五节 胎水肿满

妊娠五六个月出现胎水过多,腹大异常,胸膈胀满,甚或喘不得卧者,称为"胎水肿满",亦称"子满"。本病相当于西医学的羊水过多。主要机制是脾失健运,水渍胞中所致。素体脾虚,孕后贪食生冷,血气下聚冲任养胎,脾气益虚,水湿莫制,湿渗胞中,发为胎水肿满。或素多抑郁,孕后胎儿渐大,阻塞气机,气机不畅,气滞湿郁,蓄积于胞,以致胎水肿满。常见分型有脾气虚弱和气滞湿郁。辨证中注意肢体和腹皮肿胀特征,如皮薄光亮,按之有凹陷为脾虚;皮色不变,按之压痕不显为气滞。还应结合全身症状、舌象、脉象综合分析,才能正确诊断。治疗大法以利水除湿为主,佐以益气行气。

本病相当于西医学的羊水过多。如有胎儿畸形,应终止妊娠,本节不予讨论。

鲤鱼汤

【**来源**】《备急千金要方》

【**组成**】白术五两　茯苓四两　当归、白芍各三两

【**用法**】㕮咀,每四钱,用鲤鱼一尾,不拘大小,破洗鳞肠,白水煮熟,去鱼,每服用鱼汁盏半,姜七片,陈皮少许,煎一盏,空心服。如胎水未尽,再和服。

【**功效**】健脾渗湿,养血安胎。

【**主治**】脾气虚弱型胎水肿满。症见孕期胎水过多,腹大异常,腹皮急而发亮,下肢及阴部水肿,严重时全身浮肿,食少腹胀,神疲肢软,面色淡黄,舌淡、苔白,脉沉滑无力。

【**方解**】方用鲤鱼,功能益脾利水消肿;佐以白术、茯苓以加强健脾利水之功;当归、白芍和血敛阴以固胎。合而用之,共奏健脾利水,养血安胎之功。

【临床应用】

1. **用方要点**　孕期胎水过多，腹大异常，腹部皮肤薄而发亮，下肢及阴部水肿，甚至全身浮肿。食少腹胀，神疲肢软，舌淡，苔白，脉沉滑无力。

2. **随症加减**　脾虚水肿甚者，加茯苓皮、五加皮、大腹皮以健脾利水；如兼痰湿而见胸闷、恶心、痰多加法半夏、陈皮、砂仁以燥湿化痰。若阳虚兼畏寒肢冷者，酌加黄芪、桂枝以温阳化气行水；腰痛甚者，酌加杜仲、续断、菟丝子固肾安胎。

3. **使用注意**　脾肾两虚之孕期胎水过多非本方所宜。

4. **临床应用**　妊娠肿满与子气，喘而难卧，胀满难堪；产后浮肿，喘嗽，小便不利、肝硬化腹水。

茯苓导水汤

【来源】《医宗金鉴》

【组成】木香、木瓜、槟榔、大腹皮、白术、茯苓、猪苓、泽泻、桑白皮、砂仁、苏叶、陈皮各等份

【用法】加生姜，水煎服。

【功效】理气行滞，利水除湿。

【主治】气滞湿郁型胎水肿满。症见孕期胎水过多，腹大异常，胸膈胀满，甚则喘不得卧，肢体肿胀，皮色不变，按之压痕不显，苔薄腻，脉弦滑。

【方解】方中茯苓、猪苓、白术、泽泻健脾行水；木香、砂仁、苏叶醒脾理气；大腹皮、桑白皮、陈皮消胀行水；木瓜行气除湿。诸药合用，既可行气化滞使气化湿消，又能健脾祛湿以消肿安胎，是治疗气滞湿郁型胎水肿满之良方。

【临床应用】

1. **用方要点**　孕期胎水过多，腹大异常，胸膈胀满，甚则喘不得卧，肢体肿胀，皮色不变，按之压痕不显，苔薄腻，脉弦滑。

2. **随症加减**　腹胀甚者，酌加枳壳理气消胀满；喘甚不得卧者，酌加葶苈子泻肺行水，下气定喘；下肢肿甚者，酌加防己除湿消肿。

3. **使用注意**　脾肾两虚之孕期胎水过多非本方所宜。

4. **临床应用**　妊娠肿满与子气，喘而难卧，胀满难堪；产后浮肿，喘

嗽，小便不利者。

5. 历代医家应用经验

（1）伤寒名家刘渡舟教授辨治慢性肾小球肾炎喜用茯苓导水汤，刘老认为如果患者形气较差，或年老体弱之人患慢性肾小球肾炎，多由过劳伤中，脾虚不运，水湿内泛，上干肺娇，下壅肾关所致。本"急则治标"之意，先行外散内利。然又虑其体素弱，恐不任大伐，故选用茯苓导水汤治之（茯苓、泽泻、白术、桑白皮、大腹皮、木香、木瓜、陈皮、砂仁、苏叶、麦冬、槟榔）治之最宜。

（2）全国首批名老中医药专家学术经验继承工作指导老师王云铭教授用茯苓导水汤治疗盆腔炎积液。

第十六节　妊娠小便淋痛

妊娠期间出现尿频、尿急、淋漓涩痛等症状者，称为"妊娠小便淋痛"，亦称"子淋"，又称"妊娠小便难"。《金匮要略》已有妊娠小便不利等的记载。主要机制是膀胱郁热，气化失司。如素体阴虚，孕后阴血愈亏，阴虚火旺，下移膀胱，灼伤津液，则小便淋漓涩痛。素体阳盛，孕后嗜食辛辣，热蕴于内，引动心火，心火偏亢，移热小肠，传入膀胱，灼伤津液，则小便淋漓涩痛；或孕期摄生不慎，感受湿热之邪，湿热蕴结，灼伤膀胱津液，发为小便淋漓涩痛。

常见分型有阴虚津亏、心火偏亢、下焦湿热三种。辨证中重点了解尿频、尿痛的情况，其病程的长短、反复发作的情况等可作为辨别虚实的依据，尚须结合其他兼症、舌脉综合分析，才能确定证型和具体治法。治疗大法以清润为主，不宜过于通利，以免损伤胎元。必予通利者，应佐以固肾安胎之品。

本病相当于西医学的妊娠合并尿道炎、膀胱炎、肾盂肾炎等泌尿系统感染的疾病。妊娠小便淋痛是临床常见的妊娠合并症。

子淋汤

【来源】《沈氏女科辑要笺正》

【组成】生地黄　阿胶　黄芩　山栀子　木通　甘草梢（原书无用量）

【用法】水煎服，1日2次。

【功效】滋阴清热，泻火通淋。

【主治】阴虚有热型妊娠小便淋痛。症见妊娠期间小便频数，淋漓不尽，灼热疼痛，尿少色黄；形体羸瘦，午后潮热，手足心热，心烦不寐，大便干结，舌红、苔薄而干，脉细数。

【方解】本方乃因孕妇素体阴亏，肾水不足而相火偏旺，影响其膀胱气化所致。治宜养阴与通淋并举，而且要注意养阴而不碍祛湿，利水而勿忘护阴，本方即以此意旨而立。方中生地黄滋阴凉血，阿胶养阴润燥，黄芩、山栀子清热泻火，木通、甘草梢泻火利尿通淋，诸药合用，共奏滋阴清热，泻火通淋之效。养阴而不碍祛邪，利水而不伤阴液，恰到好处。

【临床应用】

1. 用方要点　妊娠期间小便频数，淋漓不尽，灼热疼痛，尿少色黄，形体羸瘦，午后潮热，手足心热，心烦不寐，大便干结、舌红、苔薄而干，脉细数。

2. 随症加减　如虚火较甚则潮热盗汗者加地骨皮、知母、黄柏、糯稻根以退热止汗；如大便干结难排者加玄参、火麻仁、麦冬以增液通便；如热伤阴络而见尿血者加女贞子、小蓟以清热止血。

3. 使用注意　湿热内盛之淋证，不宜使用本方。

4. 临床应用　泌尿系感染属于阴虚有热者。

导赤散

【来源】《小儿要证直诀》

【组成】生地黄、木通、生甘草梢各等份

【用法】上药为末，每服三钱，水一盏，入竹叶同煎至五分，食后温服（现代用法：水煎服，用量按原方比例酌情增减）。

【功效】清心利水养阴。

【主治】心经火热型妊娠小便淋痛。妊娠期间，小便频数，艰涩而痛，尿量少，色深黄，面赤心烦，甚者口舌生疮，舌红、苔薄黄，脉细滑数。

【方解】生地黄凉血清热；淡竹叶清心泻火；木通、甘草梢利小便，泻心火，使热退而小便自通。

【临床应用】

1. **用方要点** 妊娠期间，小便频数，尿少色深黄，艰涩而痛，面赤心烦，口舌生疮，舌红、苔薄黄，脉细数滑。

2. **随症加减** 小便热痛甚者，酌加栀子、黄芩以清热解毒；热伤阴络尿中带血者，酌加炒地榆、藕节、大蓟、小蓟以凉血止血。

3. **使用注意** 方中木通苦寒，生地阴柔寒凉，故脾胃虚弱者慎用。

4. **现代应用** 本方常用于血热子淋、妇人血尿、口腔炎、鹅口疮、小儿夜啼等属心经有热者；急性泌尿系感染属下焦湿热者，亦可加减治之。

5. **历代医家应用经验** 吴崑在《医方考》言："心热，小便黄赤，此方主之。心与小肠相表里，故心热则小肠亦热，而令便赤。是方也，生地黄可以凉心，甘草梢可以泻热，佐以木通，则直走小肠、膀胱矣。名曰导赤者，导其丙丁之赤，由溺而泄也。"以生地为君，用之清凉。季楚重在《古今医方论》中指出，本方清邪火，治标以固本，以生地为主，以之培肾水，使肾水足而心火自降，并认为木通导小肠之滞，通心火之郁，一举两得。吴谦在《删补名医方论》里指出，本方证所见口糜生疮，小便黄赤，茎中作痛，热淋不利等，皆心热移于小肠之证，用之治疗水虚火不实者。张山雷在《小儿药证直诀笺证》中认为，本方功虽曰清心，实以泄小水为主。

加味五淋散

【来源】《医宗金鉴》

【组成】黑栀子 赤茯苓 当归 白芍 黄芩 甘草梢 生地黄 泽泻 车前子 木通 滑石（原书无用量）

【用法】水煎服，1日2次。

【功效】清热利湿，通淋。

【主治】膀胱湿热型妊娠小便淋痛。妊娠期间，突感小便频急，尿色黄赤，艰涩不利，灼热刺痛，甚或腰痛，口苦咽干，渴喜冷饮，胸闷食少，面色黄垢，舌红，苔黄腻，脉滑数。原书指证"心热，视其睡，口中气温，或合面睡，及上窜咬牙，皆心热也。"

【方解】方中黑栀子、黄芩、滑石、木通清热而泻火通淋；茯苓、泽泻、车前利湿通淋；甘草梢泻火、止淋、缓痛，使火热之邪俱由小便而出；佐当归、白芍、生地黄养血安胎。使邪去而不伤正，治病而不动胎，诚为湿热子淋之良方。

【临床应用】

1. **用方要点** 妊娠期间，突感小便频数而急，尿黄赤，艰涩不利，灼热刺痛，面色垢黄，口干不多引饮，胸闷食少。舌质红，苔黄腻，脉滑数。

2. **随症加减** 在本方基础上，增减药物而变化裁的同名异方也很多。如《活幼心书》加黄芩、赤茯苓治疗小儿心经童热诸症。《世医得效方》加黄芩、灯心草、白茅根，其清热利尿之功更佳，治疗心气热。《医方类聚》去竹叶，加麦冬、灯心草治疗心经内虚，邪热相乘诸症。《奇效良方》卷六十五方，去竹叶，加人参、麦冬，生甘草改炙甘草，则兼可益气养阴，治疗小儿瘰疹，心经蕴热，睡卧不眠，烦躁而小便不利，面赤多渴，贪食乳者。《银海精微》卷上方，加栀子、黄柏、知母、灯心草，则苦寒泻火治疗目大眦赤眼传睛。《片玉痘疹》卷六方，去竹叶，加辰砂、防风、薄荷治疗痘疹发热有惊搐者。《丹台玉案》卷三方，加犀角、薄荷、连翘，则清心热之功更宏，治疗心经发热。《笔花医镜》卷二方，加麦冬、车前、赤茯苓，功用侧重于清热利水，治疗热闭，小便不通。以上诸同名异方，均保留了钱氏导赤散中的木通、生地以清心利水，或去甘草，或去竹叶，或只加不减。

3. **使用注意** 唯滑石滑利较甚，当归气味俱厚，易动胎气，尚须慎用。

4. **临床应用** 本方可用治泌尿系感染、急性肠炎属于湿热内阻者。

第十七节　妊娠小便不通

妊娠期间，小便不通，甚至小腹胀急疼痛，心烦不得卧，称为"妊娠小便不通"。又名"转胞"或"胞转"。本病首见于《金匮要略》。张仲景《金匮要略·妇人杂病》："妇人病。饮食如故，烦热不得卧，而反倚息者，何也？师曰：此名转胞，不得溺也，以胞系了戾，故致此病，但利小便则愈。"本病临床以妊娠期小便不通，以至小腹胀急疼痛为特点，与子淋不同。子淋乃小便频数，淋漓涩痛。《秘传证治要决及类方》云："然子淋与转胞相类，但小便频数，点滴而痛为子淋；频数出少而不痛为转胞。间有微痛，终是与子淋不同。"本病临床上以虚证为多见。因胎在母腹，赖气以承载，血以滋养，若气虚不能举胎，或肾虚胎失所系，则胎压膀胱，溺不得出。治疗总以补气升提，助膀胱气化为主。不可妄用通利之品，以免影响胎元。

本病常见于西医学所说的妊娠合并尿潴留。

五苓散

【来源】《伤寒论》

【组成】猪苓十八铢（去皮）　泽泻一两六铢　白术十八铢　茯苓十八铢　桂枝半两（去皮）

【用法】上药捣为散，以白饮和服方寸匕，日三服，多饮暖水，汗出愈。

【功效】利水渗湿，温阳化气。

【主治】脾虚湿阻之妊娠转胞。以妊娠小便不利，头痛微热，烦渴欲饮，甚则水入即吐，舌苔白，脉浮。

【方解】本方泽泻的药力大于其他诸药，故为本方君药。其味甘咸，入肾与膀胱经，渗泄水道，通利小便。臣以甘淡之茯苓、猪苓，共助泽泻利水之力。佐以白术健脾利水，使脾气转输，饮入之水，上输于脾，脾气散精，而不直接下输膀胱。水精得以输布，不仅减轻了膀胱的蓄水，而且津液上承则口不渴，口不渴则不思饮水。膀胱蓄水，是由于太阳表邪内传太阳之腑，以致膀胱气化不利而形成太阳经腑同病，在表之邪未解，故仍头痛发热；在里膀胱蓄水，故而小便不利。因此佐以桂枝，既外解太阳之表，又内助膀胱之气化。正如《素问·灵兰秘典论》所云："膀胱者，州都之官，津液藏焉，气化则能出矣"。桂枝能入膀胱温阳化气，故可助利小便之功。本方证重在蓄水小便不利，而表证较轻，故桂枝用量最少，只用12铢，但12铢桂枝与84铢利水药配伍难以发挥其解表作用，故用法中有服后多饮暖水，取微汗，以助解表散邪之力。本方的配伍特点：五苓散在以泽泻、茯苓、猪苓、白术利水渗湿的同时，伍以温阳化气之桂枝，组成化气利水之剂，表里双解而重在治里。

【临床应用】

1. **用方要点**　本方为妊娠期间利水化气之剂。以妊娠小便不利，舌苔白，脉浮或缓为辨证要点。

2. **随症加减**　若水肿兼有表证者，可与越婢汤合用；水湿壅盛者，可与五皮散合用；泄泻偏于热者，须去桂枝，可加车前子、木通以利水清热。

3. **使用注意**　湿热所致者忌服。

4. 现代应用 脾虚湿阻之妊娠转胞，小便不通。寒湿所致经行水肿、泄泻、眩晕等病症；湿郁气滞之闭经、乳腺小叶增生等病症。

5. 历代名家的应用经验

（1）国家中医药管理局优秀中医临床人才巴元明教授常用五苓散、六味地黄丸、石韦散治疗尿路结石。

（2）冯世纶教授用五苓散治疗外寒内饮之慢性前列腺炎。

（3）北京名老中医王琦教授五苓散运用心法：①排尿困难，膀胱或尿道结石、肿瘤、感染或功能性病变引起的排尿困难，尿潴留以及肾积水、妊娠或产后小便不通。②局部积水，胸腔积液，脑积液，关节腔积液，阴囊水肿，皮下囊肿，卵巢囊肿，羊水过多，胃扩张，胃弛缓症，胃下垂引起的胃内停水。③呕吐及或下利，急性胃肠炎所致的呕吐、水样泄泻，妊娠呕吐，女性结扎后呕吐，晕船，晕车，癫痫，内耳眩晕病。

肾气丸

【来源】《金匮要略》

【组成】干地黄八两 薯蓣、山茱萸各四两 茯苓、泽泻、丹皮各三两 桂枝、附子（炮）各一两

【用法】上八味，为末，炼蜜和丸，如梧桐子大。酒下十五丸，加至二十五丸，日再服。

【功效】温补肾气。

【主治】妊娠转胞辨证属于肾气不足者，症见妊娠小便不利，腰酸脚软，肢体畏寒，少腹拘急，舌质淡胖，尺脉沉细。

【方解】妊娠转胞皆为肾阳不足，气化失常所致，故治宜补肾助阳之法。亦即王冰所谓"益火之源，以消阴翳"之意。《景岳全书·新方八阵》又说："善补阳者，必于阴中求阳，则阳得阴助，而生化无穷。"

方中重用干地黄（今多用熟地黄）滋补肾阴，填精益髓，《本草经疏》谓："干地黄乃补肾家之要药，益阴血之上品"，为君药。臣以山茱萸补肝肾、涩精气，山药健脾气，固肾精。二药与地黄相配，补肾填精之功益著。加入少量附子、桂枝之辛热，助命门以温阳化气。君臣相伍，补肾填精，温肾助阳，乃阴中求阳之治。从上述两组药物的用量分析，重用滋阴药而轻用温阳之

品，其立方之旨，又在微微生火，鼓舞肾气，取"少火生气"之义，而非峻补。又佐以泽泻、茯苓利水渗湿泄浊，丹皮清泄肝火，与地、薯（山药）、萸相伍，则补中有泻，补而不滞。汪昂曰："用补药又兼泻邪，邪去则补药得力"。诸药相合，阴阳并补，而以补阳为主，阴中求阳，正如柯琴所谓："此肾气丸纳桂、附于十倍之一，意不在补火，而在微微生火，即生肾气也"。本方配伍特点：一是补阳药与补阴药相伍，阴阳并补，而以补阳为主；二为滋阴之中配入少量附、桂以温阳，目的在于阴中求阳，少火生气，故方名"肾气"。

【临床应用】

1. **用方要点** 妊娠小便频数不畅，继则闭而不通，小腹胀满而痛，坐卧不宁，畏寒肢冷，腰腿酸软，舌质淡，苔薄润，脉沉滑无力。

2. **使用注意** 附子一般为妊娠禁忌药，用时宜久煎，并用量小，恐有伤胎之弊。如有咽干口燥，舌红少苔等肾阴不足，肾火上炎症状者不宜用。

3. **现代应用** 虚寒性月经后期、量少、闭经等病症；肾阳偏虚的转胞及产后尿潴留；肾阳偏虚的产后褥劳，性功能减退；泼尼松引起的不良反应，如药源性精神异常、药源性眩晕、药源性多汗症、药源性肥胖；围绝经期综合征。

4. **历代名家的应用经验** 肾气丸又名八味肾气丸，是益肾之祖方，此方派生出许多益肾而兼具其他功能的系列方剂，如六味地黄丸、济生肾气丸、知柏地黄丸、杞菊地黄丸、都气丸、麦味地黄丸等。明·薛己的《校注妇人良方》是一本流传极广的书，计有27种刻本，他的很多医案被收录于《名医类案》中，其中相当一部分是运用八味肾气丸取胜的。故《四库全书提要》称："然己治病，务求本源，用八味丸、六味丸直补真阳真阴以资化源，实自己发之。"薛己对八味肾气丸的运用已经到了极致。

（1）著名中医学家杜雨茂教授用肾气丸治疗面部升火，用八味肾气丸治疗高血压。

（2）上海市中医医院名老中医诊疗所特邀专家，浙江省名中医林真寿教授用肾气丸治疗久治不愈的糖尿病。

当归贝母苦参丸

【来源】《金匮要略》

【组成】当归、贝母、苦参各四两

【用法】上三味，末之，炼蜜丸如小豆大，饮服三丸，加至十丸。

【功效】养血清热。

【主治】血虚热郁型妊娠小便不通。原方症见妊娠小便难，饮食如故。

【方解】妊娠小便难而饮食一如常人，可知病不在于中焦，而在下焦。由于怀孕以后，血虚有热，气郁化燥，膀胱津液不足，故致小便难而不爽。治以当归贝母苦参丸。用当归和血润燥；贝母利气解郁，兼治热淋；苦参利湿热，除热结，与贝母合用，又能清肺而散膀胱之郁热。总之本方使血得润养，气化热除，则小便自利。

【临床应用】

1. **用方要点**　妊娠小便频数不畅，继则闭而不通，饮食正常。

2. **随症加减**　男子加滑石10克。小便尿频急热痛，当配生地、木通、竹叶清利湿热。但亦可用于妊娠大便秘结，当配麻仁、郁李仁润肠通便。

3. **现代应用**　本方主要用于妇人妊娠泌尿系感染，但亦可用于妊娠大便秘结、慢性前列腺炎。

4. **历代名家的应用经验**　王修善医案：一妇妊娠，忽然点滴不下，困倦异常，以当归贝母苦参汤：当归、贝母、苦参各9克，水煎空心服。服之而愈。（《王修善临证笔记》）

参术饮

【来源】《丹溪心法》

【组成】人参3克　白术（土炒）6克　甘草2克　当归9克　熟地黄9克　川芎5克　陈皮3克　姜半夏6克　白芍9克　生姜3片

【用法】上咬咀，加生姜煎，空心服。

【功效】调养荣卫，化痰理气，清升浊降。

【主治】妊娠转胞，症见脐下急痛，小便不通。

【方解】妊娠转胞，是由于孕妇气血不足，痰饮壅滞，以致胎位压迫胞室，造成脐下急痛，小便不利。方中用四物汤养血安胎；人参、白术、甘草补中益气；半夏、陈皮健脾化痰。于是气顺胎举，胞室不受压迫，小便自然如常。

【临床应用】

1. **用方要点**　妊娠小便频数不畅，继则闭而不通，小腹胀满而痛，坐卧不宁，畏寒肢冷，腰腿酸软，舌质淡，苔薄润，脉沉滑无力。

2. **随症加减**　气虚重者加黄芪以益气升阳。

3. **现代应用**　妊娠转胞。

益气导溺汤

【来源】《中医妇科治疗学》

【组成】党参15克　白术6克　扁豆、茯苓各9克　桂枝、炙升麻各3克　甜桔梗4.5克　通草6克　台乌4.5克

【用法】水煎服。

【功效】益气升清，温阳利尿。

【主治】气虚型妊娠型小便不通。妊娠期间，小便不通，或频数量少，小腹胀急疼痛，坐卧不安，精神疲倦，头重眩晕，短气懒言，大便不爽。舌淡，苔薄白，脉虚缓滑。

【方解】方中党参、白术、茯苓、扁豆补气健脾载胎；升麻、桔梗升提举胎；乌药温宣下焦之气；桂枝、通草化气行水而通尿。诸药合用，共奏益气升阳、通淋利水之效，使气旺以载胎，胎得升举则小便通利，则诸症可愈。

【临床应用】

1. **用方要点**　妊娠期间，小便不通，或频数量少，小腹胀急疼痛，坐卧不安，短气懒言，大便不爽，舌质淡，苔薄白，脉虚缓滑。

2. **随症加减**　如气虚甚者，加黄芪、五爪龙、柴胡以补气；如脾虚湿停而见饮食减少、大便溏薄者，加砂仁、山药以醒脾止泻；如兼血虚而见心悸、眩晕者，加阿胶、何首乌以滋阴养血。

3. **使用注意**　湿热之妊娠小便不通，不宜使用本方。

4. **现代应用**　亦可用治子宫脱垂、产后小便不通属于气虚型。

第十八节 难 产

怀孕足月临产时，胎儿不能顺利娩出，称为"难产"，古人又称"产难"。难产的原因，历代文献论述较多，如《褓产要旨》云："难产之故有八，有困于横、子逆而难产者；有因胞水沥平而难产者；有因女子矮小，或年长遗爆。家骨不开而难产者……有因体肥脂厚，平素迫而难产者；有因子壮大而难产者；有因气盛不运而难产者。"可见，与西医学论述难产有产力异常，产道异常，始儿、胎位异常等原因是一致的。所谓产力是指促使胎儿自宫内娩出的一种动力。包括了宫收缩力及腹压两方面的力量。其中以子宫收缩力为主。正常子宫收缩有一定的节律性。强度和频率，如果产道及胎儿、胎位均正常，仅子宫收缩失去其节律性或强度，频率有所改变，影响产程进展而致难产者，为产力异常。若总产程超过24小时者，则称"滞产"。

分娩的顺利与否，与分娩过程中的产力、产道、胎儿以及产妇的心理状况有直接的关系，任何一个因素出现问题，就都有可能造成难产。

黑神散

【来源】《太平惠民和剂局方》

【组成】黑豆半升（去皮，炒） 熟干地黄（酒浸）、当归（去芦、酒制）、肉桂（去粗皮）、干姜（炮）、甘草（炙）、芍药、蒲黄各四两

【用法】上为细末，每服二钱，酒半盏，童子小便半盏，同煎调下，急患不拘时候，连进二服。（现代用法：每服6克，用酒75毫升，童便75毫升同煎调下。）

【功效】温经活血，行滞止痛。

【主治】血虚瘀滞寒凝之胎死不下，胞衣不下，或产后腹痛。症见胎死腹中，小腹疼痛，时下黑包血块，或产后胞衣不下，或产后腹中冷痛，面色青紫舌淡而暗，脉细涩。

【方解】血性流行，得热则行，得寒则凝，寒与血搏则凝而成瘀，方用肉桂、干姜温经散寒，行血止痛；当归尾、赤芍、蒲黄活血行滞，两组药组合，温经活血，使血行有力，排除瘀滞；配合黑豆滋养肝肾，解死胎腐毒，熟地

黄、甘草补养血气，调和诸药，使该方祛瘀而不伤正；童便散瘀降逆；黄酒引药入血。全方能使寒散而血活，适宜于寒凝血瘀之证。

【临床应用】

1. **用方要点** 胎死腹中，小腹疼痛、畏寒肢冷，舌淡而暗，脉细涩。

2. **随症加减** 如兼气虚而见神疲气短、食少懒言者，加黄芪、党参以补气健脾；如兼气滞而见胸胁胀满者，加木香、枳壳、郁金以行气化滞。

3. **使用注意** 胎死腹中而出血过多胎儿不下者，非本方所宜。

4. **现代应用** 寒凝瘀阻之死胎不下；寒凝之恶露不绝、胞衣不下；寒凝痛经量少。

5. **历代名家应用经验** 朱小南教授治疗死胎不下认为：胎儿既然已死腹中，应当作"宿瘀"看待，治疗的方法，如身体尚健的，可以用《金匮》大黄䗪虫丸为主，有活血祛瘀、排出死胎的功用，但必须吞服，入煎则效逊。若身体虚弱的，可用《局方》黑神散（熟地、归尾、赤芍、蒲黄、桂心、干姜、生草、黑豆），方中用归尾、赤芍、蒲黄活血，熟地养阴补血，阴血充则死胎易下，桂心、干姜辛温壮阳，有增强排除瘀血的功能，黑豆既可活血，与甘草配合，又能缓解孕妇因死胎腐败而引起的中毒情况，有头晕、心烦、泛恶、呕吐秽气等现象。

催生饮

【来源】《万病回春》

【组成】当归、川芎、大腹皮（洗）、枳壳（麸炒）、白芷各等份

【用法】上锉一剂。水煎温服。

【功效】理气活血，催生下胎。

【主治】难产属于气滞血瘀，产时腰腹胀痛剧烈，按之痛甚，宫缩虽强但间隙不匀，久产不下，阴道下血量少，色暗红，面色青紫，精神紧张，烦躁不安，胸闷脘胀，时欲呕恶，舌质暗红，脉涩滞。

【方解】方中川芎、当归活血；大腹皮、枳壳破气散结下胎；白芷芳香通窍。共奏行气活血、催生下胎之功。

【临床应用】

1. **用方要点** 分娩时腰腹疼痛剧烈，宫缩虽强，但间歇不均匀，产程进

展缓慢，或下血暗红，量少，面色紫暗，精神紧张，胸脘胀闷，时欲呕恶。舌质暗红，苔薄腻，脉弦大而至数不匀。

2. **随症加减** 运用时可酌加益母草、川牛膝以活血化瘀下胎；如兼寒凝者酌加肉桂、羌活、生姜以温阳散寒；如兼气虚者加人参、黄芪以补气助产。

3. **使用注意** 如药后产程仍进展缓慢者，可配合针灸或其他手术助产。

4. **现代应用** 滞产、产后胎盘滞留等属气滞血瘀者。

保产无忧散

【**来源**】《傅青主女科》

【**组成**】当归钱半（酒洗） 炒黑芥穗八分 川芎钱半 艾叶七分（炒） 面炒枳壳六分 炙黄芪八分 菟丝子钱四分（酒炒） 厚朴七分（姜炒） 羌活五分 川贝母一钱（去心） 白芍钱二分（酒炒） 甘草五分

【**用法**】姜3片，温服。

【**功效**】安胎保产，顺气催产。

【**主治**】胎动不安，势欲小产以及临盆艰难，横生倒产，儿死腹中者，可用于先兆流产，习惯性流产，胎位异常，难产，胎死腹中，妊娠小便不通。

【**方解**】本方为安胎妙剂，制方实寓深意。方中当归、川芎、白芍养血活血；黄芪补气举胎；羌活、荆芥升举胎元；艾炭暖宫；川贝利肺气；菟丝子益肾固胎；厚朴宽胸理气；枳壳利气安胎。妇人六七月服之，能使胎气安和；临产不下者，服用后可以催生。

【**临床应用**】

1. **用方要点** 妊娠后体虚气短、眩晕心悸，饮食减少，腰酸乏力，时有胎动，或有胎位不正者。

2. **随症加减** 如身体极虚者，加人参、黄精以补益气血，如属胎动不安，势欲小产者，去厚朴、枳壳、川贝、羌活、川芎，加桑寄生、阿胶、杜仲、人参以补肾益气安胎，如胎位不正者，可配合用艾条悬灸至阴、三阴交。

3. **使用注意** 产后及阴虚血热者，不宜使用本方。

4. **现代应用** 可用治习惯性流产、先兆流产、妊娠小便不通属气血失调者；如妊娠六七个月服用，有助于调正胎位，预防难产。

达生饮

【来源】《丹溪心法》

【组成】人参、白术、当归、白芍、陈皮、紫苏各一钱 炙甘草二钱 大腹皮（酒洗、晒干）三钱

【用法】水煎服，每日1剂，日服2次。

【功效】补气养血，顺气助产。

【主治】孕妇临产之时，由于气血虚弱，营卫滞涩，而生产不顺之症。症见分娩前期体虚气短，心悸眩晕，面色萎黄，或面微浮肿，时有胎动不安，胸闷欲吐，舌淡苔白，脉细滑虚数。

【方解】方中人参、白术、甘草补气健脾；当归、芍药补血养阴；紫苏叶、大腹皮、陈皮疏利气机壅滞。所以临产前预先服用本方，可使生产顺利，故方名为"达生饮"。

【临床应用】

1. 用方要点 分娩前期体虚气短，心悸眩晕，面色萎黄，或面微浮肿，时有胎动不安，胸闷欲吐，舌淡苔白，脉细滑虚数。

2. 随症加减 如血虚湿重而见面色苍白、颜面及下肢浮肿者，加赤小豆、茯苓、鸡血藤、何首乌以养血利湿消肿。原书著：于怀胎八九月，服十数剂，夏月加黄芩，春加川芎，有束胎保产之效，可作参考。

3. 使用注意 如有小产先兆者，不宜使用归尾、川芎以防动血伤胎。

4. 现代应用 方可用治难产、妊娠水肿、胎位不正、先兆小产等属气血两虚，胎气不调者。

蔡松汀难产方

【来源】蔡松汀经验方

【组成】黄芪（蜜炙） 当归 茯神 党参 龟板（醋炙） 川芎 白芍（酒炒） 枸杞子

【用法】水煎，只取头煎，顿服。

【功效】大补气血。

【主治】气血虚弱型难产。分娩时阵痛微弱，宫缩时间短，间歇时间长。产程进展缓慢，或下血量多而色淡，面色苍白，神疲肢软，心悸气短。舌淡薄白，脉大而沉细而弱。

【方解】本方治疗之难产是由于气血俱虚，无力分娩所致、如《胎产心法》所说："孕妇有素常虚弱，……用力太早，及儿将出，母已无力，令儿停作，产户干涩，产亦艰难。"治宜补益气血，使气血旺盛，体力恢复而促进胎儿娩出。方中党参、黄芪大补元气，以资气血化生；当归、白芍、川芎养血活血；茯神健脾宁心；枸杞子滋补肝肾；龟板填精补血，润胎催产。诸药合用以补养气血为主兼能滋肾润胎，调血催产，故对气血虚弱型难产尤为适合。

【临床应用】

1. **用方要点** 气血虚弱型难产。分娩时阵痛微弱，宫缩时间短，间歇时间长。产程进展缓慢，或下血量多而色淡，面色苍白，神疲肢软，心悸气短。舌淡薄白，脉大而沉细而弱。

2. **随症加减** 如气虚甚者，加高丽参以峻补元气；如兼心血不足而见眩晕、心悸者，加龙眼肉、丹参、何首乌以养血安神；如兼气滞者，加厚朴、大腹皮、枳壳以行气催产。

3. **使用注意** 如服药后产得进展仍较缓慢者，视病情需要，必要时配合手术助产。

4. **现代应用** 本方可用治胎盘滞留用气血两亏者。

第四章　产后病

第一节　产后血晕

产妇分娩后，突然发生头晕眼花，不能起坐，或心胸满闷，恶心呕吐，痰涌气急，心烦不安，甚则口噤神昏，不省人事，称为"产后血晕"亦称"产后血运"。《诸病源候论》有"产后血运闷候"，是产后危重急症之一。如《金匮今释》引丹波元坚说："产后血晕，自有两端，其去血过多而晕者，属气脱，其证眼闭口开，手撒肢冷，六脉微细或浮是也；下血极少而晕者，属血逆，其证胸腹胀痛，气粗两手握拳，牙关紧闭是也。"

产后血晕多由于产妇素体气血虚弱，加之生产时产程过长，失血过多，气随血脱；或产时体虚受寒，寒凝血瘀，气逆于上等引起。证有虚实之分。虚者为血虚气脱，心神失养，产后虚脱性血晕，常与产时或产后大出血有关，由于血出过多，血之与气，相互依存，血之特少，不能内守，则气血之间发生分离，血从下走，气从外走，直接影响心肝两脏的神魂安宁，这是一种虚脱性的危症，必须及时抢救，而且还要注意到在气血分离所发生的虚证血晕中，还有一种阴虚阳越，虚阳上越的虚晕证。

实者为血瘀气逆，扰乱心神，单纯性血瘀者，亦瘀阻气闭者，可用夺命散；虚实夹杂者，必须外则固脱，内则开闭，可用清魂散；此外再可用醋炭法（以炭烧红，放置在盆内，将醋洒之，将炭盆置产妇旁而熏之）。临床以虚证为多，可用补气解晕汤。产后血晕临证应注意将证候、舌、脉与产妇阴道出血等情况结合，以辨证属于血虚气脱证或血瘀气逆证。血虚气脱者，应益气救脱；血瘀气逆者，当活血调气。因本病多出产后血崩引起，所以在积极治疗血晕，防止神昏气脱的同时，必须迅速查明产后大出血的原因，以便有效地止血而控制本病的加重。

西医学产后出血、妊娠合并心脏病之产后心衰或产后羊水栓塞导致的虚脱、休克等病症，可参照本病辨证施治。

补气解晕汤

【来源】《傅青主女科》

【组成】人参—两　生黄芪—两　当归—两（不酒洗）　黑芥穗三钱　姜炭—钱

【用法】水煎服，连服4剂。

【功效】补气养血。

【主治】产后血虚气脱血晕。症见：产时或产后失血过多，突然昏晕，面色苍白，心悸懊闷，渐至昏不知人，眼闭开口，甚则四肢厥冷，冷汗淋漓，舌质淡，无苔。

【方解】人参益气固脱为君，使气壮而生血也；黄芪配当归益气补血为臣，使血旺而养气也。气血两旺，而心自定矣。黑芥穗止血为佐，姜炭引血归经为使。全方有益气固脱，养血止血之效，气血复则晕眩自除，瘀血去而正血归，不必解晕而晕自解矣。

【临床应用】

1. **用方要点**　本方主治产后血晕辨证属于血虚气脱者，以为突然昏晕，面色苍白，甚则四肢厥冷，冷汗淋漓为辨证要点。

2. **随症加减**　若症见神昏、肢冷汗出，急宜回阳救逆，方用参附汤加炮姜炭、艾叶炭温经止血。

3. **使用注意**　若属瘀阻气闭者勿用。

4. **现代应用**　产后血晕属于血虚气脱者。

5. **历代名家的应用经验**　傅山认为："妇人以血为本，以气为用，气血调和，则经脉通畅，冲任充盛。"因此十分重视调理气血。如治新产妇出血，用补气解晕汤大补气血，并可补气摄血。

夺命散

【来源】《妇人大全良方》

【组成】没药、血竭等份

【用法】上细研为末，才产下，使用童子小便与细酒各半盏，煎一二沸，调下二钱，良久再服。

【功效】活血化瘀。

【主治】瘀阻气闭型产后血晕。症见产后恶露不下，小腹疼痛拒按，甚则心下急满，气粗喘促，神昏口噤，不省人事，两手握拳，面色紫暗。舌质紫暗，苔白，脉细涩。

【方解】血竭味微咸甘，散瘀定痛，止血生肌。《本草纲目》："散滞血诸痛，妇人血气，小儿瘈疭。没药逐瘀止痛。"没药苦、辛，平，散血消肿，定痛生肌。《药性论》："主打扑损，心腹血瘀，伤折跌损，筋骨瘀痛，金刃所损，痛不可忍，皆以酒投饮之。"血竭与没药相伍，通涩并用，兼止血、行瘀、止痛三大功用，取以调和血气，而无留滞壅毒之患。

【临床应用】

1. **用方要点** 本方主治产后血晕辨证属于瘀阻气闭者，以产后心下急满，气粗喘促，甚则神昏口噤，面色紫暗，舌质紫暗，苔白，脉细涩为辨证要点。

2. **随症加减** 若兼胸闷呕哕者，则加姜半夏以降逆化痰。

3. **使用注意** 虚证产后血晕慎用。

4. **现代应用** 产后血晕，膜性痛经，外伤科疾病，风湿痹痛等有瘀血见症者。

5. **历代名家的应用经验** 上海名中医朱南荪教授治疗"膜性痛经"认为：以其行经时腹痛，直至子宫内膜呈大片或整个内膜随血排出，疼痛始缓则得名，根据主症分析，属中医学气滞血瘀型痛经范畴。临床应用自拟化膜汤为主随症加减治疗。仿《医宗金鉴》夺命散（血竭、没药）治胞衣不下立意，以血竭、没药散瘀化膜，消积定痛，再加以失笑散等药治疗属寒凝经脉"膜样痛经"。

清魂散

【来源】《济生方》

【组成】泽兰叶、人参去芦，各一两 川芎二两 荆芥穗四两 甘草炙，八钱

【用法】上药研为细末，每服一钱中，热汤。温酒各小半盏，调匀，急灌之，下咽喉则眼开气定，省人事。

【功效】补益气血，疏散风邪。

【主治】产后血晕，症见：产后恶露已尽，气血虚弱，感受风邪，昏晕不知人事，舌淡苔白，脉浮而按之无力。

【方解】人参益气固脱，泽兰叶活血利水，化瘀浊以清神，荆芥疏风解郁以安魂，泽兰叶、荆芥需借助童便、醋酒以引之，才能达病所；川芎既有化瘀之功，又有升阳之用，升阳以开闭，此治瘀浊之用；炙甘草助人参以扶正，以益气固脱，虚实兼顾，既开闭，又固虚脱。诸药相合，能使气血调和，外邪疏散，自然神魂宁贴，其病自愈。血晕者，虚实夹杂者多，故治疗上亦多虚实合治，用药虽轻，组方合理，故在产后血晕病症中较为常用。

【临床应用】

1. **用方要点**　本方主治产后血晕属气虚感寒者。以产后恶露已尽，气血虚弱，感受风邪，昏晕不知人事，舌淡苔白，脉浮而按之无力为辨证要点。

2. **随症加减**　若恶露甚少，小腹胀痛，偏于实闭者，加入桃仁、红花各9克，川牛膝10克，益母草15～30克；若以虚脱为主，出汗多，肢冷，脉微者，加入黄芪15克，制附片6～10克。若心慌寐甚差者，加入合欢皮10克，青龙齿（先煎）10克；若夹有痰浊者，加竹沥、半夏各6克，陈胆星9克，石菖蒲5～9克。

3. **使用注意**　在服药的同时，可用醋喷在炭火上，取烟熏鼻，效果更好。

4. **现代应用**　本方用于治疗产后血晕、产后恶露不下、经行眩晕属虚实夹杂型。

5. **历代名家的应用经验**

（1）明代医家虞抟治产后血晕"用漆器烧烟熏之，再服严氏清魂散"。

（2）近代著名中医学家丁甘仁用此方加减治疗产后病。"新产五日，陡然痉厥不语，神识时明时昧，脉弦滑，舌薄腻。良由气血亏耗，腠理不固，外风引动内风，入于经络。风性上升，宿瘀随之，蒙蔽清窍，神明不能自主，所以痉厥迭发，神糊不语，症势重险！勉拟清魂散加减，和营祛风，清神化痰"。

（3）中医妇科专家钱伯煊老中医对气虚血瘀的虚中夹实之产后血晕用"清魂散"，因其方中有人参、甘草益气，泽兰、川芎活血祛瘀，所以辨证恰当可以采用。

第二节 产后痉证

新产后或产褥期，产妇突然发生四肢抽搐，项背强直，甚则口噤，角弓反张，称为"产后痉证"又称"产后发痉"、"产后痉风"，俗称"产后惊风"、"褥风"，为新产三病之一。

本病首见于《金匮要略·妇人产后病脉证并治》："新产血虚，多汗出，喜中风，故令病痉。"张景岳说："阴虚血少之辈，不能营养筋脉，以致抽挛痉仆"，"产后发痉乃阴血大亏症也"。薛立斋："产后发痉，因去血过多，元气亏损或外邪相搏，致牙关紧急，四肢痉强，或腰背反张，肢体抽搐。若有汗不畏寒，曰柔痉；无汗畏寒，曰刚痉。然产后患之，由亡血过多，筋无所养而致。大补气血，多保无忧。若攻邪，死无疑矣。"

其主要病机有虚实之异，虚者乃产后阴血亏虚，筋脉失养；实者乃产后本虚，邪毒入侵，直窜经脉所致。治疗应以熄风镇痉为主，虚者养血滋阴、平肝熄风，可用三甲复脉汤，症状较轻，预后良好；实者治以解毒镇痉熄风为主，可用撮风散，实证多为感染外邪所致，故采用新法接生，注意消毒及产褥卫生，可防止毒邪侵入，对急产、滞产，或产道有污染和损伤者，作预防性治疗，是预防本病发生的重要措施。

西医学不伴意识障碍抽搐中的产后破伤风、产后低血钙症可参照本病辨证施治。

三甲复脉汤

【来源】《温病条辨》

【组成】炙甘草六钱　干地黄六钱　生白芍六钱　麦冬五钱（不去心）　阿胶三钱　麻仁三钱　生牡蛎五钱　生鳖甲八钱　生龟板一两

【用法】水八杯，煮取三杯，分三次服。

【功效】育阴滋血，柔肝熄风。

【主治】产后失血过多，致产后发痉。症见：骤然发痉，四肢抽搐，面色苍白，舌质淡红，无苔，脉虚细。

【方解】白芍、阿胶、干地黄滋阴养血为君；龟板、鳖甲、牡蛎育阴潜阳为臣；麦冬、麻仁养阴润燥为佐；甘草调和诸药为使。共奏育阴滋血，柔肝熄风之效，津充血足，筋脉得养，则诸症自愈。

【临床应用】

1. **用方要点** 本方主治产后血晕辨证属于阴血亏虚者，以骤然发痉，四肢抽搐，面色苍白，舌质淡红，无苔，脉虚细为辨证要点。

2. **随症加减** 可加天麻、钩藤、石菖蒲平肝熄风，芳香开窍。剧者，加甘草一两，地黄八钱，白芍八钱，麦冬七钱，日三夜一服。

3. **使用注意** 若阴液虽亏而邪热尤盛者，则非本方所宜。

4. **现代应用** 本方可用于治疗病毒性心肌炎心律失常、快速性心律失常、骨质疏松症等属于阴虚动风者。

5. **历代医家的应用经验**

（1）陈少春是杭州市中医院主任医师，擅长治疗各种妇科杂病。陈少春教授注重乙癸同源，肝肾同治。肝肾之相火又可以相互影响。朱丹溪认为相火寄于肝肾两部，火内阴而外阳，主动。中医有"龙雷之火"之说，龙火起于肾，雷火起于肝，龙雷之火，名异实同，皆肝肾阴阳偏衰而来。因此临床治疗上多选用治疗肝肾亏虚代表方为三甲复脉汤、镇肝熄风汤。

（2）中医内科专家王永生教授认为，阴虚阳亢证是原发性高血压临床常见的病症类型之一，多见于45～70岁的中老年人。由于"年四十阴气自半矣"，"五八，肾气衰，发堕齿槁"，中老年人肾气不足，又因"乙癸同源"，久则肝肾阴精亏虚，阴不制阳，终致肝阳亢逆。其病机本质是由于肝肾阴亏，阴不制阳，肝阳亢扰于上所表现的上实下虚（本虚标实）证。治疗应用三甲复脉汤滋养下焦之元阴，三甲介贝镇摄上焦之阳亢，阴长阳消，使阴阳平衡，血压平稳下降。临床亦有应用加减三甲复脉汤治疗脑动脉硬化症。脑动脉硬化症是指脑动脉粥样硬化、小动脉硬化、玻璃样变等动脉管壁变性所引起的非急性、弥漫性脑组织改变和神经功能障碍。临床表现为神经衰弱症候群、动脉硬化性痴呆症、假性延髓麻痹等慢性脑病。

撮风散

【来源】《仁斋小儿方论》

【组成】赤脚蜈蚣半条，炙　钩藤一分　朱砂、直僵蚕焙、血蝎梢各一钱

麝香一字

【用法】研为细末，竹沥汁调下。

【功效】解毒镇痉祛风。

【主治】产后感染毒邪致痉。症见：新产后头项强痛，发热恶寒，牙关紧闭，口角搐动，面呈苦笑，继而项背强直，角弓反张，舌淡红苔薄白，脉浮弦。

【方解】蜈蚣、蝎尾、僵蚕解毒镇痉熄风，钩藤平肝熄风，麝香芳香开窍，朱砂安神定志，调以竹沥汁清热祛痰。全方共奏解毒镇痉祛风之效。

【临床应用】

1. **用方要点** 本方主治产后痉病辨证属于感染毒邪者，以头项强痛，发热畏寒，牙关紧闭，口角搐动，面呈苦笑，继而项背强直，角弓反张，舌淡红苔薄白，脉浮弦为辨证要点。

2. **随症加减** 可加桑寄生、白芍养血柔肝，以防蜈蚣、蝎尾温燥动血。如夹痰热，兼喉中痰鸣，气喘急促，脉弦滑者，加天竺黄、胆南星、法半夏清热涤痰。

3. **使用注意** 气血亏虚者禁用。

4. **现代应用** 本方用于治疗产后感染毒邪致痉，新生儿破伤风等。

第三节 产后发热

产褥期内，出现发热持续不退，或高热寒战，或伴有其他症状者，称为"产后发热"。如产后一二日内，由于阴血骤虚，阳气易浮，常有轻微发热而无其他症状者，属正常生理现象。

本病首见《金匮要略·妇人产后病脉证治》："产后中风，发热，面正赤，喘而头痛，竹叶汤主之。"嗣后，历代医家对本病的病因病机及辨证治疗均有论述，如《医宗金鉴·妇科心法要诀》云："产后发热之故，非止一端。如食饮太过，胸满呕吐恶食者，则为伤食发热。若早起劳动，感受风寒，则为外感发热。若恶露不去，瘀血停留，则为瘀血发热。若去血过多，阴血不足，则为血虚发热。"指出本病可由外感、瘀血、血虚、伤食、蒸乳等所致，颇合临床实际。《沈氏女科辑要笺正》："新产发热，血虚而阳浮于外居多，亦有头痛，此是虚阳升腾，不可误谓胃寒，妄投发散，以煽其焰，此唯潜阳摄纳，则气火平而自已。如其瘀露未尽，稍参宣透，亦即泄降之意，必不可过于滋填，反增其壅，感冒者，必有表证可辨，然亦不可妄投疏散，诸亡血虚家，不可发汗，……唯和其营卫，慎其起居，而感邪亦能自解。"对本病的治则，提出"不可妄投发散"、"不可过于滋腻"，实为经验之谈。

产后发热的发生与产后多虚、多瘀的生理特点有关。其辨证主要根据发热的热型、恶露变化及少腹疼痛情况，结合全身症状分辨寒、热、虚、实。本病的治疗应以调气血、和营卫为主，根据发热的原因不同，分而治之。本病为产妇死亡的四大原因之一，为危急重症，如处理不及时，可危及产妇生命。感染毒邪者，治宜清热解毒，凉血化瘀，方可用解毒活血汤；血瘀者，治宜活血化瘀，可用生化汤；血虚外感者，可用加味四物汤；外感风寒者，可用柴佛和解方；外感风热者，可用愈风方、产后发热方。

西医学的"产褥感染"，属产后发热范畴，可参照本病辨证论治。

解毒活血汤

【来源】《医林改错》

【组成】连翘二钱　葛根二钱　柴胡三钱　当归二钱　生地五钱　赤芍三钱　桃仁八钱（研）　红花五钱　枳壳一钱　甘草二钱

【用法】水煎服，日1剂。

【功效】清热解毒，凉血化瘀。

【主治】产后感染毒邪引起的发热。产后发热畏寒，或高热寒战，恶露量多或少，色紫暗如败酱，其气臭秽，小腹疼痛拒按，心烦口渴，小便短赤，大便燥结。舌质红苔黄，脉数有力。原书"治疗瘟毒，气血凝结，壅塞津门，水不得出，上吐下泻转筋之证，而活其血，解其毒，未有不一药而愈者"。

【方解】方中连翘、葛根、柴胡、甘草清热解毒，升散退热；生地、赤芍、当归凉血和血；红花、桃仁活血化瘀；枳壳散结行滞；芍药配甘草缓急止痛。

【临床应用】

1. **用方要点**　本方主治产后发热辨证属于感染毒邪者，以发热畏寒，恶露量多或少，色紫暗如败酱，其气臭秽，小腹疼痛拒按，心烦口渴，小便短赤，大便燥结，舌质红苔黄，脉数有力为辨证要点。

2. 使用注意 若见汗多，肢冷，眼塌不可用。解毒活血汤辛燥行气，容易伤阴，故应注意配合使用养阴补血药物。

3. 现代应用 本方可用于治疗肺脓疡、肝脓疡、胆囊炎、风湿热、阑尾炎、腮腺炎、丹毒、盆腔炎，感染性疾病、急性肾衰竭等病症属于感染毒邪者。

4. 历代名家的应用经验

（1）首届国医大师张琪教授妙用解毒活血汤将此方用于治疗感染性疾病、急性肾衰竭，尤其是治疗浊毒瘀血内蕴之慢性肾衰竭，疗效颇佳。张琪教授认为，慢性肾衰竭标证若以湿浊毒热入侵血分、血络瘀阻为主，治宜清热解毒、活血化瘀，可用解毒活血汤加味。

（2）山东省立医院主任医师李克勤教授，尤其擅长运用中医药调治产后病，产后失血，元气亏虚，外淫邪气易乘虚入侵，胞宫染邪，多见于西医之产褥感染，因分娩时损伤或剖宫产导致，病原体侵入子宫内膜或宫旁组织所致，证系邪毒内陷，胞脉受阻，营卫不和，故表现为高热、烦躁口渴、恶露增多臭秽、下腹部疼痛压痛明显，临床多用解毒活血汤或大黄牡丹汤加用抗生素治疗。

加味四物汤

【来源】《医宗金鉴》

【组成用量】荆芥 防风 川芎 当归 白芍 地黄

【用法】水煎服，每日1剂，日服2次。

【功效】养血祛风，疏解表邪。

【主治】产后发热辨证属于血虚受寒者。症见：发热畏寒，心悸头痛，肢体疼痛，无汗，或咳嗽流涕。舌苔薄白，脉浮紧。

【方解】本方所以发热属于产后血虚受寒，故治疗应以养血祛风，疏解表邪。方中荆芥芳香而散，性温而不燥，气味轻扬，偏于发散上焦风寒。防风气味俱升，性温而润，世称"风中之润剂"，偏于祛周身之风，且能胜湿。荆防之对，发汗力较缓，二者配对，并走于上，相须为用共为君药。熟地味甘微温，归经肝肾，质润而腻，为滋阴补血之要药，当归甘温质润，归经肝心，长于补血，兼能活血，前人称其"补中有动，行中有补，诚血中之气药，亦血中之圣药也"，本方用之，一则可助熟地补血之力，二则可行经隧脉道之滞，共为臣药。白芍酸甘质柔，归经肝脾，功擅养血敛阴，与地、归相协则本方滋阴养血之功益著，并可缓挛急而止腹痛；川芎辛散温通，归经肝胆，上行头目，下行血海，中开郁结，旁通络脉，为血中之气药，长于活血行气，与当归相伍则畅达血脉之力益彰，二者并为方中佐药。

【临床应用】

1. **用方要点**　本方主治产后发热辨证属于血虚外感者，以发热畏寒，头痛，肢体疼痛，无汗，或咳嗽流涕。舌苔薄白，脉浮紧为辨证要点。

2. **随症加减**　若实热去当归、川芎、白芍，加金银花、连翘、蒲公英、黄芩、赤芍；湿热去当归、川芎、白芍，加龙胆草、白花蛇舌草、滑石、薏苡仁、赤芍；瘀热去白芍，加赤芍、丹参、桃仁、红花、牛膝；虚热加青蒿、地骨皮、鳖甲、秦艽；食滞加神曲、山楂、莱菔子；高热烦渴加石膏、知母；乳汁不通，乳房肿胀焮红加蒲公英、金银花、牵牛子、全瓜蒌、皂刺、王不留行、路路通、漏芦。

3. **使用注意**　邪毒发热禁用。

4. **现代应用**　治疗产后发热，面肌痉挛，荨麻疹，银屑病等辨证属血虚受风的病症。

5. **历代医家的应用经验**　山东省立医院主任医师李克勤教授，尤其擅长运用中医药调治产后病，产后失血，元气亏虚，外淫邪气易乘虚入侵，外感表邪者系产后气虚、腠理疏松、卫外不固，外邪乘虚袭表，肺气宣降失常所致。感受风寒者见畏寒发热、肢体酸楚、头痛无汗，用荆防四物汤加味。

柴佛和解方

【来源】龚志贤经验方

【组成】川芎12克　当归10克　柴胡12克　黄芩10克　泡参18克　法半夏10克陈皮10克　艾叶6克　炙甘草6克　大枣10克　生姜10克

【用法】水煎服，每日1剂，日服2次。

【功效】和解表里，固正除邪。

【主治】产后发热辨证属于外感风寒者。症见产后畏寒发热，体温偏高，汗出，或无汗，头晕目眩，甚则头项强痛，肢体酸痛，口干口苦，胃纳欠佳，或恶心呕吐，或血虚瘀滞，小腹疼痛，恶露不尽，舌苔薄白或白腻，寸口脉浮弱，尺候不见，或寸口脉微浮紧，或现革脉、芤脉。

【方解】此方乃"小柴胡汤"合"佛手散"加味而成。方中小柴胡汤（柴胡、黄芩、泡参、法半夏、炙甘草、大枣、生姜）和解少阳，以解表邪；芎、归和血补血行血；陈皮理气健脾；艾叶温经散寒止痛。全方共奏和解表里，固正除邪之功。

【临床应用】

1. **用方要点** 本方主治产后发热辨证属于外感风寒者，以产后畏寒发热，头晕目眩，甚则肢体酸痛，口干口苦，胃纳欠佳，或恶心呕吐，或血虚瘀滞，小腹疼痛，恶露不尽，舌苔薄白或白腻，寸口脉浮弱，尺候不见为辨证要点。

2. **随症加减** 伤风者加炒荆芥10克，防风10克；伤寒者加苏叶10克；恶露不尽者，去大枣，加益母草25克，醋炒香附12克；纳差者，加谷芽30克。

3. **使用注意** 产后发热辨证属于外感风热者禁用。

4. **现代应用** 本方主治产后发热辨证属于外感风寒者。

5. **历代名家的应用经验** 中医内科专家重庆市名老中医龚志贤认为：妇人新产，气血津液均感空虚，最易发生感冒、汗多、大便难等症状。治疗以和解为第一要诀。但体壮实之人，汗、吐、下三法亦在所不忌。自拟"柴佛和解方"主治产后发热辨证属于外感风寒者。

愈风方

【来源】孙郎川经验方

【组成】荆芥4.5克 丹皮6克 茯苓9克 半夏6克 楂肉9克 益母草9克

【用法】水煎服，每日1剂，日服2次。

【功效】疏风清热，和胃祛瘀。

【主治】产后外感风热轻证。症见轻微寒热，头痛咽痛，食欲不振，伴瘀下不畅，舌质红苔薄，脉浮。

【方解】方中荆芥疏表祛风，理血散寒；茯苓、半夏健脾和胃；楂肉行瘀健运；丹皮、益母草清热活血，祛瘀生新。全方共奏疏风清热，和胃祛瘀之效。

【临床应用】

1. **用方要点** 本方主治产后发热辨证属于外感风热者，以轻微寒热，头痛咽痛，食欲不振，伴瘀下不畅，舌质红苔薄，脉浮为辨证要点。

2. **随症加减** 如患者素健，表证明显者，去丹皮，酌加防风、柴胡、桑叶各4.5克，薄荷3克，连翘、香豉（后下）9克；伴咳嗽者，加前胡、桔梗各6克；咽痛不利者，加牛蒡、桔梗各9克，胃脘胀闷者，加川朴、陈皮各4.5克；汗多者，加浮小麦30克，麻黄根9克；瘀血甚，小腹疼痛者，酌加丹参、泽兰、延胡索各9克，台乌药、当归各6克。

3. **使用注意** 阴虚发热不可用之。

4. **现代应用** 本方主治产后发热辨证属于外感风热者。

5. **历代名家的应用经验** 福建妇科名医孙郎川认为：由于产后耗损气血，瘀血内阻，百节空虚，不本病治疗应适当照顾多虚多瘀的体质特点。对外感风邪轻症，治以疏风理血，和胃祛瘀自拟"愈风方"，用本方主治产后发热辨证属于产后外感风邪轻症者。

第四节　产后腹痛

产妇分娩后至产褥期，出现以小腹疼痛为主症者称"产后腹痛"，其中因瘀血引起的，又称"儿枕痛"。本病首见于《金匮要略·妇人产后病脉证治》。《妇科大全》曰："儿枕者由母胎中，宿有血块，因产时其血破败，与儿俱下则无患。若产妇脏腑风冷，使血凝滞在小腹，不能流通，令结聚疼痛，名曰儿枕痛。"《医宗金鉴·妇科心法》云："若因风寒乘虚入于胞中作痛者，必见冷痛形状。"薛立斋说："大抵此症皆因荣卫不调，或瘀血停滞所致。若脉数，已有脓……"又说："若疼痛恶心或作呕，用六君子汤；若痛而泄，用六君子汤送四补丸。"

产后腹痛有因素体气血不足，产时又伤气血，胞脉空虚而致腹痛者；有因产后起居不慎，护理不当，风寒侵入胞中，血被寒凝，气不通畅而致腹痛者；有因素体多火，产后恶露不下，荣卫失调，胞中痛肿而致腹痛者；有因脾胃虚弱，运化失常，清浊失升降而致腹痛者。

产后腹痛其因非止一端，临床必须审因辨证，细察虚实寒热。如病虚者，必当补其血气，方可用肠宁汤；病实者，则破血行气，方可用生化汤；病寒者，则温经散寒；病热者，则清热化瘀；脾胃虚弱者，则健脾和胃，绝不可拘泥于一方一药概治产后腹痛以误人也。产妇分娩后，常有小腹部阵发性疼痛，乃产后子宫缩复所致，持续3～5天可逐渐消失，属生理现象。若小腹疼痛阵阵加剧，或腹痛连绵，持续不已，影响产妇身体健康及子宫复旧者，则属病理，应予治疗。

西医学产后宫缩痛可参照本病辨证论治。

肠宁汤

【来源】《傅青主女科》

【组成】当归一两（酒洗）　熟地一两（九蒸）　人参三钱　麦冬三钱（去心）　阿胶三钱（蛤粉炒）　山药三钱（炒）　续断二钱　甘草一钱　肉桂二分（去粗，研）

【用法】水煎服，每日1剂，日服2次。

【功效】补血益气。

【主治】产后血虚腹痛。症见小腹疼痛，按之即止，恶露量少，色淡，大便干结，舌质淡红苔薄白，脉虚细。

【方解】方中当归、阿胶养血滋阴为君；熟地、麦冬滋阴润燥为臣；人参、淮山药、甘草益气健脾和中，续断补肾养肝为佐；肉桂温通血脉，使血脉畅行为使。全方共奏养血益阴、补气生津之效。血旺则胞脉得以濡养，气旺则率血以行，其痛自除。俗云：产后宜温宜补，此方补养且寓温润流通，亦无留瘀之弊，产后服此不仅肠宁而且体亦宁矣。

【临床应用】

1. **用方要点**　本方主治产后腹痛辨证属于血虚者，以小腹疼痛，按之即止，恶露量少，色淡，大便干结，舌质淡红苔薄白，脉虚细为辨证要点。

2. **随症加减**　腹痛重者，多因气滞血瘀所致，故加川楝子、延胡索活血行气止痛；兼寒者，加炮姜温经止血止痛，炮附子温经散寒止痛；兼热者，加大黄泻热祛瘀通便，牡丹皮清热凉血祛瘀，更取大黄牡丹汤治疗肠痈腹痛之意；气滞明显者，加木香、香附增加疏肝解郁，行气止痛之力；血瘀明显者桃仁、红花、赤芍加强活血化瘀作用，并于活血中养血；兼有便秘者，加桃仁、麻子仁活血润肠通便。

3. **使用注意** 脾虚湿热或血瘀所致腹痛者不可用。当归、熟地并用，有相当部分患者服之大便稀溏，特别是一些脑力劳动的患者，缺乏活动，脾胃不强，更易引起腹泻。故脾弱便溏者不宜服用本方。

4. **现代应用** 此方可用于治疗产后腹痛，经行腹痛，产后大便难，或年老体弱之习惯性便秘者等辨证属于气血虚者。

5. **历代名家的应用经验** 清代著名医家傅青主对产后少腹疼痛之虚实非常注意，他说："疼有虚实之分，不可不辨。"但又说："大凡虚疼宜补，而产后之虚疼，尤宜补焉。"方用肠宁汤治产后少腹虚痛。

生化汤

【来源】《傅青主女科》

【组成】全当归八钱　川芎三钱　桃仁（去皮尖，研）十四枚　干姜（炮黑）五分甘草（炙）五分

【用法】黄酒、童便各半煎服。（现代用法：水煎服，或酌加黄酒同煎）。

【功效】养血祛瘀，温经止痛。

【主治】产后血瘀腹痛。症见产后小腹冷痛，拒按，得热痛减，恶露量少，涩滞不畅，色紫暗有块，面色青白，四肢不温，或伴胸胁胀痛。舌质紫，苔白滑，脉沉紧或弦涩。

【方解】全当归补血活血，化瘀生新，行滞止痛，为君药；川芎、桃仁活血祛瘀为臣；黑姜温经散寒止痛，黄酒温散以助药力，童便益阴化瘀为佐；炙甘草和中缓急止痛为使。全方养血温中，祛瘀止痛，寓攻于补之中，化瘀血、生新血，血行流畅，通则痛止。

【临床应用】

1. **用方要点** 本方主治产后腹痛辨证属于寒者，以产后小腹冷痛，拒按，恶露量少，色紫暗有块，面色青白，四肢不温，舌质紫，苔白滑，脉沉紧或弦涩为辨证要点。

2. **随症加减** 若小腹冷、绞痛较甚者，酌加小茴香、吴茱萸以增温经散寒之功。若小腹胀甚于痛，伴胸胁胀痛心烦易怒者加郁金、柴胡、香附疏肝理

气，行滞止痛。若伴肢体倦怠，气短乏力者，加黄芪、党参以益气补虚。

3.使用注意 若产后血热而有瘀滞者不宜使用；若恶露过多、血出不止，甚则汗出气短神疲者，当属禁用。

4.现代应用 本方常用于产后子宫复旧不良、产后宫缩疼痛、胎盘残留等属产后血虚寒凝，瘀血内阻者。

5.历代名家的应用经验

（1）贵阳中医学院教授丁启后教授，在妇科方面尤有独到之处。丁老善用生化汤加味治疗产后病。本方具有祛瘀不伤正，补血不腻滞的特点，傅青主称该方为"血块圣药"。丁老灵活应用生化汤加味治疗产后以下多种疾病：产后恶露不绝、产后发热、产后腹痛、产后身痛、药物流产后等属于血瘀证者。

（2）湖北省荆州市沙市市中医院刘云鹏主任医师临床50余年，诊治妇科疾病的经验丰富，用生化汤治疗妇科出血性疾病的经验尤具特色。刘老在前人基础上，进一步扩大其应用范围，不拘泥于产后，多年来将其广泛用于妇科血证的治疗，收到了满意的效果。刘老认为："产后恶露为瘀浊败物，而正常经血既已离经，亦应视为瘀败之物，均属赤血为患，俱当消而去之。"刘老运用本方时，多去黄酒、童便，加入益母草、香附。小腹疼痛较甚者加蒲黄、五灵脂，经量少者加红花；小腹胀痛甚者选加木香、槟榔、枳壳；腰胀痛加乌药；血量少加牛膝；血量多加续断；气血两虚、出血较多者，加党参、黄芪；有热者姜炭少用，选加丹皮、栀子、黄芩等；有寒者加艾叶、桂枝等；出血多者加海螵蛸、茜草等，取止血活血之意。

（3）中医妇科名家钱伯煊先生治产后恶露不行经验：本病在临床上以气滞血瘀的实证较为多见。其中小腹痛，按之痛甚者属血瘀；小腹胀甚于痛者为气滞。其治法应理气活血。如属血瘀的可用生化汤加生蒲黄、五灵脂；如属气滞的，亦可用生化汤加柴胡、香附等。

第五节　产后自汗、盗汗

产妇产后涔涔汗出，持续不止者，称为"产后自汗"，又称"产后汗出不止"。若产妇睡寐中汗出湿衣，醒来即止，称为"产后盗汗"，属产后"三急"症之一。但不少妇女汗出较平时多，尤其于饮食、活动后或睡眠时为显，此因产后气血较虚，腠理不密所致，可在数天后营卫自调而缓解，可不作病论。本病早在《诸病源候论·妇人产后诸病候》中即有"产后汗出不止候"的论述，认为产后汗出的原因是"阴气虚而阳气加之，里虚表实，阳气独发于外"所致。并指出本病的转归预后，"因之遇风则变为痉，纵不成痉，则虚乏短气，身体柴瘦，口干燥，久变经水断绝，津液竭故也"。《医宗金鉴·妇科心法要诀》按汗出之部位以辨证，云："头汗阴虚阳上越，周身大汗是亡阳。"《傅青主女科·产后》篇"产后睡中汗出，醒来即止，由盗瞰入睡，而谓之盗汗，非自汗至之比"。这些理论都是临证的重要参考。

本病病机为中气虚弱，卫阳不固；或阴虚内热，阳浮不敛，迫液外泄，可用生脉散、清利止汗汤。产后自汗者，其汗出较多，不能自止，动则加剧，时或恶风，伴气虚脉证。治以补气固表，和营止汗，可用黄芪汤。

黄芪汤

【来源】《济阴纲目》

【组成】黄芪二钱　白术、防风、熟地、牡蛎煅为粉、白茯苓、麦冬去心、甘草炙，各五分

【用法】上切作二服，加大枣一枚，水煎服。（现代用法：水煎服，日2次）。

【功效】补气固表，和营止汗。

【主治】产后气虚自汗。症见：产后汗出较多，不能自止，动则加剧，时或恶风，面色白，气短懒言，语声低怯，倦怠乏力，舌淡苔薄，脉虚弱。

【方解】方中黄芪、白术、茯苓、甘草益气健脾固表；熟地、麦冬、大枣养阴益血；牡蛎固涩敛汗；防风达表，助黄芪、白术益气御风，且黄芪得防风，其功益彰。全方共奏补气固表，和营止汗之效。

【临床应用】

1. **用方要点**　本方主治产后自汗辨证属于气虚者，以汗出较多，不能自止，动则加剧，时或恶风，面色㿠白，气短懒言，舌淡苔薄，脉虚弱为辨证要点。

2. **随症加减**　头晕心悸，唇甲苍白者，加党参、首乌、阿胶以益气养血；若汗出过多，可加麻黄根、浮小麦以加强固涩敛汗之功。

3. **使用注意**　若属外邪未解或暑病热盛，气阴未伤者，均不宜用。

4. **现代应用**　产后汗出辨证属于气虚自汗者。

玉屏风散

【来源】《究原方》录自《医方类聚》

【组成】防风一两 黄芪二两 白术二两

【用法】上为末，每服三钱，用水一盏半，加大枣一枚，煎至七分，去滓，食后热服。（现代用法：研末，每日2次，每次6～9克，大枣煎汤送服；亦可作汤剂，水煎服，用量按原方比例酌减）。

【功效】益气实卫，固表止汗。

【主治】产后表虚自汗。产后汗出恶风，面色㿠白，舌淡苔薄白，脉浮虚。又治产妇虚，腠理不固，易感风邪。

【方解】本方证由产后肺卫气虚，腠理失固而致，治当以益气实卫，固表止汗为法。方中黄芪甘温，归脾、肺二经，取其擅补脾肺之气，俾脾气旺则土能生金，肺气足则表固卫实，用为君药。白术甘苦而温，专入脾胃之经，为益气健脾要药，协黄芪则培土生金，固表止汗之功益著，以为臣药。芪、术合用，既可补脾胃而助运化，使气血生化有源；又能补肺气而实肌表，使营阴循其常道，如此则汗不致外泄，邪亦不易内侵。风邪袭表，理当祛之于外，然腠理疏松之人，发汗又虑更伤其表，故本方佐以少量甘温不燥，药性缓和之防风走表而祛风邪，因其乃"风药中润剂"，且与擅长补气固表之黄芪相伍，黄芪得防风，则固表而不留邪；防风得黄芪，则祛邪而不伤正，二药配伍之妙，诚如张秉成所云："黄芪固表益卫，得防风之善行善走者，相畏相使，其功益彰，则黄芪自不虑其固邪，防风亦不虑其散表"（《成方便读》卷一）。煎药时加入大枣一枚，意在加强本方益气补虚之力。上述诸药合用，补中兼疏，散中寓收，表虚自汗之人服之，能益气固表以止汗泄，体虚易感风邪之人服之，能益气固表以御外邪。方配伍特点在于：以益气固表为主，酌伍少量祛风解表之品，固表之中寓有疏散，祛风亦可加强固表止汗之功，相畏相使，相反相成。由于本方益气固表，止汗御风之功有如屏障，珍贵如玉，且为散剂，故前人以"玉屏风散"名之。

【临床应用】

1. **用方要点** 产后表虚自汗。产后汗出恶风，面色㿠白，舌淡苔薄白，脉浮虚为辨证要点。

2. **随症加减** 自汗较重者加浮小麦、煅牡蛎、麻黄根以加强固表止汗之效。

3. **使用注意** 阴虚盗汗，则不宜使用。

4. **现代应用** 还可以治疗小儿体虚多汗、原发性血小板减少性紫癜、口腔溃疡、慢性荨麻疹、梅尼埃病、柯萨奇B病毒性心肌炎、慢性结肠炎、面神经麻痹、支气管哮喘、过敏性鼻炎、皮肤瘙痒症、习惯性便秘、原发性多汗症等等。

5. **历代名家的应用经验** 赵冠英教授系全国首批500名老中医专家师承制导师之一，赵老将看似简单的玉屏风散灵活巧妙地运用于临床，将祛邪寓于扶正之中，通过激发体内正气而达到正胜邪去的目的。

方虽单一，蕴意不同，加减化裁，随证治之，效如桴鼓。赵老临证除治疗常见的表虚感邪所致感冒、咳喘之外，还用于治疗皮疹、泄泻、痹痛、肾病。还可用其治头面部疾病，如面肌痉挛、面神经麻痹、偏头痛、痤疮等。因玉屏风散有表里同治、扶正祛邪的功用，赵老也常将其用于肿瘤术后气虚患者的调养，均获得满意的疗效。对于方中黄芪、白术、防风的用量，医家各有所见，主要是黄芪、白术用量大小的差异。赵老认为，一般情况下，黄芪用量应大于白术，如黄芪20～30克，白术10～15克，防风5～8克。若侧重于肺卫之病，表气虚者，则用生黄芪；侧重于中焦气虚，则用炙黄芪，此时可加大白术用量，增强燥湿健脾之功；如治疗肾病时，黄芪用量不宜过大，因慢性肾病患者常有阴虚湿热之表现，而黄芪性甘，微温，用量过大则有助湿热留邪之弊。

生脉散

【来源】《医学启源》

【组成】人参五分　麦冬五分　五味子七粒

【用法】长流水煎，不拘时服。（现代用法：水煎服）

【功效】益气生津，敛阴止汗。

【主治】阴虚产后盗汗。症见：产后睡中汗出，醒来自止，面色潮红，头晕耳鸣，口燥咽干，渴不思饮，或有五心烦热，午后较甚，腰膝酸软，舌嫩红或绛，少苔或无苔，脉细数无力。

【方解】方中人参甘温，益元气，补肺气，生津液，是为君药。麦冬甘寒养阴清热，润肺生津，用以为臣。人参、麦冬合用，则益气养阴之功相得益彰。五味子酸温，敛肺止汗，生津止渴，为佐药。三药合用，一补一润一敛，益气养阴，生津止渴，敛阴止汗，使气复津生，汗止阴存，气充脉复，本方虽有气阴双补之功，但实以人参补气为主，由于气复津生，汗止阴存，脉得气充，则可复生，故以"生脉"名之。《医方集解》说："人有将死脉绝者，服此能复生之，其功甚大。"

【临床应用】

1. **用方要点**　本方主治产后盗汗辨证属于阴虚者，以睡中汗出，醒来自止，面色潮红，有五心烦热，午后较甚，腰膝酸软，舌嫩红或绛，少苔或无苔，脉细数无力为辨证要点。

2. **随症加减**　方中人参性味甘温，若属阴虚有热者，可用西洋参代替；病情急重者全方用量宜加重。

3. **使用注意**　若属外邪未解或暑病热盛，气阴未伤者，均不宜用。

4. **现代应用**　本方常用于肺结核、慢性支气管炎、神经衰弱所致咳嗽和心烦失眠，以及心脏病心律不齐属气阴两虚者。生脉散经剂型改革后制成的生脉注射液，经药理研究证实，具有毒性小、安全度大的特点，临床常用于治疗急性心肌梗死、心源性休克。

5. **历代名家的应用经验**

（1）国医大师朱良春教授治疗心病，脉分阴阳治心悸，施补当分温和清。朱老治疗"风心"之心悸，先以脉象分清阴阳。阴虚者，脉象细数或促，治以补而兼清，且注重通脉之品，朱师喜用生脉散加味，人参、五味子为对，乃取酸甘化阴，滋液扶正；又重用柏子仁、麦冬为对，以透心肾，益脾胃，除风湿，柏子仁质虽润而性却燥，与麦冬为伍，可谓一润一燥。

（2）山东中医药大学教授张志远教授，运用生脉散治疗外感热病，气阴受损，津忘液失，或气阴两虚、产后盗汗、口燥咽干等症。

清利止汗汤

【来源】夏桂成经验方

【组成】大生地10克　怀山药9克　山萸肉6～9克　炒丹皮、茯苓、泽泻各10克　碧玉散（包煎）10克　通草5克　薏苡仁15～30克　浮小麦（包煎）30克　糯稻

根9克　钩藤12克

【用法】每日1剂，水煎分2次服，最好是入晚与夜半服。

【功效】滋阴清热，利湿止汗。

【主治】产后阴虚盗汗。症见：盗汗不止，纳呆，神疲乏力，烦热口渴，夜寐甚差，小便偏少，色黄，舌红苔腻，脉细。

【方解】本方从杞菊地黄丸加减而来，方中生地凉血滋阴为主药，山萸肉、怀山药以滋阴降火，山萸肉酸敛以止汗，怀山药滋养脾阴，丹皮、茯苓、泽泻清利湿热；浮小麦止汗、安心神，糯稻根止盗汗、利湿；碧玉散清利湿热、清心止汗；钩藤清肝熄风、清心安神。全方共奏滋阴清热止盗汗之效。

【临床应用】

1. **用方要点**　本方主治产后盗汗辨证属于阴虚者，以盗汗不止，纳呆，神疲乏力，烦热口渴，夜寐甚差，舌红苔腻，脉细为辨证要点。

2. **随症加减**　若夜寐差，心肝火旺者，又当加入黄连5克，莲子心3克，黑山栀9克；盗汗甚多，表气不足，腠理空疏者，当加入碧桃干10克，煅牡蛎（先煎）15克；若脾胃失和，脘腹作胀，舌苔腻厚者，加煨木香9克，广陈皮6克，佩兰10克；若盗汗较久，不仅阴虚，且有气虚，以致汗出有冷感，甚则有冷汗现象，当加入黄芪12克，太子参15克，必要时加入炙桂枝5克，白芍10克。

3. **使用注意**　阳明经盛汗出不可服用。

4. **现代应用**　本方适用于围绝经期盗汗、经行盗汗等属于阴虚者。

5. **历代名家的应用经验**　我国著名中医妇科专家夏桂成教授认为产后盗汗乃阴虚火旺所致，火旺是因于阴虚，且阴虚日久，必及乎阳，且盗汗常与自汗相兼，若单用苦寒不仅伤阴，且亦伤阳，并不合适。阴虚兼湿热者，或因素体湿浊甚，或过食滋腻所致，对于此阴虚湿热，当清降心火，敛心液，清利湿热。不宜用燥湿之法，为防燥湿药偏于温散，不利于汗症病变。

第六节　产后身痛

产妇在产褥期间出现肢体关节、麻木、重着者，称"产后身痛"。亦称

"产后遍身疼痛"、"产后关节痛",或"产后痛风",俗称"产后风"。本病首见《产育保庆集》。产后身痛多发于冬春严寒季节,与产后多虚、多瘀有关,一般以正虚邪实者多。血虚多因素体血虚,产时、产后失血过多,阴血亏虚,四肢百骸空虚,经脉关节失养,以致肢体麻木,或酸痛,治疗以补气养血、通络止痛为主,在养血之中,应佐以通络之品,以标本同治,方可用黄芪桂枝五物汤;产后气血俱虚,百节空虚,卫阳不固,腠理不密,若起居不甚,则风寒湿邪侵入,痹阻经络关节,气血运行不畅而致痛,祛邪之时,当配养血补虚之品,以助祛邪而不伤正,若感风寒者可用独活寄生汤、清热除痹汤,产后余血未尽,恶露甚少,瘀血留滞于经络、骨节之间,不通则痛,治宜活血化瘀,可用身痛逐瘀汤。本病的临床表现轻重悬殊,绝大多数病人经治疗后均能痊愈,只有极少数患者致残。

西医的产后坐骨神经痛、多发性肌炎、产后血栓性静脉炎等病,出现类似症状者,均可参照本病治疗。

本病须与风湿病和类风湿病相鉴别。风湿病是一种反复发作的由变态反应引起的全身性结缔组织病症,以心脏和关节受损显著,其关节炎发病特征呈多发性、游走性、对称性,多累及大关节,局部呈红、肿、热、痛的炎症表现。心脏病损反复加重可导致风湿性心脏病,实验室检查有血沉加快,抗链球菌溶血素O、黏蛋白增高,心电图检查可有P-R间期延长等。类风湿关节炎是全身性的自身免疫性疾病,其关节症状,以小关节为主,多呈多发性、对称性肿痛,出现晨僵;病程迁延多年,反复发作可致关节强直及畸形;实验室检查类风湿因子、免疫球蛋白多增高,血沉多增快,X线检查有关节周围软组织肿胀,或软骨破坏,关节畸形、强直,骨质疏松等病理性改变。

黄芪桂枝五物汤

【来源】《金匮要略》

【组成】黄芪三两　芍药三两　桂枝三两　生姜六两　大枣十二枚

【用法】上五味,以水六升,煮取二升,温服七合,日三服。

【功效】益气养血,温经通络。

【主治】产后血虚身痛。症见:肢体麻木或疼痛,形寒肢冷,舌淡红脉弦。

【方解】本方所治之证乃素体正气不足，肌表不固，复感风邪，邪滞血脉，血行不畅所致。素体气虚，感受风邪，邪遂客于血脉，使气血痹阻，不能濡养肌肤，故肌肤麻木不仁，《素问·痹论》说："营气虚，则不仁。"邪滞血脉，凝涩不通，气血运行受阻而脉微涩兼紧。故以益气温经，和血通痹而立法。方中黄芪为君，甘温益气，补在表之卫气以祛邪外出。臣以桂枝辛温，既可温经通阳又能祛散外邪，与黄芪配伍，益气温阳，和血通经。桂枝得黄芪益气而振奋卫阳；黄芪得桂枝，固表而不致留邪。另臣以酸甘之芍药养血和营而通血痹，与桂枝合用，调营卫而和表里。佐以生姜辛温，疏散风邪，以助桂枝之力；大枣甘温补虚，助黄芪、芍药益气养血；与生姜为伍，又能和营卫，调诸药，以为佐使。方药五味，配伍精当，共奏益气温经，和血通痹之效，使固表而不留邪，祛邪而不伤正。本方即桂枝汤去甘草，倍生姜加黄芪而成，旨在温通阳气，祛风散邪，调畅营卫而通血痹。去甘草虑其甘缓，有碍桂姜温通血脉，倍生姜为加强桂枝温通血脉，散寒通痹之力，加黄芪旨在补肌表之卫气。如此配伍变桂枝汤解肌和营而成温养通痹之剂。

【临床应用】

1. **用方要点**　本方主治产后身痛辨证属于血虚者，以肢体麻木或疼痛，形寒肢冷，舌淡红脉弦细为辨证要点。

2. **随症加减**　可加入秦艽、当归、鸡血藤等，增加养血活血、温通经络之功，则治血痹身痛疗效更佳。若经行量多者，可加入党参、白术、砂仁、阿胶珠等补气止血之品；若经行量少者，可加入丹参、泽兰叶、益母草等活血益气和络之品和调经之品。

3. **使用注意**　心肝郁火，血滞脉道所致者忌用。

4. **现代应用**　产后身痛，经行身痛、中风后遗症等属于血虚者。

5. **历代名家的应用经验**

（1）国医大师路志正主任医师崇尚脾胃学说和温病学说。认为"气血不足"是痹证发生的一个重要因素。此类患者须从整体着手，以补益气血、调理脾胃为主，佐以祛邪通络。常用黄芪桂枝五物汤、当归补血汤、八珍汤等加减。

（2）陕西省名中医杨鉴冰教授，尤其擅长治疗妇科月经病、不孕症、产后诸症等。杨鉴冰教授根据产后身痛"多虚多瘀"的病机，起因外感风寒为主，治疗此病本着"治病必求其本"的目的，主张以补肾养血治本为大法，佐以活血通络之品，标本兼顾，使本固则标除，故以黄芪桂枝五物汤加味治疗，达到补肾养血、活血通络的效果"黄芪桂枝五物汤"出自《金匮要略》，属于温里剂之方，主要用于治疗血痹引起的肢体肌肤麻木不仁，取其补气温经，活血通痹之效，临床应用在原方的基础上适当加用补肾通络药物。

（3）北京中医药大学东直门医院妇科王子瑜教授，在中医药治疗妇科病症方面有着丰富的临床经验。王子瑜教授治疗产后身痛属于虚证（气、血虚）为主时，选用玉屏风散合黄芪桂枝五物汤加减，玉屏风散与黄芪桂枝五物汤合用，扶正祛邪，温复卫阳，疏散风寒，通畅血行，使风寒散，阳气复，血痹通，温补、散邪、通经三者并用，固表不留邪，散邪不伤正。

（4）湖南省名中医杨秉秀教授擅治妇科多发病常见病和疑难杂症。杨秉秀教授认为产后身痛与产后特殊的生理状态有关，产后气血亏损，百节空虚，经络失养，易感外邪，致气血运行不畅而疼痛，如素体肾虚或产时损伤冲任，累及于肾，腰为肾府，又主下肢，肾府失养，故易出现腰膝酸软，足跟疼痛并连及脚心本病患者，产后生活失调感受外邪致病，病程不长，治疗尚属及时，故治以益气养血同时施以大队祛风通络理气止痛之品，兼顾补肾强腰，邪去正复，气血调畅，疼痛得止黄芪桂枝五物汤合四物汤加柴胡、鸡血藤。

独活寄生汤

【来源】《千金要方》

【组成】独活三两 桑寄生、杜仲、牛膝、细辛、秦艽、茯苓、肉桂心、防风、川芎、人参、甘草、当归、芍药、干地黄各二两

【用法】上咬咀，以水一斗，煮取三升，分三服，温身勿冷也。（现代用法：水煎服）

【功效】祛风湿，止痹痛，益肝肾，补气血。

【主治】产后肝肾两虚，气血不足身痛。症见：腰膝疼痛、痿软，肢节屈伸不利，或麻木不仁，畏寒喜温，心悸气短，舌淡苔白，脉细弱。

【方解】本方证为产后损伤肝肾，耗伤气血所致。治宜祛风湿，止痹痛，益肝肾，补气血，祛邪与扶正兼顾。方中重用独活为君，辛苦微温，善治伏风，除久痹，且性善下行，以祛下焦与筋骨间的风寒湿邪。臣以细辛、防风、秦艽、桂心、细辛入少阴肾经，长于搜剔阴经之风寒湿邪，又除经络湿邪；

秦艽祛风湿，舒筋络而利关节；桂心温经散寒，通利血脉；防风祛一身之风而胜湿，君臣相伍，共祛风寒湿邪。佐桑寄生、杜仲、牛膝以补益肝肾而强壮筋骨，且桑寄生兼可祛风湿，牛膝尚能活血以通利肢节筋脉；当归、川芎、牛膝、桂心活血，寓"治风先治血"，人参、茯苓、甘草补气健脾，扶助正气，均为佐药。甘草调和诸药，又为使药。本方配伍特点是以祛风寒湿药为主，辅以补肝肾、养气血之品，邪正兼顾，有祛邪不伤正，扶正不碍邪之义。诸药相伍，使风寒湿邪俱除，气血充足，肝肾强健，痹痛得以缓解。

【临床应用】

1. 用方要点 本方主治产后身痛辨证属于肝肾两虚，气血不足者，以腰膝疼痛、痿软，肢节屈伸不利，或麻木不仁，畏寒喜温，心悸气短，舌淡苔白，脉细弱为辨证要点。

2. 随症加减 疼痛较剧者，可酌加制川乌、制草乌、白花蛇等以助搜风通络、活血止痛；寒邪偏盛者，酌加附子、干姜以温阳散寒；湿邪偏盛者，去地黄，酌加防己、薏苡仁、苍术以祛湿消肿；正虚不甚者，可减地黄、人参。

3. 使用注意 湿热实证者忌用。

4. 现代应用 本方常用于慢性关节炎、类风湿关节炎、风湿性坐骨神经痛、腰肌劳损、骨质增生症、小儿麻痹等属肝肾两虚痹证者。

5. 历代名家的应用经验

（1）国医大师路志正主任医师认为：肾为先天之本，藏精而主骨；肝为罢极之本，藏血而主筋；脾为后天之本，气血生化之源，主肌肉四肢。妇人、产妇出血过多，损伤肝、脾、肾三脏。疗此类患者，必须缓缓图之，不可急躁，坚持守方，只有待正气强盛，才能使人体在药物的作用下祛逐病邪。如果一味祛邪，反而更伤正气，邪踞更深。方用独活寄生汤、桂技芍药知母汤、二仙汤等加减。

（2）北京中医药大学东直门医院妇科教授王子瑜，在中医药治疗妇科病症方面有着丰富的临床经验，对于肝肾两虚，气血不足，经络痹阻的产后痹证，王子瑜教授选独活寄生汤加减进行治疗。

身痛逐瘀汤

【来源】《医林改错》

【组成】秦艽一钱 川芎二钱 桃仁三钱 红花三钱 甘草二钱 羌活一钱 没药二钱 当归三钱 五灵脂二钱 炒香附一钱 牛膝三钱 地龙二钱，去土

【用法】水煎服，每日一剂，日服两次。

【功效】养血活血，化瘀通络。

【主治】产后身痛。症见遍身疼痛，或刺痛，四肢关节屈伸不利，按之痛甚，恶露量少，色紫夹血块，小腹疼痛拒按。舌质紫暗，苔薄白，脉弦涩。

【方解】本方由桃红四物汤加减变化而成。选用桃红四物汤其中四味药，去生地和赤芍。当然也可用赤药，但生地不可用。因为痹证有风湿之邪，生地药性滋腻，用之影响祛湿。桃仁、红花、当归三药活血化瘀；川芎、没药、五灵脂行气活血止痛；久病成瘀，久病入络，故加地龙通经络；牛膝既能活血又能通经，与桃仁、红花等药相配可增强诸药活血之功，与地龙相伍可增强其通络之效；气行则血行，气滞则血凝，血的运行靠气的推动，故方中加入血中气药香附以行气止痛；本方所治瘀血证由外感风湿之邪而致，故少加羌活、秦艽以祛风胜湿止痛，同时秦艽有舒筋之功还可缓解风湿所致的肢体筋脉拘挛；方中最后加甘草调和诸药。全方共奏活血化瘀止痛，行气祛风通络之功效。

【临床应用】

1. **用方要点** 本方主治产后身痛辨证属于血瘀者，以遍身疼痛，或刺痛，四肢关节屈伸不利，按之痛甚。恶露量少，色紫夹血块，小腹疼痛拒按。舌质紫暗，苔薄白，脉弦涩为辨证要点。

2. **随症加减** 若微热，加苍术、黄柏；若虚弱，量加黄芪一二两。

3. **使用注意** 本方活血祛瘀作用较强，血虚者勿用。

4. **现代应用** 本方可用于治疗风湿性关节炎、类风湿关节炎、坐骨神经痛、肩关节周围炎、创伤性关节炎、骨质增生性等疾病属瘀血阻络者。

5. **历代名家的应用经验**

（1）身痛逐瘀汤为清代著名医家王清任所创，他认为痹证除了与风寒、风热、阴虚有关之外还与瘀血有关。《医林改错·痹证有瘀血说》云："凡肩痛、臂痛、腰疼、腿疼，或周身疼痛，总名曰痹……外受之邪，归于何处？总逐水风寒，祛湿热，已凝之血，更能不活。如水遇风邪，凝结成冰，冰成风寒已散。明此义，治痹证何难。"可见王清任对于痹证的治疗着重于活血化瘀同时祛风除湿。代表方为身痛逐瘀汤。

（2）重庆市中医研究所名老中医周百川对痹证的诊治认为：久痹不愈或用常法治疗未效，此系经络气血为外邪所塞滞，以致运行不利而产生瘀血，停留于关节骨间，病结根深，难以逐除。周老推崇备至前贤叶天士"久病入络"学说及王清任创立身痛逐瘀汤，并有所发明，着重于活血化瘀、疏畅血脉治疗痹证。

清热除痹汤

【来源】刘奉五经验方

【组成】金银藤一两　威灵仙三钱　清风藤五钱　海风藤五钱　络石藤五钱防己三钱　桑枝一两　追地风三钱

【用法】水煎服。每日1剂，日服2次。

【功效】清热散湿，疏风活络。

【主治】产后热痹。症见：产后身疼，关节红、肿、灼痛，活动不利，烦闷，口干渴，脉滑，舌苔黄。

【方解】方中金银藤、防己、桑枝清热除湿祛风；威灵仙、海风藤、青风藤、络石藤、追地风散风活络除湿。清热除湿散风活络而不伤正乃本方之特点。因为清热除湿药中金银藤辛凉散热，又能清经络血脉中之热邪。散风活络除湿药中威灵仙为祛风之要药，其性好走，能通十二经，辛能散邪，故主诸风，咸能泄水，故主诸湿，此二药清热除湿散风力著，为本方之主药。用青风藤、海风藤、络石藤加强散风活络作用。防己善走经络骨节间，能滑骨节间之水肿。用药虽然平淡，但是直中湿热邪实之地，实有"轻可去实"之妙。

【临床应用】

1. **用方要点**　本方主治产后身痛辨证属于热痹者，以产后身疼，关节红、肿、灼痛，烦闷，口干渴，脉滑，舌苔黄为辨证要点。

2. **使用注意**　药后若湿热已解，尚应根据产妇体质情况加以调理。

3. **现代应用**　产后关节疼痛及全身疼痛属热痹者。

4. **历代名家的应用经验**　中医妇科专家刘奉五先生从临床实践中体会到素体湿盛感受风寒，极易化热而与体内湿邪结合，表现为湿热阻络，流注关节而为热痹。若用辛燥之品反而助热；过用补益之剂，更易恋邪。而只能用清热除湿、疏风活络药物方能见效。

第七节　产后大便难

产后以大便不畅，或大便干结，或数日不解，难以解出者，称为"产后大便难"。出自《金匮要略·产后病脉证并治》。本病多因肠道燥结，失于滋润，传导不利所致，主要原因有产后失血过多，营虚；素体气虚，因产耗气，大肠无力传送所致；产后伤食，热结肠道，腑气不通。

通常产妇在产后几日内都是卧床休息，而导致产后大便困难其实是由很多原因造成的。由于妊娠晚期子宫长大，腹直肌和盆底肌被膨胀的子宫胀松，甚至部分肌纤维断裂，产后腹肌和盆底肌肉松弛，收缩无力，腹压减弱，加之产妇体质虚弱，不能依靠腹压来协助排便，解大便自然发生困难；产妇在产后几日内多因卧床休息，活动减少，影响肠蠕动，不易排便；产妇在产后几日内的饮食单调，往往缺乏纤维素食物，尤其缺少粗纤维的含量，这就减少了对消化道的刺激作用，也使肠蠕动减弱，影响排便。治疗本病应针对产后体虚津亏的特点，以养血润肠为主，不宜妄行苦寒通下，徒伤中气。同时按证之属阴虚兼内热或兼气虚，分别佐以泻火或补气之品。

此病相当于西医学的产后便秘。

麻子仁丸

【来源】《伤寒论》

【组成】麻子仁二升　芍药半斤　枳实半斤（炙）　大黄一斤（去皮）　厚朴一尺（炙，去皮）　杏仁一升（去皮尖，熬，别作脂）

【用法】上为末，炼蜜为丸，如梧桐子大。饮服十丸，每日三次，渐加，以知为度。（现代用法：上药为末，炼蜜为丸，每次9克，1~2次，温开水送服。亦可按原方用量比例酌减，改汤剂煎服）。

【功效】养血润燥，佐以泻热。

【主治】产后胃热肠燥所致大便难。症见：产后大便干燥，数日不解，或解时艰涩难下，伴有小便频数，口干渴，舌苔黄，脉细数。

【方解】本方治证乃由产后胃有燥热，脾津不足所致。脾主为胃行其津液，今胃中燥热，脾受约束，津液不得四布，但输膀胱，而致小便频数，肠失濡润，故见大便干结。此时治法亦应以润肠通便为主，兼以泄热行气。因而方中用火麻仁润肠通便为君药；大黄通便泄热，杏仁降气润肠，白芍养阴和里，共为臣药；枳实、厚朴下气破结，加强降泄通便之力，蜂蜜能润燥滑肠，共为佐使药。诸药合而为丸，具有润肠泄热，行气通便之功。本方即小承气汤加火麻仁、杏仁、白芍、蜂蜜组成，虽亦用小承气汤泻肠胃之燥热积滞，但实际服用量较小。更取质润多脂之火麻仁、杏仁、白芍、蜜蜂，则益阴增液以润肠通便，使腑气通，津液行；二则甘润可减缓小承气汤攻伐之力，使下而不伤正，而且原方只服十丸，以次渐加，都说明本方意在润肠通便，仍属缓下之剂。

【临床应用】

1. **用方要点**　本方为治疗胃肠燥热，脾津不足之"脾约"证的常用方，又是润下法的代表方。临床应用以大便秘结，小便频数，舌苔微黄少津为辨证要点。

2. **随症加减**　痔疮便秘者，可加桃仁、当归以养血和血，润肠通便；痔疮出血属胃肠燥热者，可酌加槐花、地榆以凉血止血；燥热伤津较甚者，可加生地、玄参、石斛以增液通便。

3. **使用注意**　本方虽为润肠缓下之剂，但含有攻下破滞之品，津亏血少者，不宜常服，孕妇慎用。（如属纯由血少津亏引起的便秘，则不宜使用。孕妇忌用。）

4. **现代应用**　对于肠中燥有积滞的便秘最为适合。老人与产后肠燥便秘，以及习惯性便秘亦可服用。

5. **历代名家的应用经验**　成无己："约者结约之约，又约束之约也、《内经》曰：饮入于胃，游溢精气，上输于脾，脾气散精，上归于肺，通调水道，下输膀胱，水精四布，五经并行。是脾主为胃行其津液者也。今胃强脾弱，约束津液，不得四布，但输膀胱，致小便数而大便硬，故曰其脾为约。麻仁味甘平，杏仁味甘温。《内经》曰：脾欲缓，急食甘以缓之。麻仁、杏仁，润物也，《本草》曰：润可去枯，脾胃干燥，必以甘润之物为之主，是以麻仁为君，杏仁为臣。枳实味苦寒，厚朴味苦温。润燥者必以甘；甘以润之；破结者必以苦，若以泄之。枳实、厚朴为佐，以散脾之结约。芍药味酸微寒，大黄味苦寒，酸苦涌泄为阴，芍药、大黄为使，以下脾之结燥。肠润结化，津液还入胃中，则大便利，小便少而愈矣"。（《伤寒明理论》）

五仁丸

【来源】《世医得效方》

【组成】桃仁—两 杏仁—两（麸炒，去皮尖） 松子仁—钱二分半 柏子仁半两 郁李仁—钱 陈皮四两，另研末

【用法】将五仁别研为膏，入陈皮末同研匀，炼蜜为丸，如梧桐子大，每服五十丸，食前米饮下（现代用法：五仁研为膏，陈皮为末，炼蜜为丸，每服9克，每日1～2次温开水送下）。

【功效】清热散湿，疏风活络。

【主治】产后津枯肠燥证。产后大便艰难，舌燥少津，脉细涩。

【方解】本方主治产后津枯肠燥，大便艰难。此时不宜用峻下之品攻逐，恐重伤津液，且即使暂通，亦每复秘，甚至变生他证。故只宜润肠通便。方名五仁丸，方中所用五仁，均属质润多脂之品，有润肠通便之功。其中杏仁用量较大，与桃仁各一两。杏仁尚可降利肺气，肺与大肠相表里，降肺气有利于大肠传导之职，故以其为君。桃仁为臣；郁李仁、松子仁、柏子仁为佐药，均可润肠通便。与大承气汤中厚朴、枳实行气导滞之义相同，为增强通便之力，佐以陈皮理气行滞，使气行则大肠得以运化。炼蜜为丸，调和诸药，且能助其润下之功。

【临床应用】

1. **用方要点** 产后大便难，舌燥少津，脉细涩为辨证要点。

2. **随症加减** 本方适用于津枯便秘。长期便秘或体虚便秘，无寒热邪气。其他仁类润肠通便之药，如瓜蒌仁、麻子仁等均可加入，以增其润肠之功。兼腹胀者，也就是气机阻滞明显，可加入莱菔子、枳壳之类以理气宽肠。

3. **使用注意** 孕妇慎用。

4. **现代应用** 年老及产后血虚便秘。

5. **历代名家的应用经验** 五仁丸和麻子仁丸均为润肠通便之剂。但五仁丸集富含油脂的果仁于一方，配伍理气行滞的陈皮，润下与行气相合，以润燥滑肠为用，善治津亏肠燥便秘；麻子仁丸以麻子仁、杏仁、蜂蜜、白芍益阴润肠为主，兼配小承气汤泻热通便，补中有泻，攻润相合，善于治疗肠胃燥热，脾津不足之脾约便秘。

第八节 缺 乳

产妇在哺乳期内，乳汁甚少或全无，称为"缺乳"，亦称"乳汁不行"或"乳汁不足"，或"产后乳无汁"。本病首见于《经效产宝》"产后乳无汁"，《诸病源候论》有"产后乳无汁候"。缺乳多发生在产后第二三天至一周内，也可以发生在整个哺乳期。

产妇乳汁不通病因有二，一者平素气血不足，产时耗气损血，气虚血少，不能蒸化乳汁而致缺乳；二者性躁多怒，肝失条达，气滞血瘀，脉络不畅而致乳汁不通。

张景岳说："妇人乳汁乃冲任气血所化，故下则为经，上则为乳。若产后乳迟乳少，由气血不足，而犹或无乳者，其为冲任之虚弱无疑。《三因方》云："产妇有二种乳脉不行，有血气盛而壅闭不行者，有血少气弱涩而不行者，虚当补之，盛当疏之。盛者当用通草、漏芦、土瓜根辈，虚者当用炼成钟乳粉、猪蹄、鲫鱼之属，概可见矣。"

对于产后缺乳的诊治，亦必须运用四诊八纲，审因辨证，选方用药。如脾胃虚弱，运化失常，饮食减少，气血无生，产时气血两伤，不能蒸化为乳，此皆疏气虚血少乳汁缺乏。治法当用益气补血调和脾胃，不宜攻破之属，可用通乳丹。如因性躁多怒，肝失调达，气滞血瘀，乳汁不通，此属肝郁气滞乳汁不通，治法当用活血通络调肝理气，不宜补益之辈，可用下乳涌泉散。气血盛而乳壅不通者，可用漏芦通乳汤。

通乳丹

【来源】《傅青主女科》

【组成】人参一两　生黄芪一两　当归二两　酒洗麦冬五钱　去心木通三分　桔梗三分七　孔猪蹄两个，去爪壳

【用法】水煎服，每日1剂，日服2次。

【功效】补气养血，佐以通乳。

【主治】产后乳汁少甚或全无，乳汁稀薄，乳房柔软无胀感。面色少华，神疲食少。舌质淡，苔薄白。

【方解】方中人参、黄芪补气，当归、麦冬养血滋液，桔梗、通草利气宣络，猪蹄补血滋养。全方有补气养血，疏通经络之效。是气血充足，乳汁自生。《傅青主女科》"此方专补气血以生乳汁，正以乳生于气血也。产后气血涸而无乳，非乳管之闭而无乳者可比，不去通乳而名通乳丹，亦因服之乳通而名之。"

【临床应用】

1. **用方要点** 本方主治产后缺乳辨证属于气血虚弱者，以乳汁少甚或全无，乳汁稀薄，乳房柔软无胀感。面色少华，神疲食少。舌质淡，苔薄白为辨证要点。

2. **随症加减** 肝郁气滞较明显者加柴胡、青皮各10克；伴肝郁化热者加蒲公英15～30克，夏枯草10～15克。

3. **使用注意** 气血两实者慎用。

4. **现代应用** 本方用于治疗产后缺乳属于气血虚弱者。

5. **历代医家的应用经验**

（1）上海中医药大学龙华医院李祥云教授擅长治疗妇科病，他认为乳汁为气血所化，若产时失血过多或素体气血不足，因气血虚弱无以化生乳汁，表现为无乳，治疗宜用通乳丹。凡狗蹄、猪蹄、羊蹄均有通乳之力，牛鼻亦可通乳。

（2）成都中医药大学妇科吴克明教授对中医妇科病症的治疗独具匠心，其治疗产后缺乳以《傅青主女科》通乳丹为基本方加通草、王不留行、路路通、鸡血藤、桑寄生而成"益气生乳汤"。主治产后气血两虚，乳汁不下。

下乳涌泉散

【来源】《清太医院配方》

【组成】当归、白芍、川芎、生地黄、柴胡、天花粉各一两、青皮、漏芦、木通、通草、桔梗、白芷各五钱　穿山甲一两五钱　王不留行三两　甘草二钱五分

【用法】上药研为细末。每服二至三钱，临卧时用黄酒调下。

【功效】养血活血，疏肝解郁，通络下乳。

【主治】产后肝郁气滞缺乳。症见：乳汁甚少或全无，乳汁稠，乳房胀硬而痛，伴有胸胁不舒，甚则纳少、嗳气，舌质淡，苔薄黄，脉弦细或弦数。

【方解】方中柴胡、穿山甲疏肝解郁通络下乳为君；青皮助柴胡疏肝解郁；漏芦、王不留行、通草助穿山甲通络下乳为臣；四物汤、天花粉补血增液为佐；桔梗理气宣络、甘草健脾和中为使。全方疏肝解郁，补血滋液，通络下乳之功。

【临床应用】

1. **用方要点** 本方主治产后缺乳辨证属于肝郁气滞者，以乳汁分泌少或全无，两乳胀硬而痛，胸闷胁胀，情志抑郁，舌质淡，苔薄黄，脉弦细或弦数为辨证要点。

2. **随症加减** 气血虚弱，加党参15克，黄芪15克；兼肾气不足，加鹿角霜12克，巴戟天15克，熟地黄12克；食欲不振、大便溏泄，加茯苓15克，淮山药15克；身热，加黄芩12克，蒲公英12克；乳房胀硬，加橘络10克，路路通12克；乳房肿胀，加蒲公英12克，全瓜蒌12克。

3. **使用注意** 此方对气血两虚者慎用。恶露过多者不宜服用。感冒时不宜服用。合并有肝病、肾病、心脏病、结核病、糖尿病等疾病者，应向医师咨询。服药期间忌食辛辣、勿过食咸味、酸味，宜食富有营养的食物。

4. **现代应用** 本方用于治疗产后缺乳属肝郁气滞者。

5. **历代名家的应用经验**

（1）名老中医潘佛岩先生积累数十年临床经验，主张从气血论治妇科疾病，坚持以气病证候和血病证候为妇科疾病的辨治纲领。产后精神抑郁，肝气失于疏畅，突然"乳汁不行"或行而量极少，除乳房胀痛外，伴有胸胁不舒，甚则纳少、嗳气等症随之出现。治当疏肝解郁，佐以通乳，方用下乳涌泉散。

（2）马桂文教授对妇科郁证的治疗有独到之处。擅用下乳涌泉散治疗肝郁日久，脉络不通所致的乳汁不下。

通乳丹

【来源】罗元恺经验方

【组成】黄芪30克　当归12克　麦冬15克　木通、桔梗各10克　猪蹄（去毛爪）1～2只

【用法】水煎服，每日1剂。

【功效】益气补血，佐以通乳。

【**主治**】产后气血虚弱缺乳。症见：面色无华，头晕目眩，短气，心悸怔忡，倦怠无力，饮食量少，大便溏薄或不畅。舌淡红、少苔或薄白苔，脉细弱。

【**方解**】黄芪补气生血，当归、麦冬滋阴养血，木通、桔梗、猪蹄通乳。全方共奏补益气血通乳之效。

【**临床应用**】

1. **用方要点** 本方主治缺乳辨证属于气血虚弱者，以面色无华，头晕目眩，短气，心悸怔忡，倦怠无力，饮食量少，大便溏薄或不畅。舌淡红、少苔或薄白苔，脉细弱为辨证要点。

2. **随症加减** 头晕目眩、心悸怔忡者，加川芎10克，熟地20克，龙眼肉12克。饮食量少，大便溏泄者，加茯苓25克，陈皮5克，鸡内金10克，怀山药10克。胸胁胀满，嗳气不舒者，加佛手10克，橘红皮6克，白芍15克。腰脊酸痛，膝冷乏力者，加巴戟天、杜仲、川续断各15克，桑寄生20克。恶露过期不绝者，加益母草30克，鹿角胶12克。口干渴者，加天花粉、玉竹各15克。

3. **使用注意** 气血两盛者慎用。

4. **现代应用** 本方用于治疗产后缺乳属气血虚弱者。

5. **历代名家的应用经验** 著名的中医妇科专家罗元恺教授认为：乳汁来源于脏腑、气血、冲任、脏腑健旺、气血充沛、冲任通盛，则乳汁分泌正常。产妇的乳汁是否充足，与脾胃气血是否健旺有密切关系。除注意饮食营养、生活情绪外，治法当以补气血健脾胃为主，佐以通乳之品，使来源充足，可用此方。

漏芦通乳汤

【**来源**】熊寥笙经验方

【**组成**】漏芦9克 炒山甲12克 炒皂角刺8克 路路通9克 炒丝瓜络9克 当归12克 川芎9克 木通9克 瓜蒌15克

【**用法**】先将上药用适量清水浸泡30分钟，再放火上煎煮30分钟，每剂煎2次。每日1剂，将2次煎出的药液混合，早晚各服1次。

【**功效**】活血活络通乳。

【**主治**】产后缺乳。症见：新产妇人，素体健康，气血两盛，而乳壅不通，点滴全无，膨胀难耐，舌红，脉数。

【方解】本方适用于气血盛而乳壅不通之产妇。方中漏芦、皂角刺、穿山甲、木通利窍通乳；当归、川芎活血；瓜蒌、丝瓜络、路路通开结活络。

【临床应用】

1. **用方要点**　本方主治产后缺乳辨证属于气血两盛者，以新产妇人，素体健康，气血两盛，而乳壅不通，点滴全无，膨胀难耐，舌红，脉数为辨证要点。

2. **随症加减**　气血俱虚，无血生乳者，去皂角刺、穿山甲、木通，加黄芪30克，党参20克以大补气血。乳汁乃血所化，无血不能生。故虚人必气血两补。而血之化乳，又不如气之生乳为速，是以气药宜加倍用之。

3. **使用注意**　血虚者不可用。

4. **现代应用**　本方可用于治疗产后缺乳属气血两盛者。

5. **历代名家的应用经验**　重庆名老中医熊寥笙先生自拟"漏芦通乳汤"治疗产后气血两盛缺乳疗效甚佳。

第九节　乳汁自出

哺乳期内，乳汁不经婴儿吮吸而不断自然流出者，称为"乳汁自出"，亦称"漏乳"、"乳汁自涌"或"乳汁自溢"。本病首见于《经效产宝·产后乳汁自出方论》"产后乳汁自出，盖是身虚所致，宜服补药以止之，若乳多饱满急痛者，温熨之。"《诸病源候论》中有"产后乳汁溢候"。《校注妇人良方》则有"产后乳出"方论。薛立斋说："若气血虚弱不能化生者，宜壮脾胃。怒动肝胆而乳肿汁出者，宜清肝火。夫乳汁乃气血所化，在上为乳，在下为经。"

产妇乳汁自出，一种是阴血偏盛，阳气不足，气虚不固；另一种是肝经郁热，肝气妄动，疏泄过度。气虚不固者，治疗应补气血，可用八珍汤；肝郁气滞者，治疗应疏肝理气，可用丹栀逍遥散。若体质健壮，气血旺盛，乳汁充沛，乳房饱满由满而溢者，不属病态。

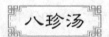

八珍汤

【来源】《瑞竹堂经验方》

【组成】人参、白术、白茯苓、当归、川芎、白芍药、熟地黄、甘草炙

各一两

【用法】清水二盅，加生姜三片，大枣二枚，煎至八分，食前服。（现代用法：或作汤剂，加生姜三片，大枣五枚，水煎服，用量根据病情酌定。）

【功效】益气补血。

【主治】产后气血虚弱乳汁自出。症见：乳汁自出，质清稀，乳房柔软无胀感，神疲气短，舌淡苔薄，脉细弱。

【方解】本方所治诸症均由气血两虚而致，故以益气补血立法。方中人参、熟地甘温益气补血，同为君药。白术、茯苓健脾利湿，助人参益气补脾；当归、白芍养血和营，助熟地补益阴血，共为臣药。川芎活血行气，炙甘草和中益气，调和药性，俱为佐使药。煎加生姜、大枣，亦可调脾胃而和诸药。数药合用，共收补益气血之功。本方乃四君子汤与四物汤的合方，四君子汤为补气诸方之首，四物汤乃补血诸方之冠，本方合二为一，兼具二者之长，故以"八珍"名之。本方配伍特点在于补气药与补血药并用，气血同补，为治气血两虚证之良方。

【临床应用】

1. **用方要点**　本方主治产后乳汁自出辨证属于气血虚弱者，以乳汁自出，质清稀，乳房柔软无胀感，神疲气短，舌淡苔薄，脉细弱为辨证要点。

2. **随症加减**　若以血虚为主，眩晕心悸明显者，可加大熟地、白芍用量；若以气虚为主，气短乏力明显者，可加大人参、白术用量；兼见不寐者，可加酸枣仁、五味子；若兼气滞，加苏叶、陈皮理气行滞；伴肠燥便秘，加玄参、生首乌润肠通便。

3. **使用注意**　实证者不可使用。

4. **现代应用**　本方常用于病后虚弱、各种慢性病，以及妇女月经不调等属气血两虚者。

5. **历代名家的应用经验**

（1）著名中医妇科专家胥受天主任医师对痛经的诊治有丰富的经验。如气血虚弱型，胥老认为：气血虚弱，虚则补之；经水者，以血为体，以气为用，气血行，则阴阳通以荣于身也；若脏腑失调，气血虚弱，气虚则行滞，血虚则失荣，冲任血海空虚，不荣则经候作痛。取八珍汤之义，大补气血。自拟八珍归脾汤（经验方）。候气血渐充，冲任得以荫益，气荣血润濡全身，经血调理痛经除。

（2）国医大师班秀文教授临床经验丰富，尤善长妇科。班老认为：补气之药多辛温刚燥，易伤阴耗液；补血之品多甘润滋腻，单用易滞腻碍脾生湿，常达不到补血之目的。两者应适当配合运用，取其利而弃其弊，如八珍汤、泰山磐石散等，方中配伍均为一燥一润，阴阳配合，气血双补，相得益彰。

（3）潍坊市第一批名老中医专家经验继承指导老师刘尔锐先生从事中医妇科临床积累了丰富的临床经验，形成了自己独特的诊疗体系，产后病以补气血为重。刘老师认为，产妇由于产时失血耗气，气血虚弱则胞脉失养，经脉不利致恶露不绝、乳汁不足、产后身痛等。故治疗产后病重在补气养血，选八珍汤等。

（4）30年代济南"四大名医"之一吴少怀教授用八珍汤加味治疗滑胎。《妇人良方》说："夫胎乃阳施阴化，营卫调和，经养完全，十月而产，若血气虚损，不能养胎，所以数堕。"吴老认为滑胎主要是由于气血亏损所致。凡体质虚弱，忧思劳倦，房事不节，以及跌仆损伤，起居饮食失宜等，皆可引起。因为虚则提摄不固，血虚则胎元失养。另外，血热而虚坠胎者，也不少见。治疗必须辨证寒热虚实，分别施治。吴老师认为，人赖气血以生长，历代医家治病，非常重视气血，调治之法，必须补气当益脾肺，补血当滋肝肾，且肝肾与冲任相连，滋肝肾即养冲任。治气虚四君汤为首方，治血虚四物汤为首剂气血俱虚，两方合一为八味汤。因川芎为血中气药，避其辛散、行血之弊，故弃之不用；加黄芪补气以期阴生阳长，使有形之血，生于无形之气；加香附子调气解郁，加酸枣仁养肝血、生心血，气血充盈，胎元得养，则不再堕胎。

丹栀逍遥散

【来源】《内科摘要》

【组成】当归、芍药、白术炒、茯苓、柴胡各一钱　牡丹皮、栀子炒、甘草炙，各五分

【用法】水煎服，每日1剂，每日2次。

【功效】疏肝解郁清热。

【主治】肝经郁热乳汁自出。症见：乳汁自出，量多质稠，乳房胀痛，情志抑郁，烦躁易怒，甚或心悸少寐，便秘尿黄。舌质红，苔薄黄，脉弦数。

【方解】血虚固可生热，肝郁亦能化火。加味逍遥散所治既有肝郁，又有

血虚，化火生热，所以增见诸症。君药柴胡疏肝解郁，使肝气条达；当归甘苦温养血和血、白芍养血柔肝，共为臣药；木郁不达致脾虚不运，故以白术、甘草、茯苓健脾益气，既能实土以御木侮，又能使营血生化有源；薄荷疏散郁遏之气，透达肝经郁热；煨生姜温胃和中，且能辛香达郁，共为佐药。佐以丹皮泻血中伏火，山栀泻三焦之火，导热下行，兼利水道，二药皆入营血，故治血虚有热之乳汁自出。

【临床应用】

1. **用方要点** 本方主治产后乳汁自出辨证属于肝经郁热者，以乳汁自出，量多质稠，乳房胀痛，情志抑郁，烦躁易怒，甚或心悸少寐，便秘尿黄，舌质红，苔薄黄，脉弦数为辨证要点。

2. **随症加减** 肝郁气滞较甚，加香附、郁金、陈皮以疏肝解郁；血虚甚者，加熟地养血。

3. **使用注意** 柴胡、薄荷用量要轻，尤柴胡量，一定要少于当归、芍药量，否则升散太过，耗伤阴液。

4. **现代应用** 可以广泛地运用于妇科各类疾病，如围绝经期综合征、经前期紧张综合征，月经量多、崩漏，以及妊娠期、产后期出血病属于郁热者。

5. **历代名家的应用经验**

（1）首批全国老中医药专家学术经验继承工作指导老师梁剑秋老师累积了丰富的临床经验，尤以中医内科、妇科闻名。如治疗经水不调，若气郁而化热，潮热心烦，经水超前，舌红苔黄者用逍遥散加牡丹皮、焦栀子（丹栀逍遥散）清泄郁热。

（2）邓来送教授临证时悉心体验，长达50余年，堪称学识渊博，经验丰富。尤其妇科一门，更为所长。邓老认为丹栀逍遥散药性不寒不热，不散不敛，为调肝理脾健胃良剂，它不仅善治妇科肝脾失和的多种疾病，亦治男科肝郁气滞、脾失健运之症。临床只要辨证清楚，灵活运用，加减得当，无不应手取效。

（3）贵州省著名老中医刘子溲老中医认为，妇女在经、带、胎、产等方面为病，无不与"肝"有关，在治疗中最注重疏理肝气，调畅气机，故治疗效果颇佳，深受病家欢迎。对于肝郁化火伴有肝郁气滞，此型可予丹栀逍遥散为基础方随症加减。

第五章 妇科杂病

第一节 不孕症

女子婚后，夫妇同居2年以上，男方生殖功能正常，如未避孕而不受孕者，称"原发性不孕"，《山海经》称："无子"，《千金要方》称"全不产"；如曾生育或流产后，无避孕而又2年以上不再受孕者，称"继发性不孕"，《千金要方》称"断绪"。

夫妇一方先天或后天解剖生理方面的缺陷，无法纠正而不能妊娠者称绝对不孕；夫妇一方因某种因素阻碍受孕，导致暂时不孕，一旦纠正仍能受孕者称相对不孕。绝对不孕和古人谓之"五不女"的螺、纹、鼓、角、脉五种，大多属于女子先天性解剖生理缺陷，非药物所能取效。

不孕是由肾虚、肝郁、痰湿、血瘀等原因引起肾气不足，冲任气血失调，导致多脏器受累的病症。本病病位在胞宫、胞脉、胞络。

治疗重点当调经种子，治法以补肾、疏肝、豁痰、祛瘀等法以调理冲任，辨证施治。肾阳虚者，可用温冲汤；肾阴虚者，可用养精种玉汤、滋阴抑亢汤；肝郁者，可用开郁种玉汤、百灵调肝汤；痰湿者，可用启宫丸；血瘀者，可用少腹逐瘀汤、温经逐瘀汤。

西医学认为引起不孕的原因，从解剖学角度分析，主要与输卵管、卵巢、子宫、宫颈及阴道诸因素有关；从病因学角度分析，主要与炎症、内分泌功能紊乱、子宫内膜异位症及免疫因素有关。所以治疗时可视具体情况，综合分析，适当用方遣药。

温冲汤

【来源】《医学衷中参西录》

【组成】生山药八钱　当归身四钱　乌附子二钱　肉桂二钱, 去粗皮后下　补骨脂三钱　小茴香二钱, 炒捣　核桃仁二钱, 炒　紫石英八钱　研真鹿角胶二钱, 另

炖，同服

【用法】水煎服。

【功效】补肾暖宫、养血温冲。

【主治】妇人血海虚寒不育。症见：婚久不孕，月经后期，量少色淡，甚则闭经，平时白带量多，腰痛如折，腹冷肢寒，性欲淡漠，小便频数或失禁，面色晦暗，舌淡，苔白滑，脉沉细而迟或沉迟无力。

【方解】方中补骨脂、肉桂、乌附子补肾阳，紫石英性温质重，又能引诸药宜达于冲脉，四药共为君；鹿角胶温督脉、养精血，小茴香暖下焦为臣；山药健脾滋血，桃核仁补益肝肾以养精血，当归补血共为佐使。此方补肾阳、暖子宫、益精血、温冲脉，子宫既得精血灌溉，又得肾阳温煦，自能摄精成孕。临床上见肾阳虚不孕者可用之。

【临床应用】

1. **用方要点** 本方以不孕，腰痛肢寒，性欲淡漠，面色晦暗，舌淡，苔白滑，脉沉迟为用方要点。

2. **随症加减** 若兼经行腹痛者，加延胡索、台乌药，以温肾行气止痛；若兼腰痛似折，小腹冷甚，脉沉迟者，可加巴戟天等温肾散寒。

3. **使用注意** 方中真鹿角胶若恐其伪可代以鹿角霜三钱。

4. **现代应用** 本方用于治疗不孕症、月经后期、产后腹痛等辨证属于肾阳虚者。

5. **历代名家的应用经验** 近现代中国中医学界的医学泰斗张锡纯先生认为：冲脉系于肾，与肾脏气化相通，若肾阳不足。命门火衰，每致冲脉虚寒，孕育唯艰。张氏强调冲脉与女子孕育的关系，谓"冲脉无病，未有不生育者"，"其人素羌他病而竟不育者，大抵因相火虚衰，以致冲不温暖者居多。"所制"温冲汤"即为妇人血海虚寒不孕而设。

毓麟珠

【来源】《景岳全书》

【组成】人参二两　白术（土炒）二两　茯苓二两　芍药（酒炒）二两　川芎二两炙甘草一两　当归四两　熟地（蒸捣）四两　菟丝子（制）四两　杜仲（酒炒）二两鹿角霜二两　川椒二两

【用法】 上药为末，炼蜜丸，弹子大。每服1~2丸，空腹时用酒或白汤送下。亦可为小丸吞服。

【功效】 温肾养血益气，调补冲任。

【主治】 婚久不孕。症见：月经后期量少，色淡或月经稀发甚至闭经，腰酸腿软，性欲淡漠，大便不实，小便清长，面色晦暗，舌淡苔薄脉沉细。原书指证：治妇人气血俱虚，经脉不调，或断续，或带浊，或腹痛，或腰酸，或饮食不甘，瘦弱不孕。

【方解】 方中以四君子健脾益气，以资生化之源；四物养血益阴；菟丝子、鹿角霜、杜仲补肾助阳益精；川椒温养督脉。全方既温养先天肾气以生精，又培补后天脾胃以生血，并佐以调和血脉之品，使精血充足，冲任有养，故能使经调成孕，孕后得育，方名"毓麟"即为此意。

【临床应用】

1. **用方要点** 本方主治不孕症辨证属肾阳虚型。以婚久不孕，月经后期量少，腰酸腿软，畏寒肢冷，大便不实，小便清长，舌淡苔薄脉沉暗细为辨证要点。

2. **随症加减** 如经迟腹痛，宜加酒炒补骨脂、肉桂各一两，甚者再加吴茱萸五钱（汤泡一宿，炒用）；如带多腹痛，加补骨脂一两，北五味五钱，或加龙骨一两（醋煅用）；如子宫寒甚，或泄或痛，加制附子、炮干姜随宜；如多郁怒气，有不顺而为胀为滞者，宜加酒炒香附二两，或甚者再加沉香五钱；如血热多火，经早内热者，加川续断、地骨皮各二两，或另以汤剂暂清其火，而后服此，或以汤引酌宜送下亦可。

3. **现代应用** 本方用于治疗不孕症、多囊卵巢综合征属肾阳虚型。

4. **使用注意** 内热炽盛者不可用。

5. **历代名家的应用经验**

（1）我国著名中医妇科专家夏桂成教授认为补肾调周法是顺应月经周期中七期的变化，在"补肾调周法"中，毓麟珠是调周法中经前期的主要代表方剂之一。经前期最大的生理特点是阳长阴消，是阳长运动的重要时刻，是整个月经期的后备阶段。故在此期补肾助阳，提高和维持阳长的水平，达到重阳的水平才能保证行经期的顺利转化，这是经前期的正治方法，但在补阳的同时要注意阴中求阳，经前期补肾助阳，维持阴长。此外用此方还可以治疗膜样痛经、子宫内膜异位症、产后虚弱以及胎萎不长等病症。使用的主要标志在于腰酸头晕，小腹有冷感，脉细弦，舌质淡红苔白等阳虚血少证候。

（2）河南省中医院王自平教授擅用此方加减治疗不孕症，根据辨证肾阳虚，肝肾阴虚，脾肾阳虚，先天不足（子宫发育欠佳）肾阴虚随症加减。

养精种玉汤

【来源】《傅青主女科》

【组成】大熟地一两 九蒸当归五钱，酒洗 白芍五钱，酒洗 山萸肉五钱，蒸熟

【用法】水煎服。

【功效】滋肾养血，调补冲任。

【主治】肾亏血虚，身体瘦弱，久不受孕。症见：婚久不孕，月经错后，量少色淡，头晕耳鸣，腰酸腿软，眼花心悸，皮肤不润，面色萎黄，舌淡，苔少，脉沉细。原书指证：妇人有瘦怯身躯，久不孕育，一交男子，即卧病终朝，人以为气虚之故，谁知是血虚之故乎？

【方解】方中熟地、山萸肉滋肾而益精血，当归、白芍养血调经。全方共奏滋肾养血调经之效，精血充足，冲任得滋，自能受孕。本方旨在通过血液滋养阴精，达到养精种子受孕的目的。

【临床应用】

1. 用方要点 本方主治不孕辨证属于肾阴虚者，以月经错后，量少色淡，伴有腰酸腿软，心悸眩晕，舌淡苔少，脉沉细等为辨证要点。

2. 随症加减 若见颧红潮热，五心烦热，可加地骨皮，生龟板以滋阴清热；若兼见月经量少，酌加紫河车、枸杞、淮山药、鸡血藤、泽兰等填精养血活血以调经。若兼有潮热者，酌加知母、青蒿、龟板、炙鳖甲等以滋阴而清虚热。

3. 使用注意 虚寒宫冷者忌用。

4. 现代应用 本方可用于治疗不孕症，月经过少、闭经溢乳综合征等辨证属于肾阴血不足者均可使用。

5. 历代名家的应用经验 本方是《傅青主女科》治疗不孕症的首方。养精种玉，顾名思义，是通过血液滋养阴精，达到受孕的目的。《辨证奇闻》、《辨证录》均将本方命名为"养阴种五场"。何高民氏校释《傅青主女科》养精种玉汤后说："此方不持补血而纯于填精，精满则子宫易于摄精，有子之道

也。"因此，方名"养精"为是，"养阴"则非。

（1）我国著名的中医妇科专家裘笑梅认为受孕的机制赖肾气旺盛精血充沛任脉通，太冲脉盛，胞宫气血充盈，月事正常，才能受孕成胎。肾虚精损，胎孕难成。血为妇人之本，摄精育胎重在气血。气血生化在于脾，统于心，藏于肝，归于肾。因此脏腑功能失调，心、肝、脾、肾失职，也关系到冲任的盛衰和胎孕的成形。肝肾阴亏型治法：补益肝肾，调摄冲任。方用大补阴丸，或养精种玉汤。

（2）辽宁省名老中医袁家麟教授尤其擅长治疗不孕症，独创"一补一疏"法治疗不孕，疗效显著，如"补肾虚，固冲任"法：他认为肾虚者，多有月经不调。求子之道，重在调经。调经首要以补肾为主。肾虚不孕，偏阴虚者，治疗应滋肾养血、调补冲任，方用养精种玉汤。

（3）中医妇科专家黄绳武教授认为妇科病主要因气血失调所致，病位多与肾、肝、脾功能失调有关。辨证时注重调理肾肝脾功能，补益精血，调理冲任，尤其重视补益肾精。制方用药既重保护精血，又处处顾护阳气。对于身瘦精亏血少而致不孕，黄老认为"身体消瘦"乃由精亏血少所致，每以"养精种玉汤"加减治之。选用此方亦是从肾、精血、阳气几个方面考虑。

开郁种玉汤

【来源】《傅青主女科》

【组成】白芍一两, 酒炒　香附三钱, 酒炒　当归五钱, 酒洗　白术五钱, 土炒　丹皮三钱, 酒洗　茯苓三钱, 去皮　天花粉二钱

【用法】水煎服。

【功效】疏肝解郁，调经种子。

【主治】妇人肝气郁结所致的不孕症。症见：经行双乳、小腹胀痛，周期先后不定，经血夹块，情志抑郁不畅或急躁易怒，胸胁胀满，舌质暗红，脉弦。

【方解】情志抑郁，肝失调达，气血运行不畅，冲任不能相资，故婚后多年不孕。方用当归、白芍养血柔肝，以实肝体；白术、茯苓健脾培中，以旺后天生化之源；香附理气解郁调经以顺其条达之性，肝郁得解，气通则血和，经血自调；丹皮凉血活血，天花粉生津清热。二药合用既防郁久化火之变，又制香燥药物伤阴之弊。全方具有疏肝解郁、养血扶脾之功，适宜于肝郁气滞的月

经不调和不孕之症。

【临床应用】

1. **用方要点** 本方用于妇人不孕症辨证属肝气郁结者。以经行双乳小腹胀痛，周期先后不定，经血夹块，情志抑郁不畅或急躁易怒，胸胁胀满，舌质暗红，脉弦为辨证要点。

2. **随症加减** 若兼经行乳胀有块者，酌加枳壳、猫爪草、橘核、海藻；兼有溢乳现象者，酌加陈皮，重用生麦芽。

3. **现代应用** 本方可用于不孕症、多囊卵巢综合征、闭经等属肝郁型。

4. **使用注意** 阳虚气弱、湿热蕴阻者不可用。

5. **历代名家的应用经验**

（1）国医大师朱良春教授临证中以经水不通不外虚、热、痰、气、寒、瘀六因，分别取张锡纯调理冲脉论、朱丹溪以痰湿论、傅青主以肝郁论治妇科病的特色，并结合自己的临床经验，拟"养正为通"、"温化为通"、"行气解郁为通"、"分化痰瘀为通"等法治疗各种闭经。于"肝郁闭经"用"行气活血法"通经。朱教授推崇傅青主所拟疏肝、养血、健脾三法合用的常用有效方如"解郁汤"、"开郁种玉汤"、"顺肝益气汤"、"完带汤"等方治疗以肝郁为主的妇科病。

（2）江西中医学院附属医院妇科主任周士源教授认为妇人精充血足，自然有子，精血亏虚乃是妇人不孕之根本原因，补益精血、调补肾阴肾阳是妇人不孕的治疗大法。于肾虚肝郁型不孕，治宜"补肾疏肝，理血调经"。常用归芍地黄丸合开郁种玉汤加减。

（3）我国著名的名老中医孙光周主任医师，擅长治疗各类妇科疾患，尤其对于不孕症、闭经、围绝经期综合征等的诊治兹将其治疗多囊卵巢综合征（PCOS）重在调理脏腑，心肝脾同治。他认为PCOS是以肾虚为先导的疾病，在发病过程中涉及到多脏腑的功能失调，孙光周老师在治疗过程中注重整体调理，尤重心、肝、脾治疗，对于证属肝郁化火型的，以"开郁种玉汤"或"龙胆泻肝汤"加减治疗。

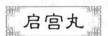

启宫丸

【来源】《医方集解》

【组成】川芎—两　白术—两　香附—两　神曲五钱　茯苓五钱　半夏曲—两　橘红—钱

【用法】共研细末，面糊为丸。每服二至三钱，一日二次。

【功效】燥湿化痰，调经种子。

【主治】痰湿阻滞冲任、胞宫，不能摄精成孕。症见：婚久不孕，经行后期，量少或闭经，带多质稠，面色㿠白，形体丰肥，头晕心悸，呕恶胸闷，苔白腻，脉滑。

【方解】本方为二陈汤合越鞠丸之加减方。方中橘红、半夏、白术、茯苓运脾燥湿化痰，神曲消积化滞，香附、川芎行气活血，调理冲任，合奏调气化痰种子之功。

【临床应用】

1. **用方要点**　本方主治不孕症辨证为痰湿型。以婚久不孕，经行后期，量少或闭经，带多质稠，面色㿠白，形体丰肥，头晕心悸，呕恶胸闷，苔白腻，脉滑为辨证要点。

2. **随症加减**　若兼心悸失眠者，加远志、生薏苡仁、胆星以利湿化痰，宁心安神；如月经延后或闭经者，酌加肉桂、益母草、蚕沙、川牛膝以温阳化痰活血调经。

3. **使用注意**　血瘀不孕不可用。

4. **现代应用**　本方可用于治疗不孕症、多囊卵巢综合征、脂肪肝等辨证属于痰湿阻滞型。

5. **历代名家的应用经验**

（1）首批国家名老中医药专家之一裘笑梅教授认为不孕之病因多由于"痰湿壅阻胎宫，影响受精，不能成孕"。并指出：临床多伴见月经淡红如水，白带多，头晕面白，气短心悸，舌胖苔白微腻，脉滑等症。西医学检查还常发现内分泌紊乱，性激素减少及气腹造影异常等。她主张当健脾燥湿化痰，每用验方启宫丸、苍附导痰丸随症加减治痰湿阻滞型不孕。

（2）著名中医妇科学、首批国家级名老中医丁启后教授从医50余年，对妇内科疾病治疗积有丰富经验。尤长于妇科。他认为："久不孕，必有瘀。""久不孕，必治瘀。"丁老认为痰湿素重，痰瘀阻胞的不孕，多为恣于酒食或脾虚不运痰湿壅滞者。因痰湿壅滞，气机不畅，瘀血内生，痰瘀阻胞不能摄精成孕。治宜燥湿化痰，行气祛瘀。可选"启宫丸"、"苍附导痰汤"随症加减治痰湿阻滞型不孕。

少腹逐瘀汤

【来源】《医林改错》

【组成】小茴香七粒　炒干姜二钱　炒延胡索一钱　没药二钱，研　当归三钱　川芎二钱　官桂一钱　赤芍二钱　蒲黄三钱　生五灵脂二钱，炒

【用法】水煎服。

【功效】活血祛瘀，温经止痛。

【主治】瘀血阻于胞脉，婚久不孕。症见：婚久不孕，月经后期量少，色紫黑，有血块，或痛经，平时少腹作痛或腰骶骨疼痛，拒按。舌质紫暗或舌边有紫点，脉弦细涩。

【方解】方中肉桂、小茴香、干姜温经散寒为君；蒲黄、五灵脂、延胡索、没药活血化瘀止痛为臣；当归、川芎、赤芍活血行瘀为佐使。全方有温经化瘀，调经种子之功。

【临床应用】

1. **用方要点**　本方治疗不孕症属血瘀型。以婚久不孕，月经后期，经量多少不一，色紫夹块，经行腹痛，舌紫脉涩为辨证要点。

2. **随症加减**　若兼瘀久成癥者加三棱、莪术、夏枯草、皂刺、穿山甲等活血散结消癥；若兼阴虚有热，症见五心烦热，或午后低热者，加生地、丹皮、知母以滋阴清热；若婚久不孕，胞络瘀阻（诊断输卵管阻塞者），加王不留行、透骨草以助活血通络，调经种子。

3. **使用注意**　肾阳虚、肾阴虚、痰湿不孕不可用。

4. **现代应用**　本方用于治疗不孕症、痛经、盆腔炎等辨证属于血瘀型。

5. **历代名家的应用经验**

（1）国医大师邓铁涛教授在治疗输卵管不通所致的不孕时，常用少腹逐瘀汤。对于痰瘀互结较重者，常用祛痰药加活血散结之品，邓老多用温胆汤加三棱、莪术，甚至是一些虫类药，并且多喜在方中加用乳香、没药、生蒲黄、五灵脂等。

（2）国医大师颜德馨教授在临证时每遇此证，多喜用少腹逐瘀汤加紫石英，且屡用屡验。

（3）全国著名中医专家祝谌予教授认为：经病不论是经期的异常变化，或者是闭经、痛经、崩漏，都应以气血为纲，以虚、实、寒、热为目，进行论治。如此才能深入浅出，在纷乱的月经病中找到头绪。对于瘀血痛经，祝老用少腹逐瘀汤，十效八九。

种子金丹

【来源】祝谌予经验方

【组成】广木香、当归、赤芍、白芍、羌活、菟丝子、五味子、枸杞子、覆盆子、车前子、女贞子、韭菜子、蛇床子各30克　紫河车、川续断、肉苁蓉、制首乌、生地、熟地各60克　益母草90克

【用法】共研细末，炼蜜为丸，每丸重10克。每日早晚各服1丸，月经期停服。服完1料为1个疗程，有效者继续第2个疗程。

【功效】调补精血，滋养肝肾，疏通胞脉。

【主治】肾虚冲任亏损，或兼夹瘀夹湿不孕。症见：不孕，月经量少色暗红，四肢倦怠，腰痛不堪。舌质淡、苔薄白，脉沉弱。

【方解】菟丝子、五味子、枸杞子、覆盆子、车前子、女贞子、韭菜子、蛇床子联用，温而不燥，滋而不腻，善补而不峻，益阴而固阳，为肾虚不孕之要药，不可不用；白芍、木香为调经之首选药物，妇女以血为本，婚久不孕，无不情怀抑郁，气运乖戾，血行失常，两药合用能收拾肝气，使归根返本，不肆暴虐，犯肺伤肝脾，则气血平和，易于受孕；紫河车、川续断、肉苁蓉、制首乌、生地、熟地、当归益精培元，大补先天；赤芍、益母草活血祛瘀，通行胞脉；羌活升提督脉之阳气，振奋精神。共奏调补精血，滋养肝肾，疏通胞脉之功。

【临床应用】

1. **用方要点**　本方用于治疗不孕症辨证属肾虚冲任亏损，或兼夹瘀夹湿者。以不孕伴有四肢倦怠，腰痛不堪。舌质淡、苔薄白，脉沉弱为辨证要点。

2. **随症加减**　冲任亏损严重者，酌加八子剂量，并加怀山药、山萸肉、杜仲；偏于肾阳虚者，加肉桂、附子、阳起石；偏于阴虚者，加川牛膝、鹿角胶、龟板胶；子宫发育不良者，加仙茅、淫羊藿、海马、海螵蛸、龟板；夹瘀滞者，加炮山甲、花蕊石、桃仁、红花；夹痰湿者，加茯苓、半夏、陈皮、石

菖蒲。

3. **现代应用** 此方用于治疗不孕症属肾气不足、冲任亏损，或兼夹瘀夹湿者。

4. **历代名家的应用经验** 全国名老中医祝谌予自拟"种子金丹"治疗肾气不足，冲任亏损或兼夹瘀夹湿的不孕症。祝老认为：肾主藏精而系冲任，为生殖之根；脾主运化，为气血生化之源，属生殖之本；肝藏血，主疏泄，乃生殖之机；故肝肾强盛，脾气健运，则气血冲和，冲任相资，月事以时下，精血择时合，乃能妊子。若先天肾气不充或房事不节，经血耗伤，血不摄精；情志不舒，精神紧张，肝气郁结，疏泄失常，气血不和，冲任不资，两精不遇；素体肥胖，或恣食厚味，脾失健运，痰湿内生，气机不畅，两精不合等均可造成不孕。祝谌予教授对不孕症治从肝脾肾入手，重视气血痰瘀，药用"八子"加减，方用"种子金丹"化裁。（李德新．祝谌予运用种子金丹治疗不孕症．辽宁中医，1999）

滋阴抑亢汤

【**来源**】夏桂成经验方

【**组成**】炒当归10克　赤芍、白芍各10克　怀山药10克　山萸肉9克　甘草6克　丹皮10克　钩藤15克　地黄10克

【**用法**】月经干净后开始服药，每日1剂，水煎2次分服。至排卵后，上方加川断、菟丝子、鹿角片（先煎）各10克，续服7剂。

【**功效**】滋阴降火，调肝宁神。

【**主治**】阴虚火旺型不孕症。症见：月经先期，或正常，量偏少或多，色红有小血块，头晕耳鸣，心悸失眠，腰腿酸软，烦躁内热，口干，舌质红，苔黄腻，脉细弦数。

【**方解**】本方系滋肾生肝饮加减，即加入苎麻根、赤芍、白芍，去五味子、白术。目的虽在于滋阴降火，但必须兼调其肝，肝为阴中之阳脏，易于激动，故滋阴降火者，特别是降火者，必需先将肝火之火，养肝之阴，再加苎麻根、白芍，有助提高免疫功能，故专为阴虚火旺型不孕症。

【**临床应用**】

1. **用方要点** 本方用于辨证属阴虚火旺型不孕症。以月经先期，或正

常，量偏少或多，色红有小血块，头晕耳鸣，心悸失眠，腰腿酸软，烦躁内热，口干，舌质红，苔黄腻，脉细弦数为辨证要点。

2. **随症加减**　兼湿热者，伴少腹痛，带下量多，色黄白，加败酱草、薏苡仁各15克，碧玉散（包煎）10克。兼脾胃薄弱者，伴大便溏，腹胀矢气，上方去当归、地黄，加炒白术10克，砂仁（后下）3克，炮木香5克。兼心肝郁火者，伴乳房胀痛，胸闷忧郁，加炒柴胡5克，黑山栀、合欢皮各9克，绿萼梅3克。

3. **使用注意**　服药期间采用避孕套，戒烟酒，防感冒，脾虚便溏者慎用。

4. **现代应用**　本方用于治疗不孕症辨证属阴虚火旺者。

5. **历代名家的应用经验**　著名中医妇科专家夏桂成教授自拟"滋阴抑亢汤"治疗不孕症辨证属阴虚火旺者。

温经逐瘀汤

【**来源**】李祥云经验方

【**组成**】附子（先煎）9克　肉桂6克　淫羊藿12克　三棱9克　莪术9克　紫石英15克（先煎）　穿山甲（先煎）12克　路路通9克　小茴香4.5克

【**用法**】水煎服。

【**功效**】温经散寒，祛瘀通络。

【**主治**】寒凝瘀滞不孕。症见：月经每每后期，经行量少，色暗夹血块，带多质稀，少腹冷痛，得温则舒，大便溏薄，小便清长。舌苔薄白，脉沉细。

【**方解**】附子、肉桂温经散寒止痛，疗下焦虚寒，凡气血寒滞者每多用之；三棱、莪术破血祛瘀，消瘀止痛，三棱为血药，莪术为气药，两药合用，增强活血祛瘀之力；淫羊藿助阳补命门火，除寒湿助孕育；紫石英温肾暖宫，治宫寒不孕之要药；小茴香入肝脾肾经，温中理气止痛，穿山甲、路路通配伍，破瘀散结通络，疏通输卵管。

【**临床应用**】

1. **用方要点**　以月经后期，经行量少，色暗夹血块，带多质稀，少腹冷痛，得温则舒，大便溏薄，小便清长。舌苔薄白，脉沉细为辨证要点。

2. **随症加减**　畏寒明显者加干姜、乌药以温经散寒。

3. **使用注意** 血热者不可用。

4. **现代应用** 本方用于治疗不孕症辨证属寒凝瘀滞型。

5. **历代名家的应用经验** 上海中医药大学李祥云教授自拟"温经逐瘀汤"治疗辨证属寒凝瘀滞型不孕症。

百灵调肝汤

【来源】韩百灵经验方

【组成】当归15克 赤芍25克 牛膝20克 通草15克 川楝子5克 瓜蒌15克 皂刺5克 枳实15克 青皮10克 王不留行20克 甘草5克

【用法】水煎服，每日1剂。

【功效】疏肝理气，活血调经。

【主治】肝郁气滞不孕。多年不孕，月经愆期，量多少不定，经前乳房胀痛，胸胁不舒，小腹胀痛，精神抑郁，或烦躁易怒，舌红苔薄，脉弦。

【方解】当归补血活血，调经止痛，"补中有动，动中有补，诚血中之气药，亦血中之圣药也"；赤芍养血调经，平肝止痛，主入肝经，既可养肝血以补阴之不足，又可柔肝止痛泻肝之余；川楝子行气止痛，归肝经；枳实破气除热；妙用王不留行以活血通经，行血脉，性走行而不住；通草清热通气下乳；皂刺通气开闭，除乳胀；牛膝活血通经，补肝肾，引血下行。

【临床应用】

1. **用方要点** 本方用于治疗不孕症属肝郁气滞型。以多年不孕，月经愆期，经前乳房胀痛，胸胁不舒，精神抑郁，或烦躁易怒，舌红苔薄，脉弦为辨证要点。

2. **随症加减** 伴见腰酸膝软，耳鸣，记忆力下降者，加续断、桑寄生、杜仲、菟丝子等补益肝肾之药；经行滞涩者，夹有血块者，加入香附、丹参；伴见胃纳减退，痰涎增多，大便偏溏者，可加白术、茯苓健脾燥湿；肝郁化火而见两目红赤、口苦、小便黄赤、便秘者加丹皮、栀子清热除烦，瓜蒌利气通便。

3. **使用注意** 气虚者不可使用。

4. **现代应用** 本方用于治疗不孕、经前乳胀等属肝郁气滞者。

5. **历代名家的应用经验** 国内著名中医妇科专家韩百灵教授，治疗女性不孕，多从肝郁立论，将此思想应用于临床治疗中，每每收很好疗效。韩老对辨证属肝郁不孕者，立疏肝解郁、理血调经之法，此即种子先调经，调经必先疏肝，肝气调达，诸经通畅，胎孕乃成。肝气郁结，经脉不畅，疏泄失司，冲任不调，月经先后不定期，经血滞涩难行，甚者婚后不孕；肝经循行乳络，气机不调而致乳房胀痛；经期气血充盛，肝气愈盛，则经脉郁滞，见胸胁胀满，善太息，精神抑郁，或性情急躁。据数十年临床经验，自拟"百灵调肝汤"进行治疗。（韩延华，刘淑君，王春梅. 韩百灵治疗肝郁不孕学术经验概要. 辽宁中医）

调经种玉汤

【来源】《万氏妇人科》

【组成】当归身八钱　川芎四钱　熟地一两　香附六钱（炒）　白芍六钱（酒炒）　茯苓四钱（去皮）　陈皮三钱　吴茱萸三钱（炒）　丹皮三钱　延胡索三钱

【用法】上锉，作4剂。每剂加生姜3片，水1碗半，煎至1碗，空心温服；滓再煎，临卧时服，经至之日服起，1日1服，药完经止，则当入房，必成孕矣，纵未成孕，经当对期，俟经来再服最效。

【功效】养血活血，行气调经。

【主治】妇人无子。因七情所伤，致使血衰气盛，经水不调，或前或后，或多或少，或色淡如水，或紫色如块，或崩漏带下，或肚腹疼痛，或子宫虚冷，不能受孕，舌淡红，脉弦细。

【方解】本方以四物汤为基础，此方为补血、行血首方。香附、陈皮、延胡索为调经行气之味，吴茱萸入肝经，温经散寒，丹皮凉血活血。

【临床应用】

1. 用方要点　本方用于治疗不孕症辨证属于血虚气滞者。以经水不调，或前或后，或多或少，或色淡如水，或紫色如块，或崩漏带下，或肚腹疼痛，或子宫虚冷，不能受孕，舌淡红，脉弦细为辨证要点。

2. 随症加减　若过期而经水色淡者，乃血虚有寒也，加官桂、炮姜、熟艾各一钱；若先期3～5日色紫者，血虚有热也，加条芩三钱。

3. 使用注意　经至之日服起，1日1服，药完经止，则当入房，必成孕矣，纵未成孕，经当对期，俟经来再服最效。

4. **现代应用** 本方用于治疗不孕症辨证属于血虚气滞者。

5. **历代名家的应用经验** 此方为明代著名医家万密斋所创，万氏云："经候既调，男女可合，不出三日之期，宜践应候之约。乾辟坤阖，阳唱阴和。滴秘露于花枝兮，玉粒可结；鼓春风于桃浪兮，金鳞自跃。阴包阳兮，则丹桂发芽；阳包阴兮，则红莲吐蕚。天地之大义，生民之本始，勿谓刍荛之言，作诙谐而笑谑。"

养血通脉汤

【来源】班秀文经验方

【组成】鸡血藤、穿破石各20克 当归、桃仁、赤芍、皂角刺、路路通各10克 红花、川芎、香附、甘草各6克 丹参15克

【用法】每日1剂，水煎分服。

【功效】养血活络，通脉破瘀。

【主治】不孕症之脉络瘀阻。症见不孕，经将行略有少腹胀，色暗夹血块，性急易怒，经行则舒，脉细，舌红苔薄白。

【方解】本方由桃红四物汤加减而成。方中鸡血藤苦甘温，归肝肾，入血分而走经络；当归补血活血，补中有活，修复冲任；川芎直通冲脉，行血中之气，能引能下，赤芍、丹参能补能行，散血中之积滞；桃仁、红花逐瘀行血，通行经脉，使瘀血得行，经脉得通；更用路路通以通行十二经脉而疏泄积滞；香附疏肝理气，使气调血畅；皂角刺、穿破石清瘀除热，破除陈积；甘草调和诸药。诸药合用，气得行，血得通，经得养，脉得复，共奏养血活络、通脉破瘀之功。

【临床应用】

1. **用方要点** 不孕，经色暗夹血块，性急易怒，经行则舒，脉细，舌红苔薄白。

2. **随症加减** 带下量多、色黄稠者，加马鞭草、土茯苓各15克；小腹疼痛者，加蒲黄、五灵脂各6克，下腹包块者，加忍冬藤15克，莪术10克；经前性急易怒、情绪波动较大者，加柴胡6克，白芍10克；肾虚腰痛者，加菟丝子、川续断各10克；胃脘不适者，去皂角刺，加白术10克。

3. **现代应用** 冲任损伤，瘀血内停所致月经不调、痛经、闭经、血积癥

瘕，输卵管不通，盆腔炎，附件炎的瘀血证型。

第二节 癥瘕

妇女下腹部胞中有结块，伴有或痛或胀或满，甚或出血者，称为癥瘕。癥者，坚硬不移，痛有定处；瘕者，推着可移，痛无定处。大抵癥属血病，瘕属气病，彼此密切相连，难于分割。《素问·骨空论》及《灵枢·水胀》篇所记载的"癥聚"、"肠覃"、"石瘕"乃癥瘕疾患的较早记载。《诸病源候论》和《千金要方》对此记载较详。

癥瘕多以肝郁气滞、痰瘀、血瘀致病，其证之早期以邪实多见。病程长者，病邪深入，损伤正气，至晚期多呈正虚邪实之象，治宜辨明善、恶，以活血祛瘀消癥为主，可用桂枝茯苓丸、大黄䗪虫丸；气滞者佐以理气，可用香棱丸；痰湿者佐以利湿除痰，可用苍附导痰丸。恶症者预后不良，宜早期诊断，及早治疗，定期追踪观察。

西医学的子宫或卵巢肿瘤，可按本病论治。

香棱丸

【来源】《济生方》

【组成】丁香半两　木香（不见火）半两　青皮（去白）、莪术（锉细，用去壳巴豆30粒同炒黄色，去巴豆不用）、枳壳（去瓤，麸炒）、川楝子（锉，炒）、京三棱（锉细，酒浸1宿）、茴香（炒）各一两

【用法】上为细末，醋煮面糊为丸，如梧桐子大，似朱砂极细为衣。每服20丸，炒生姜盐汤下，温酒亦得，不拘时候。

【功效】行气导滞，活血散结。

【主治】积聚，癥块，痰癖。症见：结块不坚，推之可移，或经行后期量少，经行腹痛，或带下偏多，小腹胀满，胸闷嗳气，精神抑郁，苔薄润，脉沉弦。

【方解】全方行气导滞，活血散结。方中木香、丁香、青皮、枳壳均为行气导滞之品。茴香、川楝子行气散结，且有止痛之效。佐三棱破血中之气滞，莪术逐气分之血瘀，以助行气导滞之力。

【临床应用】

1. **用方要点** 本方辨证属气滞型癥瘕。以结块不坚，推之可移，经行腹痛，小腹胀满，胸闷嗳气，精神抑郁，苔薄润，脉沉弦为辨证要点。

2. **随症加减** 若月经不调者，如月经后期、月经量少，酌加丹参、香附、郁金；带下过多者加茯苓、薏苡仁、白芷；经行腹痛剧烈者加延胡索、三七等。

3. **使用注意** 气血虚弱者不可用。

4. **现代应用** 本方可用于治西医学中子宫或卵巢肿瘤辨证属气滞型者。

5. **历代名家的应用经验**

（1）全国著名中医药专家梁剑波教授认为本病以胞宫受寒，气血凝结，脉络不畅为主因，又常夹肝郁和痰湿，且往往虚实夹杂，滴疾缠绵，故临床以温经散寒消结、疏肝解郁除痛、破血逐瘀软坚及豁痰行凝消块为四大法则，分别以温经汤、丹栀逍遥散合香棱丸、蓬莪术丸及三棱煎合海藻玉壶汤加减。

（2）我国著名的中医妇科名家沈仲理教授合理组方，即是根据严用和"香棱丸"、李东垣"散肿溃坚汤"、陈实功"海藻玉壶汤"三方化裁而来，自创的"861消瘤片"，上述三方均有破瘀、导滞、散结之功，其中香棱丸偏重行气导滞，散肿溃坚汤偏重解毒消肿，海藻玉壶汤偏于软坚散结，沈教授通过对"癥瘕"辨证求因而立法，继而组方遣药，将三方化裁为一。

（3）中国中医研究院西苑医院妇科蔡连香教授采用中药内服加外治法治疗妇人癥瘕，在临床中取得很好的效果。如气滞血瘀型治以行气导滞、活血消癥，常用香棱丸。

桂枝茯苓丸

【来源】《金匮要略》

【组成】桂枝、茯苓、丹皮（去心）、桃仁（去皮尖，熬）、芍药各等份

【用法】上五味，末之，炼蜜和丸，如兔屎大，每日食前服一丸，不知，加至三丸。

【功效】活血化瘀，缓消癥块。

【主治】瘀阻胞宫证。妇人素有癥块，妊娠漏下不止，或胎动不安，血色紫黑晦暗，腹痛拒按，或经闭腹痛，或产后恶露不尽而腹痛拒按者，舌质紫暗

或有瘀点，脉沉涩。

【临床应用】本方原治妇人素有癥块，致妊娠胎动不安或漏下不止之症。证由瘀阻胞宫所致。瘀血癥块，停于胞宫，冲任失调，胎元不固，则胎动不安；瘀阻胞宫，阻遏经脉，以致血溢脉外，故见漏下不止、血色紫黑晦暗；瘀血内阻胞宫，血行不畅，不通则痛，故腹痛拒按等。治宜活血化瘀，缓消癥块。

【方解】本方所治病证，皆因癥块所致。瘀血癥块不去，流者自流而漏下、出血、恶露终不能止；闭者自闭而经血终不复行。依据《素问·至真要大论》"坚者削之，客者除之"的治疗原则，治当消散癥块。然血瘀湿阻成癥，病程较长，多属虚实夹杂，尤其是妊娠之身，只宜缓消，不可猛攻，否则易耗伤正气及损伤胎元，故拟活血化瘀，缓消癥块之法。方中桂枝辛甘而温，温通血脉，以行瘀滞，为君药。桃仁味苦甘平，活血祛瘀，助君药以化瘀消癥，用之为臣、丹皮、芍药味苦而微寒，既可活血以散瘀，又能凉血以清退瘀久所化之热，芍药并能缓急止痛；茯苓甘淡平，渗湿祛痰，以助消癥之功，健脾益胃，扶助正气，均为佐药。丸以白蜜，甘缓而润，以缓诸药破泄之力，是以为使。诸药合用，共奏活血化瘀，缓消癥块之功，使瘀化癥消，诸症皆愈。本方配伍特点有三：一是活血药与祛湿药同用，对瘀血与痰湿兼顾，但以活血为主；二是活血之中寓有养血益气之功，消补并行，寓补于消；三是用量极轻，以蜜为丸，渐消缓散。

【临床应用】

1. **用方要点**　本方主治瘀阻胞宫证癥瘕。以妇人素有癥块，妊娠漏下不止，或胎动不安，血色紫黑晦暗，腹痛拒按，或经闭腹痛，或产后恶露不尽而腹痛拒按，舌质紫暗或有瘀点，脉沉涩为辨证要点。

2. **随症加减**　若瘀血阻滞较甚，可加丹参、川芎等以活血祛瘀；若疼痛剧烈者，宜加延胡索、没药、乳香等以活血止痛；出血多者，可加茜草、蒲黄等以活血止血；气滞者加香附、陈皮等以理气行滞。

3. **使用注意**　对妇女妊娠而有瘀血癥块者，只能渐消缓散，不可峻猛攻破。原方对其用量、用法规定甚严，临床使用切当注意。

4. **现代应用**　本方常用于子宫肌瘤、子宫内膜异位症、卵巢囊肿、附件炎、慢性盆腔炎等属瘀血留滞者。

5. **历代名家的应用经验**　本方原治妇人宿有癥块，致妊娠漏下不止或胎动不安之证。胞宫素有血瘀癥块，复因妊娠，阻遏经脉，以致血溢脉外，故有妊娠初期，阴道不时少量流血，淋漓不断之胎漏；血液外流，加之瘀血不去，新血不生，则阴血亏损，血不养胎，又可致妊娠腹痛与阴道出血并见之胎动不安。后世应用本方，已不限于妊娠，凡经、胎、产之疾，属癥块引起者，皆可用之。癥块的形成，与气、血、痰、湿密切相关。人体内的气、血、津液，在正常情况下，是运行不息的。由于各种原因，影响气、血、津液的运行，气机不利，则呈气滞；血行不畅，则呈血瘀；津行受阻，则呈痰湿。此气滞、血瘀、痰凝、湿阻的病理变化，是形成癥块的原因。此方所治的癥块，属于血瘀和痰湿阻滞所致。瘀湿之邪留结胞宫，积而成癥，属有形之邪，故小腹疼痛拒按；瘀块留滞，冲任受阻，故致月经不行而经闭；产后恶露不尽，亦为瘀阻而血不归经之候，此如《胎产心法》卷四云："恶血不尽，则好血难安，相并而下，日久不止"。余如血色暗而夹瘀块，舌质紫暗，脉沉涩，俱为瘀阻胞宫之佐证。

（1）上海蔡氏女科第七代传人蔡小荪主任医师临床善用桂枝茯苓方治疗妇科癥瘕。在治疗子宫肌瘤和子宫内膜异位症中，分经间期和月经期两步治疗：经间期，蔡老采用桂枝茯苓方，辛散温通，破瘀行血消癥。而在月经期，子宫肌瘤和子宫内膜异位症都可出现出血过多，状似崩漏，蔡师强调此时不能单纯固涩止血，宜"求因为主，止血为辅"，尤其是子宫内膜异位症之出血，乃缘于宿瘀内结，经血虽多，瘀仍未消，故腹痛不减，治疗仍以化瘀为主，乃通因通用之变法。

（2）湖北名医田玉美教授灵活运用桂枝茯苓丸加减治疗妇科杂病，效果良好。

大黄䗪虫丸

【来源】《金匮要略》

【组成】大黄十分（蒸） 黄芩二两 甘草三两 桃仁一升 杏仁一升 芍药四两 干地黄十两 干漆一两 虻虫一升 水蛭百枚 蛴螬一升 䗪虫半升

【用法】上十二味，末之，炼蜜和丸小豆大，酒饮服五丸，日三服。

【功效】活血化瘀，通经消癥，缓中补虚，攻热下血。

【主治】本方主治血瘀癥瘕。症见：胞中积块坚硬，固定不移，疼痛拒按，月经量多或经期错后，色紫黑有血块。面色晦暗，肌肤乏润，口干不欲饮水，舌边瘀点，脉象沉涩。

【方解】方用大黄、桃仁、干漆通瘀化结；䗪虫、虻虫、水蛭、蛴螬破结化瘀；地黄养血，赤芍活血，二者与大黄结合兼能消瘀之郁热；杏仁润燥，配黄芩以调肺气而清郁热；甘草缓中。全方重点在于化瘀破血，用丸剂者，取"峻药缓攻"之意。治疗偏热性的血瘀癥瘕较重者为合。

【临床应用】

1. **用方要点** 本方主治血瘀癥瘕。以胞中积块坚硬，固定不移，疼痛拒按，月经量多或经期错后，色紫黑有血块。面色晦暗，肌肤乏润，口干不欲饮水，舌边瘀点，脉象沉涩为辨证要点。

2. **随症加减** 若出现月经过多，加用加味失笑散以化瘀止血；若经行腹痛甚剧加延胡索、乳香、没药以化瘀止痛。

3. **使用注意** 孕妇禁用。若出现皮肤过敏者停服。

4. **现代应用** 小儿疳眼，生云翳，脸烂羞明，不能视物，并治雀目。早期肝硬化。

5. **历代名家的应用经验** 四川名老中医王渭川教授，临证60余年，在妇科方面成绩斐然。对于妇科疾病的治疗，王老总结归纳为温、清、攻、补、消、和六法进行辨证论治。如用攻法以攻坚消积化瘀，治疗子宫肌瘤、宫外孕、卵巢囊肿、乳腺瘤、瘀血凝结等包块，包括堕胎，灵活运用大黄䗪虫丸等，取其特长，结合自己的经验，加减化裁，收效显著。

非经期方

【来源】刘云鹏经验方

【组成】当归9克　川芎9克　地黄9克　白芍9克　桃仁9克　红花9克　昆布15克　海藻15克　三棱9克　莪术9克　土鳖虫9克　丹参15克　刘寄奴15克　鳖甲15克　青皮9克　荔枝核9克　橘核9克

【用法】水煎服，每日1剂，日服2次。

【功效】活血化瘀，消癥疾。

【主治】用于子宫肌瘤的非经期治疗。症见：少腹痛，舌质暗，有瘀点，舌苔薄，脉沉弦。

【方解】桃红四物汤养血活血；三棱、莪术破血消积；昆布、海藻软坚散结；土鳖虫、刘寄奴破血逐瘀；鳖甲散结消癥；丹参养血活血；青皮、荔枝核、橘核理气散结，气行则瘀血消散。全方祛瘀之中寓养血之意，持续服用或为丸缓图，常能收效。

【临床应用】

1. **用方要点** 本方用于治疗癥瘕属血瘀型。以少腹痛，舌质暗，有瘀点，舌苔薄，脉沉弦为辨证要点。

2. **随症加减** 少腹胀可选加木香9克，香附12克；腰胀痛者，可加乌药9克，牛膝9克以理气活血止痛；脉弦硬，头晕眩者，可加夏枯草15克，石决明18克以清热平肝；失血过多，心慌，气短者，可加党参15克，黄芪18克以益气生血。

3. **使用注意** 本方用于非经期治疗。

4. **现代应用** 子宫肌瘤属于血瘀型。

5. **历代名家的应用经验** 湖北省名老中医刘云鹏教授对妇科血症、滑胎及男女不孕不育等疑难杂症的诊治形成了独特的学术体系。自拟"非经期方"治疗血瘀型子宫肌瘤。

经期方

【来源】刘云鹏经验方

【组成】当归9克 地黄9克 白芍9克 川芎9克 阿胶（兑）12克 茜草9克 丹参15克 刘寄奴9克 益母草12克 蒲黄炭9克 紫草根15克

【用法】水煎服，日1剂，每日2次。

【功效】活血养血，调经消癥。

【主治】用于子宫肌瘤的经期治疗，症见：经来量多，或兼少腹疼痛，脉沉弦，舌质厚、苔薄，或有瘀点。

【方解】子宫肌瘤在经期往往出血量多，其治疗应以养血活血止血为法。本方当归、川芎、地黄、白芍养血活血；阿胶养血止血；丹参、茜草、刘寄奴、益母草、蒲黄炭活血止血。全方养血之中兼有活血之味，调经之时顾及消癥散结，适用于子宫肌瘤经期治疗。

【临床应用】

1. **用方要点** 本方适用于辨证为实证的子宫肌瘤经期治疗。以经来量多，或兼少腹疼痛，脉沉弦，舌质厚，舌苔薄，或有瘀点为辨证要点。

2. 随症加减　经来量多如注者，可加赤石脂30克，棕榈炭9克，海螵蛸9克，煅牡蛎30克等以止血固冲。若偏热者，可加炒贯众9克，地榆炭9克以清热止血；偏寒者，可加炮姜炭6克，艾叶炭9克以温固冲任，引血归经。心慌、气短者可加党参12克，黄芪15克以益气摄血；气虚下陷，小腹坠胀者，可加补中益气汤加味，以益气升阳摄血。腰痛者，可加续断9克，杜仲9克以补肾止痛。小腹胀，可加香附12克，枳壳9克，或加橘核9克，荔枝核9克以理气消胀。

3. 使用注意　本方应在经期服用。

4. 现代应用　本方适用于子宫肌瘤辨证属实证者于经期服用。

5. 历代名家的应用经验　湖北省名老中医刘云鹏教授对妇科血症、滑胎及男女不孕不育等疑难杂症的诊治形成了独特的学术体系。自拟"经期方"治疗血瘀型子宫肌瘤。

加味消癥散

【来源】夏桂成经验方

【组成】炒当归、赤芍、白芍、石打穿、五灵脂各10克　蒲黄6克（包煎）制香附9克　花蕊石15克（先煎）　血竭末、琥珀末各4克（吞）　黄芪10克　党参15克

【用法】水煎分服。日服1剂。

【功效】化瘀消癥。

【主治】血瘀型子宫肌瘤。症见：经行量多，周期失调，色紫红，有大小不等之血块，伴有腹痛，或不规则阴道出血，经期延长，小腹作胀，腰酸纳欠，舌质暗或有瘀点，苔正常，脉沉涩。

【方解】炒当归、赤芍、白芍、石打穿、花蕊石活血祛瘀；五灵脂、蒲黄为失笑散组成，起活血祛瘀，散结止痛作用；制香附乃"气病之总司，女科之主帅也"，为气中血药，理气止痛作用；血竭末活血化瘀定痛；琥珀末活血祛瘀安神；黄芪、党参健脾益气，防止大量活血化瘀之品损伤正气。

【临床应用】

1. 用方要点　本方适用于辨证属血瘀型子宫肌瘤。以经行量多，周期失调，色紫红，有大小不等之血块，伴有腹痛，或不规则阴道出血，经期延长，

小腹作胀，腰酸纳欠，舌质暗或有瘀点，苔正常，脉沉涩为辨证要点。

2. **随症加减** 经行大便溏者，上方去当归，加炒白术10克，六曲10克；心烦失眠者，加炙远志6克，紫贝齿10克（先煎），太子参10克；经净之后，上方去蒲黄、花蕊石、琥珀末，加三棱10克，莪术10克，土鳖虫9克。

3. **使用注意** 血虚者勿用。

4. **现代应用** 本方适用于辨证属血瘀型子宫肌瘤。

5. **历代名家的应用经验** 我国著名中医妇科专家夏桂成教授自拟"加味消癥散"治疗血瘀型子宫肌瘤。

当归饮血竭散合剂

【来源】蒲辅周经验方

【组成】当归6克 川芎6克 醋制鳖甲15克 吴茱萸4.5克 桃仁6克 赤芍6克 肉桂3克 槟榔3克 青皮3克 木香3克 莪术3克 三棱3克 大黄3克 延胡索6克 血竭3克

【用法】水煎服（浓煎），每日2次，分2次温服。

【功效】活血化瘀，软坚止痛。

【主治】石瘕，症见腹大如箕呈3个月孕形，腹胀痛而小腹坠甚，拒按而坚，亦非孕象，且连日流血而腰不痛，又不似胎漏者。可用于子宫肌瘤。

【方解】方中当归、川芎、桃仁、赤芍、血竭活血化瘀；鳖甲、三棱、莪术软坚破结；肉桂、吴茱萸温经散寒；青皮、木香、延胡索、槟榔行气止痛；大黄荡涤积滞。诸药组成温通破坚之剂，共奏祛瘀散结之功。

【临床应用】

1. **用方要点** 本方用于治疗癥瘕属血瘀型。以腹大，腹胀痛而小腹坠甚，拒按而坚，且连日流血而腰不痛，舌暗红，苔薄白，脉弦为辨证要点。

2. **使用注意** 气血虚者不可用。

3. **现代应用** 本方用于治疗癥瘕属血瘀型。

4. **历代名家的应用经验** 当代著名中医药学家蒲辅周先生自拟"当归饮血竭散合剂"治疗癥瘕属血瘀者。

海藻消癥汤

【来源】岑观海经验方

【组成】丹参30克 黄芪20克 桂枝10克 丹皮10克 当归10克 香附10克 夏枯草15克 海藻15克 浙贝母12克 山慈菇12克 甘草3克

【用法】水煎服。每日1剂，日服2次。

【功效】活血理气，化痰消癥。

【主治】子宫肌瘤痰瘀阻滞型。

【方解】丹参、丹皮、当归活血祛瘀，通络行滞；海藻、浙贝母、山慈菇、夏枯草化痰散结，软坚消癥；桂枝温通经脉；香附理气和血；黄芪、甘草补益中气。本方集活血理气，化痰消癥，扶正祛邪为一方，用于临床，效果突出。

【临床应用】

1. **用方要点** 本方用于治疗子宫肌瘤属于痰瘀阻滞型，以此为辨证要点。

2. **使用注意** 血虚者不可用。

3. **现代应用** 本方治疗痰瘀阻滞型子宫肌瘤。

4. **历代名家的应用经验** 广西名老中医岑观海先生多年经验方，他认为子宫肌瘤多因脾肾虚弱、气血失调、气机郁阻，血运迟滞、津行不畅，聚而为痰，气、血、痰、瘀相互搏结，经脉痹阻，发而为癥。癥结胞中，邪气愈甚，正气愈伤，虚实夹杂，病程迁延，终成痼疾。自拟"海藻消癥汤"治疗痰瘀阻滞型。

消瘤散结汤

【来源】沈仲理经验方

【组成】生地、熟地各10克 生白芍15克 生甘草10克 牡丹皮6克 蒲公英15克 半枝莲30克 三棱20克 石见穿20克 蚤休20克 海藻30克 五灵脂20克

【用法】水煎服。每日1剂，日服2次。

【功效】活血化瘀，清热软坚。

【主治】子宫肌瘤属于中小型子宫肌瘤。症见患者月经多为正常，经行腹

胀，乳房胀痛，便结，子宫略见增大，由中小型子宫肌瘤。舌质淡白，或苔薄白，脉弦细。

【方解】生地、熟地、白芍、牡丹皮养血活血化瘀；半枝莲、三棱、石见穿清热解毒，活血化瘀；蒲公英清热化瘀；虫休清热解毒，缩宫；五灵脂化瘀止痛；海藻具有软坚消痰，泄热利水之功效，《中药大辞典》中记载海藻的现代药理作用：海藻提取物有抗血液凝固作用，与肝素、水蛭素相似。近年来有关海藻的药理报道甚多，曾有报道提及：海藻含碘，进入血液和组织中后能促进病理产物、炎性渗出物的吸收，可使病态组织崩溃、溶解、抗凝软化的作用。与甘草配伍；是反药配伍，但沈教授有古人前车之鉴。又有报道甘草与伍人的药物相配可随甘草剂量的增加，而相伍的主药药理功能也会随之相应加强的药理作用。

【临床应用】

1. **用方要点**　本方用于治疗子宫肌瘤属于中小型子宫肌瘤。以患者月经多为正常，经行腹胀，乳房胀痛，便结，子宫略见增大。舌质淡白，或苔薄白，脉弦细为辨证要点。

2. **加减应用**　如见子宫肌瘤偏大者可加入大剂量的莪术、海藻、炒黑丑之类，虑及莪术化瘀之燥性，恐其耗血动血，常在用莪术的同时加入黄芩，以其性凉监制莪术的燥性之弊；大便闭结者加天葵子、火麻仁；大便溏薄者加水红花子、葛根；腹痛剧烈者加䗪虫、血竭、乳香、没药；肛门坠痛者加槐角；经行量多崩冲者加花蕊石、贯众炭、蒲黄炭、赤石脂、禹余粮、煅龙骨、煅牡蛎等。

3. **现代应用**　本方治疗中小型子宫肌瘤。

4. **历代名家的应用经验**　此方为我国著名的中医妇科名家和中医教育家沈仲理教授治疗子宫肌瘤的基本方剂。沈教授是参阅了大量的中药药理报道，有机地用反药相伍，大胆应用于临床，加强了该方消除子宫肌瘤的作用。中衷西参，推陈出新。《中药大辞典》海藻具有软坚、消痰、利水、泄热之功效。海藻配甘草是沈教授治疗子宫肌瘤以反药配伍攻瘤的一大特色。《珍珠囊补遗药性赋》"十八反歌"而《本草纲目》却记载着"按东垣李氏，治瘰疬散肿溃坚汤，海藻、甘草两用之，盖以坚积之病，非平和之药所能取捷，必令反夺，以成其功"。沈教授抱着"有放无陨，亦无损也"的态度根据临床的实际情况，有机地把古人治瘰的消肿溃坚汤加海藻取效的经验灵活地应用，正确辨证施治，慎重配伍，大胆应用于临床，反药不但无副作用，反而取得了促进疗效的效果。

第三节 阴 挺

妇女子宫下脱，甚则挺出阴户之外，或阴道壁膨出，前者为子宫脱垂，后者为阴道壁膨出，统称为阴挺，又称"阴菌"、"阴脱"。因多发生在产后，故又有"产肠不收"之称。《三因极一病证方论》说："产后阴脱，如脱肛状，及阴下挺出，逼迫肿痛，举动房劳即发。"《妇人大全良方》说："妇人阴挺下脱，或因胞络损伤，或因子脏虚冷，或因分娩用力所致。"《医宗金鉴》说："阴中脱出一物，如蛇或如菌，或如鸡冠者，即古之㿗疝也。属热者必肿痛，小便赤灼；属虚者，必重坠，小便清长。"

阴挺发生的主要病因病机是多产、产伤等，导致中气下陷或肾虚不固，使胞络损伤，不能提摄子宫。治法应根据"虚者补之，陷者举之，脱者固之"的原则，以益气升提，补肾固脱为主。临床辨证论治首先要辨别子宫下移的程度，Ⅰ度脱垂者以益气升提，补肾固脱为主，可用补中益气汤、大补元煎；Ⅱ、Ⅲ度脱垂者宜结合中西医方法治疗。本病以预防为主，包括正确处理各产程和做好产褥期保健。

阴挺包括了西医所称的子宫脱垂及阴道前后壁膨出。本节主要讨论子宫脱垂。

补中益气汤

【来源】《内外伤辨惑论》

【组成】黄芪（病甚、劳役热甚者）一钱 甘草（炙）五分 人参（去芦）三分 当归（酒焙干或晒干）二分 陈皮（不去白）二分或三分 升麻二分或三分 柴胡二分或三分 白术三分

【用法】上㕮咀，作一服，水二盏，煎至一盏，去滓，食远稍热服（现代用法：水煎服。或作丸剂，每服10~15克，日2~3次，温开水或姜汤下）。

【功效】补中益气，升阳举陷。

【主治】阴挺属于脾虚气陷证。症见：子宫脱垂伴有饮食减少，体倦肢软，少气懒言，面色萎黄，大便稀溏，舌淡，脉虚。

【方解】治宜补益脾胃中气，升阳举陷。方中重用黄芪，味甘微温，入脾、肺经，补中益气，升阳固表，为君药。配伍人参、炙甘草、白术补气健脾为臣，与黄芪合用，以增强其补益中气之功。气虚时久，营血亦亏，故用当归养血和营，协人参、黄芪以补气养血；陈皮理气和胃，使诸药补而不滞，共为佐药。炙甘草调和诸药，亦为使药。诸药合用，使气虚得补，气陷得升则诸症自愈。

【临床应用】

1. **用方要点** 本方用于治疗阴挺属脾虚气陷型。以子宫脱垂伴有饮食减少，体倦肢软，少气懒言，面色萎黄，大便稀溏，舌淡脉虚为辨证要点。

2. **随症加减** 脱垂严重者黄芪加倍以补气升阳。脾虚重者加山药以补益脾胃。

3. **使用注意** 阴虚发热及内热炽盛者忌用。

4. **现代应用** 也可用于气虚型月经先期、崩漏、月经过多、人流术后出血及恶露不绝；气虚下陷所致子宫脱垂、脱肛、带下过多、久泻、久痢；气虚脾弱之产后发热、劳倦内热等。

5. **历代名家的应用经验**

（1）浙江省名中医连建伟教授运用补中益气汤治疗疑难杂病。连教授运用补中益气汤以患者右关脉虚大，重按虚弱无力为辨证重点；临床运用该方常因时、因地、因人制宜，灵活多变，随证化裁合用其他方剂。

（2）国医大师邓铁涛运用补中益气汤治疗因骨骼肌、平滑肌或其他支持组织的紧张度下降导致的疾病而呈现能量不足、器官组织功能低下表现的疾病，如重症肌无力、麻痹性斜视、转胞（阴道壁膨出）、尿失禁等。

（3）浙江省名中医张迪蛟主任中医师运用补中益气汤治疗脾胃病颇有心得，尝言："多数胃脘痞满胀痛者，只见昼重夜轻，可但见一症便是，不必悉俱，可用补中益气汤加减治之。"

大补元煎

【来源】《景岳全书》

【组成】人参少则用一至二钱，多则用一至二两　当归二至三钱　山药（炒）二钱　熟地少则用二至三钱，多则用二至三两　山茱萸一钱　杜仲二钱　枸杞二至三钱　炙甘草一至二钱

【用法】水二盅，煎七分，食远温服。

【功效】救本培元，大补气血。

【主治】肾虚型子宫下垂。症见：子宫下移或脱出阴道口外，腰酸下坠，小便频数，夜间尤甚，头晕耳鸣。舌淡苔薄，脉沉弱。

【方解】方中人参大补元气，非但补气，又能补血。气虚轻者用3~6克，重者可用30~60克。熟地气味纯静，补五脏之真阴，滋肾水，填骨髓，少则6~9克，多则60~90克。人参与熟地为本方之君药，用张景岳话云："凡诸经之阳气虚者非人参不可，诸经之阴血虚者非熟地不可"，"熟地之与人参，一阴一阳，相为表里，一形一气，互主生成，性味中正。"再辅以山药、甘草益气健脾，以广生化之源。枸杞、山萸肉滋补肝肾，填精补血。杜仲强腰益肾，增强熟地、枸杞、山萸肉补血之功。更有当归直接补血。诸药协同，共奏补养元气、滋阴补血之功。

【临床应用】

1. **用方要点**　本方适用于辨证属肾虚型子宫下垂。以子宫下移或脱出阴道口外，腰酸下坠，小便频数，夜间尤甚，头晕耳鸣。舌淡苔薄，脉沉弱为辨证要点。

2. **随症加减**　元阳不足多寒者加附子、肉桂、炮姜；气分偏虚者加黄芪、白术，但胃口多滞者必不可用；血滞者加川芎；滑泻者加五味子、补骨脂之类。

3. **现代应用**　本方用于治疗子宫脱垂，不孕不育症，卵巢早衰等属于肾虚型。

4. **历代名家的应用经验**　《景岳全书》中的"新方八阵"尤多新意，剂型多种，颇有创见。大补元煎即是"补阵"第一方，所治"男妇气血大坏，精神失守危剧等症"。症见元气大虚，阴亏血少，精神疲惫，四肢乏力，面色少华，腰膝酸软，少气懒言，眼花耳聋，舌苔薄白，脉沉细弱。景岳自云"此回天赞化，救本培元第一要方"，可见景岳对此方非常重视。

子宫下垂方

【来源】卢国治经验方

【组成】全当归13克　　生黄芪25克　　土炒白术13克　　大党参10克　　怀山药13克

云茯苓10克　　软柴胡5克　　升麻8克　　鹿角胶（冲化服）10克　　生甘草6克　　大枣5克

【用法】水煎服。

【功效】健补脾胃，益气升阳。

【主治】子宫下垂，中气下陷。症见：子宫脱出阴门外，不痛不痒，少腹结胀常感下坠，行动不便等。舌淡、苔灰薄，脉浮虚或沉弱。

【方解】中气下陷型子宫下垂，多因素体羸弱，产时用力过度，产后阴阳未复，劳力过早，以致中气下陷，带脉失其约束，难以系胞，故而子宫下垂。本方以补中益气汤加减而来，方中用大党参、土炒白术、怀山药、生黄芪、生甘草健补脾胃，益气生津为主药；软柴胡、升麻升举清阳为辅药；云茯苓甘淡渗湿，增强脾阳运化之能以生气；全当归、大枣、鹿角胶为佐药，补血以生气，即"善补气者，必于血中求气，则气得血助而生化无穷"；生甘草调和诸药为使药。

【临床应用】

1. **用方要点**　本方适用于辨证属中气下陷型子宫下垂。以子宫脱出阴门外，不痛不痒，少腹结胀常感下坠，舌淡、苔灰薄，脉浮虚或沉弱为辨证要点。

2. **随症加减**　精神倦怠，口淡无味，手足不温，气虚甚者，上方加高丽参3克，另煎服，嫩桂枝5克；完谷不化，口唾清涎者，加煨干姜6克；腹胀甚，不思饮食，偏于气滞者，加广陈皮、炒青皮各8克；小便频数者，加益智仁16克。

3. **现代应用**　本方适用于辨证属中气下陷型子宫下垂。

4. **历代名家的应用经验**　西安市中医内科主任医师卢国治自拟"子宫下垂方"治疗中气下陷型子宫下垂。

第四节　阴　痒

女子外阴或阴道内瘙痒，甚至痒痛难忍，或伴带下量多者称为"阴痒"，亦称"阴门瘙痒"、"阴䘌"等。本病首见于《肘后备急方》。本病的发生多因湿热下注，或虫蚀作痒，或脏虚而虫蚀，或精血虚阴户失养而作痒，本病可涉及脾、肝、肾三脏。脾虚生湿，蕴久化热，湿热流于下焦；肝经环阴器，伤肝则肝郁生热挟湿下注。临床常见以肝经湿热和阴虚血燥多见。肝经湿热多因久居阴湿之地，或因阴部不洁，致湿邪虫侵入阴部作痒；或脾虚生湿，湿蕴化热，湿热生虫，虫蚀所为而作痒；或忧思愤怒，肝郁化热，肝经环绕阴器，妇人阴户为肝经之分，故郁热下注而致痒，治宜清热利湿止痒，方可用龙胆泻肝汤、萆薢渗湿汤。阴虚血燥者多因素体阴血不足，或大病久病耗伤阴血，或年老体虚，精血不足，阴虚则燥，阴部失养，发为阴痒，或肝经血少，津液枯竭，致气血不能荣运，则壅郁生湿，湿生热，热生虫而作痒，治疗宜养血滋阴止痒，方可用老年阴痒方。

西医学的外阴炎、阴道炎、外阴白色病变、外阴湿疹等属于本病范畴。

龙胆泻肝汤

【来源】《医方集解》

【组成】龙胆草酒炒　黄芩炒　栀子酒炒　泽泻　木通　当归　生地黄酒炒　柴胡　生甘草　车前子（原书无用量）

【用法】水煎服，亦可制成丸剂，每服6～9克，日2次，温开水送下。

【功效】清泻肝胆实火，清利肝经湿热。

【主治】肝经湿热型阴痒。症见：阴部瘙痒，灼痛，带多色黄如脓样或呈泡沫状或米泔样，质稠秽臭，伴烦躁易怒，胸胁胀痛，胸闷不舒，大便干结，小便黄。舌质红，苔黄腻，脉弦数。

【方解】本证由于肝胆经实火上炎，或湿热循经下注所致。治宜清肝胆实火，泻下焦湿热。方中龙胆草大苦大寒，能上清肝胆实火，下泻肝胆湿热，泻火除湿，为方中君药。黄芩、栀子两药苦寒，归经肝胆三焦，泻火解毒，燥湿清热，用以为臣，以加强君药清热除湿之功。车前子、木通、泽泻渗湿泄热，导湿热下行，使邪有出路，用以为佐。生地养阴，当归补血，使祛邪而不伤正。柴胡疏畅肝胆，防诸苦寒降泄之品抑遏肝气，并能引诸药归于肝胆之经，且柴胡与黄芩相合，既解肝胆之热，又增清上之力，以上六味皆为佐药。甘草为使，一可缓苦寒之品防其伤胃，二可调和诸药。综观全方，泻中有补，降中寓升，祛邪而不伤正，泻火而不伐胃，使火降热清，湿浊得消，循经所发诸症，皆可相应而愈。

【临床应用】

1. 用方要点　本方适用于辨证属肝经湿热型阴痒。以阴部瘙痒，灼痛，带多色黄如脓样或呈泡沫状或米泔样，质稠秽臭，伴烦躁易怒，胸胁胀痛，大便干结，小便黄，舌红，苔黄腻，脉弦数为辨证要点。

2. 随症加减 若白带色黄呈泡沫状加丹皮、茵陈、椿根白皮；呈豆渣样去龙胆草，加薏苡仁、土茯苓、萆薢。

3. 使用注意 本方用药多为苦寒之品，易伤脾胃，当中病即止，不宜多服久服；脾胃虚弱者应慎用。

4. 现代应用 常用本方治疗顽固性偏头痛、头部湿疹、高血压、急性结膜炎、虹膜睫状体炎、外耳道疖肿、鼻炎、急性黄疸型肝炎、急性胆囊炎，以及泌尿生殖系炎症、急性肾盂肾炎、急性膀胱炎、尿道炎、外阴炎、睾丸炎、腹股沟淋巴腺炎、急性盆腔炎、带状疱疹等病，凡属肝经实火湿热者均有良效。

5. 历代名家的应用经验 首批国家名老中医药专家裘笑梅，临诊尤其善用龙胆泻肝汤巧治妇科顽疾，临床常用于治疗头痛、目赤、耳聋、淋浊等症。裘老认为：女子以肝为先天，妇女经、孕、产、育均以血为用，机体常处于血少气多的状态，加之女子善愁多郁，故在妇科疾病中多见肝郁气滞、郁火内扰者。裘师根据足厥阴肝经绕阴器过少腹上行胁肋之走向，结合整体辨证，"同病异治，异病同治"，而将此方用于妇科崩漏、倒经、乳疹、阴痒、带下等病症，每有奇效。临诊时裘师依据每一病症之不同随症增删，灵活运用，如用龙胆泻肝汤治疗崩漏之肝经郁热者加制大黄炭、荆芥炭，中病即止，待热去血止后复以党参、黄芪、熟地、龟板益气养血，以摄奇经而杜复辙；治疗妇人腹痛、带下则去当归、生地、甘草，加忍冬藤、白花蛇舌草、大青叶清热解毒，祛邪止痛；治疗乳疹则去生地、甘草，加地肤子、白鲜皮、大豆卷、土茯苓以祛湿止痒；治疗倒经时去生地、车前草，加川牛膝、炙卷柏、煅瓦楞子、益母草以引血下行，祛瘀行血。此外，裘师强调倘若脾胃不健，运化不良，纵有良药，亦不能达到预期的治疗效果。该方中龙胆草、黄芩、山栀均为苦寒之品，易伤脾胃，因此先师亦常于方中加入山药、扁豆等健脾和胃之品以保护和扶持胃气。

萆薢渗湿汤

【来源】《疡科心得集》

【组成】 萆薢　生薏苡仁　黄柏　赤芍　丹皮　泽泻　滑石　通草（原书

无用量）

【用法】水煎服，日1剂。

【功效】清热利湿。

【主治】肝经湿热之阴痒。症见：阴部瘙痒，灼痛，带多黄如脓样，伴口苦而腻，胸闷不适，纳呆，舌红苔黄腻，脉弦数。

【方解】方中萆薢利湿浊；生薏苡仁、泽泻利水渗湿；滑石、通草、黄柏清热利水；赤芍、丹皮清热凉血，活血化瘀。全方共奏清热利湿之效。

【临床应用】

1. **用方要点**　本方用于治疗阴痒属肝经湿热型。以阴部瘙痒，灼痛，带多黄如脓样，伴口苦而腻，胸闷不适，纳呆，舌红苔黄腻，脉弦数为辨证要点。

2. **随症加减**　湿热较盛者，加龙胆草、栀子各12克。剧痒者，加浮萍9克，白蒺藜15克。

3. **现代应用**　带下病、湿疹、周围血管疾病等辨证属于肝经湿热型。

4. **历代名家的应用经验**

（1）吕美农主任中医师尤擅长治疗脾胃病和妇科疾病，见解独到，虽处方遣药无奇而疗效显著。下分为脾虚湿困、肾阴亏虚、肾阳亏虚、湿热下注4型。吕师认为本病的发生虽然责之于脾、肝、肾，湿、毒、虚，但根本在于脾与湿，对于湿热下注型带下，吕师用清热解毒之法，喜用萆薢渗湿汤、四妙散。

（2）上海中医药大学教授唐汉钧擅长治疗周围血管疾病。急性期多以邪实为主，急则治其标，治标以顾本，治宜祛邪为主，或佐以补虚、通络等法，使邪去正安，迅速截断扭转病势。祛邪当审因论治，根据病邪的不同，配合应用理气、活血、除湿、利水、化痰、散结、清热、解毒、散寒等诸法。然诸法之中，尤以清热利湿解毒之法最为常用，因为在周围血管疾病的发病过程中，病久郁气、瘀血、水湿、痰浊、寒邪皆能化热生火成毒。唐教授常以四妙勇安汤、犀角地黄汤、萆薢渗湿汤、四妙散之类加减。

蛇床子散

【来源】《金匮要略》

【组成】蛇床子适量　铅粉少许

【用法】蛇床子研为细末，加白粉少许，和药如枣大。每用一丸，以棉裹纳入阴道内。

【功效】 暖宫祛寒，燥湿杀虫。

【主治】 寒湿阴痒。症见：妇人阴中寒，阴内痒，带下绵绵，色白，质清稀如涕，经久不愈，腰酸重坠。

【方解】 蛇床子辛苦有小毒，人肾、三焦二经，有强阳补肾、祛风燥湿、杀虫止痒之功，主治女子阴痒带下；铅粉燥湿杀虫而除秽，助蛇床子以外用。全方共奏温阳祛寒，燥湿杀虫之效，故可治阴痒等疾病。

【临床应用】

1. **用方要点** 本方用于治疗阴痒属寒湿型。以妇人阴中寒，阴内痒，带下绵绵，色白，质清稀如涕，经久不愈，腰酸重坠为辨证要点。

2. **使用注意** 肝火湿热偏甚，带下色黄或赤白带下者忌用。

3. **现代应用** 阴痒带多，滴虫性阴道炎等属阳虚者。不孕症患者有阴道炎、宫颈炎属阳虚者可用蛇床子散。

4. **历代名家的应用经验** 名医欧阳履钦用蛇床子散治妇人胞寒不孕，谓"阴为包之门户"，胞寒的外候为阴寒，"寒则生湿，湿则生虫，精冷肤蚀，不能受孕"，临床上并多见少腹冷、阴痒、白带淋漓不净等症，所以外用蛇床子散。方中"蛇床温寒，铅粉燥湿杀虫，绵裹纳阴中，于道为近"，胞宫得温，诸症自除，亦为受孕创造了有利条件。

老年阴痒方

【来源】 姚寓晨经验方

【组成】 内服方：熟女贞15克 旱莲草15克 何首乌12克 山萸肉12克 炒赤芍、炒白芍各10克 炙龟板10克（先煎） 生薏苡仁、熟薏苡仁各30克 土茯苓30克 老紫草15克 福泽泻10克

外用方：淫羊藿、蛇床子、老紫草、覆盆子适量。

【用法】 内服方水煎服，日1剂，早晚各1次。外用方可水煎熏洗，并另将此四药各50克为末，加凡士林调匀外用。上二方15天为1个疗程，停3天，再行第2个疗程。

【功效】 育阴填精，渗湿清热。

【主治】 老妇阴虚血燥阴痒。症见：外阴干涩瘙痒，有轻度烧灼感，口干

喜饮，两目干涩，腰酸耳鸣，胁肋隐痛，头晕目眩，舌红少苔，脉细。

【方解】山茱肉、何首乌相配以精血同补；炙龟板滋阴填精与甘寒之紫草相伍，清润下焦，对老妇阴痒尤宜；生薏苡仁、熟薏苡仁同用，健脾渗湿，更配以外治药（淫羊藿、蛇床子、老紫草、覆盆子）润肤止痒，以祛邪毒。

【临床应用】

1. **用方要点**　本方用于治疗老妇阴痒属阴虚血燥型。以外阴干涩瘙痒，口干喜饮，两目干涩，腰酸耳鸣，舌红少苔，脉细为辨证要点。

2. **使用注意**　湿热盛者勿用。

3. **现代应用**　本方用于治疗老妇阴痒属阴虚血燥型。

4. **历代名家的应用经验**　江苏省南通市中医院姚寓晨主任医师辨老妇阴痒注重虚损而不忘虚实夹杂，在辨证中明察带下量之多寡，色之异常，细审局部有无灼热之感，并合理化检查而立论。对老妇阴痒，倡导肖慎离之说"肝经血少、津液枯竭，致气不能荣运，则壅郁生湿"，在治疗中重在复阴津生化之机，参以燥湿之品。用药"柔"无呆补碍脾之忧，"燥"无苦寒沉降之弊，每获良效。自拟"老年阴痒方"治疗老妇阴虚血燥阴痒。

祛湿清热汤

【来源】付方珍经验方

【组成】藿香10克　佩兰10克　川朴10克　法半夏10克　茯苓10克　苍术、白术各10克　黄柏6克　生地榆10克　淡竹叶10克　枳壳6克　车前子10克（包煎）

【用法】祛湿清热汤水煎服，每日1剂。

【功效】祛湿化浊，清热解毒。

【主治】湿热下注之外阴瘙痒。外阴瘙痒发炎，甚则溃疡，白带多，黄白相间，发热烦躁，腹胀腹痛，少腹下坠感，舌苔黄腻，脉滑数。

【方解】祛湿清热汤方中藿香、佩兰退热祛湿化浊理气和中；半夏、厚朴、苍术燥湿健脾行气除满宽胸；茯苓、白术健脾渗湿；淡竹叶清热利湿；黄柏苦寒清热；枳壳利气，主治胸满腹胀；生地榆有清血分之热的作用，可治妇女带下；车前子降火利水使湿有出路。

【临床应用】

1. **用方要点**　本方用于治疗外阴瘙痒属湿热下注型。以外阴瘙痒发炎，甚则溃疡，白带多，黄白相间，舌苔黄腻，脉滑数为辨证要点。

2. **随症加减** 发热加荆芥、薄荷；腹痛加延胡索或川楝子，大便干加郁李仁；脏腑有热加生石膏；胸闷加苏梗、郁金；热重加败酱草、蒲公英。

3. **使用注意** 忌一切辛辣食物。

4. **现代应用** 本方用于治疗外阴瘙痒、外阴溃疡、黄白带下属湿热下注型。

5. **历代名家的应用经验** 名医付方珍先生为中医研究院西苑医院主任医师，其行医50余载，专攻妇科，经验丰富。外阴瘙痒发炎为湿邪下注胞宫所致，因湿为黏腻之邪，缠绵难愈，当用祛湿化浊、清热解毒之法，自拟"祛湿清热汤"水煎服，与清白散同用，实践证明此法临床疗效明显。

清白散

【来源】付方珍经验方

【组成】青黛15克　煅石膏120克　海螵蛸30克　冰片1.5克

【用法】清白散四味共研为细末，用鱼肝油调匀外用。同时配合祛湿清热汤口服。

【功效】祛湿化浊，清热解毒。

【主治】湿热下注外阴瘙痒。外阴瘙痒发炎，甚则溃疡，白带多，黄白相间，发热烦躁，腹胀腹痛，少腹下坠感，舌苔黄腻，脉滑数。

【方解】清白散中青黛性寒无毒，为解散热毒之要药；石膏味甘辛性微寒无毒，为清热解毒要药，经煅可外用；海螵蛸味咸性微温无毒，祛寒湿治阴蚀肿痛，赤白漏下；冰片味辛苦，微寒无毒，尝之辛凉，主治散郁火通诸窍，外用有清热消炎之功。

【临床应用】

1. **用方要点** 本方用于治疗外阴瘙痒属湿热下注型。以外阴瘙痒发炎，甚则溃疡，白带多，黄白相间，舌苔黄腻，脉滑数为辨证要点。

2. **随症加减** 发热加荆芥、薄荷；腹痛加延胡索或川楝子，大便干加郁李仁；脏腑有热加生石膏；胸闷加苏梗、郁金；热重加败酱草、蒲公英。

3. **使用注意** 忌一切辛辣食物。

4. **现代应用** 本方用于治疗外阴瘙痒、外阴溃疡、黄白带下属湿热下注型。

5. 历代名家的应用经验 中医研究院西苑医院主任医师付方珍教授，其行医50余载，专攻妇科，经验丰富。外阴瘙痒发炎为湿邪下注胞宫所致，因湿为黏腻之邪，缠绵难愈，当用祛湿化浊，清热解毒之法，自拟"祛湿清热汤"水煎服，与外用清白散同用，实践证明此法临床疗效明显。

第五节 脏 躁

脏躁是以精神情志异常为主的病症，可发生于妇女各个时期。脏躁一词始见于《金匮要略·妇人杂病》篇："妇人脏躁，喜悲伤欲哭，象如神灵所作，数欠伸，甘麦大枣汤主之。"多见妇女精神忧郁，烦躁不宁，无故悲泣，哭笑无常，喜怒无定，呵欠频作，不能自控者，称脏躁。若发生于妊娠期，称"孕悲"；发生在产后，则称"产后脏躁"。

本病之发生与患者体质因素有关，脏躁者，脏阴不足也。精血内亏，五脏失于儒养，五志之火内动，上扰心神，以致脏躁。此病女性为多见。平素性格多内向，常易受他人引导。常在绝经期缓慢起病，或见于中、青年。病情常与外界环境和情志因素相关。发作时有情绪不稳定，烦躁不宁，喜怒无常，易激惹、忧郁、紧张、焦虑、多疑，感情脆弱，悲伤欲哭，时作欠伸，注意力不集中，健忘等神情症状。临床治疗多养心安神、疏肝解郁为治疗大法，可用甘麦大枣汤。

本病相当于西医学所说的围绝经期综合征、围绝经期抑郁症、癔病性激情发作等。

甘麦大枣汤

【来源】《金匮要略》

【组成】甘草三两 小麦一升 大枣十枚

【用法】上三味，以水六升，煮取三升，温分三服。

【功效】养心安神，和中缓急。

【主治】脏躁证。精神恍惚，常悲伤欲哭，不能自主，心中烦乱，睡眠不安，甚则言行失常，呵欠频作，舌淡红苔少，脉细微数。

【方解】本方为脏躁的代表方剂。脏躁之病多因脏阴不足，虚热躁扰所致，表现为心神不安、情志逆乱，其本在脏，其应在神，其治在心。五脏不同，情志有异，临床表现虽呈多样性，但由于心主神明，为五脏六腑之大主，故治疗仍以治心为主，治他脏为辅。《灵枢·五味》曰："心病者，宜食麦"，《素问·藏气法时论》曰："肝苦急，急食甘以缓之"。治遵《灵枢》、《素问》之旨，甘麦大枣汤中，小麦甘微寒入心，养肝补心，除烦安神为君，甘草泻心火而和胃为臣，大枣补脾益气，甘润缓急为佐。三药相伍，三药合用，甘润平补，养心调肝，共奏滋阴养脏、除烦安神之功。

【临床应用】

1. **用方要点** 本方用于治疗脏躁证属心脾两虚型。以精神恍惚，常悲伤欲哭，不能自主，心中烦乱，睡眠不安，甚则言行失常，呵欠频作，舌淡红苔少，脉细微数为辨证要点。

2. **随症加减** 心烦失眠、舌红少苔等心阴虚较甚者，可加百合、柏子仁；睡眠不安，脉弦细属肝血虚甚者，可加酸枣仁、当归、白芍。

3. **使用注意** 湿浊内盛者不宜用。心火亢盛者不宜用。不可大量服用或小剂量长期服用。因甘草有肾上腺皮质激素样作用，可引起水肿，血压升高。

4. **现代应用** 本方用于治疗失眠、妇女郁证、癔病、围绝经期综合征等属于心阴不足，肝气失和者。

5. **历代名家的应用经验** 《金匮要略·妇人杂病脉证并治》篇指出："妇人脏躁，喜悲伤欲哭，象如神灵可作，数欠伸，甘麦大枣汤主之"，历代医家对脏躁病属何脏，认识不一，如《医宗金鉴》认为即心脏，曹颖甫认为脏指肺脏；尤在泾、唐容川等认为脏指脾脏；陈修园认为不必拘于何脏。多以甘麦大枣汤缓急安中，养心安神。

（1）程门雪先生对甘麦大枣汤和百合地黄汤二方的配合和使用，有深切的体会，其言："百合地黄汤与甘麦大枣汤合用，以治情偏胜之病，更有殊功。《内经》所云：'肝藏魂，心藏神，肺藏魄'，凡表现为神志不安，魂魄不宁之状者，皆可用之。"

（2）李遇春教授擅长用甘麦大枣汤治疗妇女郁证。他认为，郁证日久可以耗伤心气营血而致血虚不能养神，以致心神不安，脏腑阴阳失调，患者多有失眠之症，故多用养心润燥、宁神健脾之甘麦大枣汤送服诸药。

甘麦大枣合剂

【来源】丁蔚然经验方

【组成】夏枯草、白芍、菖蒲、远志、丹皮、茺蔚子、白蒺藜各10克　浮小麦30克　甘草3克　大枣5枚　龙齿15克

【用法】先将上药用清水浸泡30分钟，再煎煮30分钟，每剂煎2次，将2次煎出的药液混合。每日1剂，早晚各服1次。

【功效】养心安神，平肝潜阳。

【主治】脏躁。症见：头晕、心烦、失眠、口干、烘热汗出、腰痛、便秘、血压波动，舌红少苔，脉细数或细弦等。

【方解】方中用甘麦大枣汤调养心神；加菖蒲、远志、白蒺藜、茺蔚子、龙齿安神定志；白芍、夏枯草、丹皮平肝潜阳。全方共奏养心安神，平肝潜阳之效。

【临床应用】

1. **用方要点**　本方用于治疗脏躁属阴血虚型。以头晕、心烦、失眠、口干、烘热汗出、腰痛、便秘、血压波动，舌红少苔，脉细数或细弦为辨证要点。

2. **随症加减**　若阴虚较重，可加生地、玄参、麦冬；心悸失眠甚者，加枣仁、柏子仁。

3. **现代应用**　本方常用于治疗围绝经期综合征。

4. **历代名家的应用经验**　天津市丁蔚然主任医师精于妇科，她认为妇女疾病特点多虚、多郁、多瘀、多痛，根据女子以血为主，肝藏血，故调肝是治疗妇科疾病一大法。认为妇科多种疾病与肝疏泄有关。所以治疗妇科疾病时十分重视调肝，但不可忽视肝肾同源，善用逍遥散、四物汤、甘麦大枣汤等方的灵活运用效果甚佳。以甘麦大枣汤为基础自拟"甘麦大枣合剂"治疗妇女阴血虚脏躁。

清心豁痰汤

【来源】李振华经验方

【组成】白术10克　茯苓15克　橘红10克　半夏10克　香附10克　枳壳10克　小茴香10克　乌药10克　栀子10克　莲子心5克　胆南星10克　郁金10克　节菖蒲10克

龙骨15克 琥珀3克（分2次冲服） 甘草3克

【用法】每日1剂，水煎分服。

【功效】健脾疏肝，清心豁痰。

【主治】脏躁之肝脾失调证。症见心急烦躁，易怒，失眠恶梦，胸闷气短，两胁及周身不时串痛，食欲不振，面色青黄无华，表情倦怠乏力，时悲伤欲哭，大便秘结，舌苔白薄腻，舌质淡，舌体胖，脉象关脉弦，寸脉沉。

【方解】白术、茯苓健脾以杜生痰之源；橘红、半夏、胆南星豁痰降逆；香附、郁金、茴香、乌药疏肝理气解郁，使气行湿行，郁解热散；郁金配菖蒲透窍和中；栀子、莲子心清心泄火、除烦燥湿；龙骨、琥珀安神宁志、镇惊平肝；甘草调和诸药而安五脏。诸药相合，使脾运得健，肝气条达。痰火散除，则心神自宁，脏躁自安。

【临床应用】

1. **用方要点** 情绪不稳，急躁易怒，健忘，多梦易惊，苔腻，舌体稍胖大，脉象关脉弦，寸脉沉。

2. **随症加减** 若气滞不甚，则去茴香、乌药；便溏去胆南星，加薏苡仁30克，泽泻12克以健脾祛湿；失眠重加夜交藤30克；口干口苦加知母12克。

3. **使用注意** 若无脾虚见症，则不属本证。

4. **现代应用** 脏躁之肝脾失调证。

5. **历代名家的应用经验** 国医大师李振华教授认为脏躁出现烦躁易怒，时悲伤欲哭，甚至哭笑无常，坐卧不宁，失眠恶梦，心惊恐惧，关脉弦，寸脉沉，以及两胁和周身窜痛等，显系肝郁化热，清窍受扰。体倦乏力，饮食欠佳，健忘，舌苔腻，舌质淡，舌体肥，胸闷气短等系脾虚失运，湿阻气机。其发病原因，归纳起来，一是郁怒伤肝，肝郁气滞，横逆犯脾，木郁土壅；或因思虑过度伤脾，或因久患脾虚胃病，脾失健运，湿浊内生，土壅木郁。病因伤脏不同，共结果均造成肝郁脾虚，湿阻气机，化热成痰，痰热内盛，随肝气上逆，干扰清窍以致心神不宁，发为脏躁。脏躁的病理虽涉及心肝脾等脏，但病机的关键在肝脾二脏，故肝郁脾虚为脏躁发病之本。肝郁不解，脾虚不复，痰热不时上扰，故脏躁不时发作。故临床自拟清心豁痰汤疗效甚好。

第六节　盆腔炎

　　盆腔炎是西医病名，是指女性内生殖器及其周围的结缔组织、盆腔腹膜的炎症，包括子宫体、卵巢、输卵管炎症，附件性包块，子宫实质炎，子宫周围炎，宫骶韧带炎，宫旁结缔组织炎，范围较广，可局限于某一部分，也可几个部分同时发生，是育龄期妇女常见疾病，临床以腹痛，或腹痛伴有发热为其特征。临床上分为急性与慢性两类。

　　中医学对本病临床特征的描写散见于"热入血室"、"腹痛"、"带下病"、"产后发热"、"癥瘕"、"不孕"等病症中。如张仲景云："妇人中风，七八日续来寒热，发作有时，小柴胡汤主之。"《傅青主女科》云："黑带者，乃火热之极也。……其症必腹中疼痛，小便时如刀刺，口中必热渴……是火结于下，治法唯以泻火为主，火热退而湿自除矣。"盆腔炎的中医诊治，必需根据发病诱因、病情发展、分型辨证论治。急性炎症期，以清热解毒为主；慢性炎症期，则以活血化瘀为主；以主方为基础，随症加减用药。使患者树立强烈的战胜疾病的信心和建立健康的生活方式，就能战胜顽疾，达到早日康复的目的。

黄连解毒汤

【来源】《外台秘要》

【组成】黄芩二两　黄连三两　黄柏二两　山栀子十四枚，擘

【用法】上四味切，以水六升，煮取二升，分二服。

【功效】泻火解毒。

【主治】热毒壅盛所致急性盆腔炎。症见：小腹疼痛，左侧小腹部压痛明显，口干口苦，白带量多，色黄，小便黄赤，大便干结。舌红苔黄，脉滑数。

【方解】方中大苦大寒之黄连清泻心火，兼泻中焦脾胃实热，为君药；黄芩苦寒清肺热，泻上焦肺之火，为臣药；黄柏苦寒泻下焦膀胱实热，为佐药；山栀子泻焦实火，通泻三焦之火，导火热下行，使之从下而去，为佐使药。四药合用，苦寒直折，使火邪去而热毒清，诸症可除。

【临床应用】

1. **用方要点**　本方用于治疗盆腔炎属热毒壅盛型。以小腹疼痛，左侧小

腹部压痛明显，口干口苦，小便黄赤，大便干结为辨证要点。

2. 随症加减 若便秘者，加大黄以泻下焦实热；若血热盛者，可酌加玄参、生地、丹皮以清热凉血；瘀热发黄者，可加茵陈、大黄以清热祛湿退黄。

3. 使用注意 本方为大苦大寒之剂，不可多服或久服，以免损伤脾胃；非火毒炽盛，或津液受损较重者，均不宜使用。

4. 现代应用 本方主要用于盆腔炎、急性肠炎、急性黄疸型肝炎等属于热毒为患者。

5. 历代名家的应用经验

（1）全国名老中医学术经验继承指导老师李佃贵教授教授提出，银屑病治疗的总原则是化浊解毒，清热凉血，扶正祛邪。对浊邪的治疗有3个途径：其一为苦寒燥湿法，常选用黄连解毒汤、半夏泻心汤，注意不可过量反致碍胃滞脾。

（2）中国中医研究院广安门医院主任医师薛伯寿教授认为痤疮主要表现为颜面、口周较大的红色丘疹患者，多从脾胃治疗。常选用四妙勇安汤、黄连解毒汤、大小承气汤、凉膈散、平胃散加减。

（3）浙江省中医院主任医师王会仍主任中医师用清泄法治疗肺脓疡成脓期和溃脓期的热毒壅盛阶段，他认为此时择用效大力专的泄热降火、消痈散邪之品，有利于炎症的控制和痈脓的消散，常以千金苇茎汤和黄连解毒汤为主，同时加用金荞麦、红藤、败酱草、石膏、知母、竹叶等加强清泄邪热、痰热之效，对于脾胃虚弱者，佐以护胃之品以保中气。

清热调血汤

【来源】《古今医鉴》

【组成】当归 川芎 白芍药 生地黄 黄连 香附 桃仁 红花 延胡索 牡丹皮 蓬莪术（原书无用量）

【用法】水煎，温服，每日1剂，日服2次。

【功效】清热除湿，化瘀止痛。

【主治】妇人经水将来，腹痛，乍作乍止，气血俱实。具体症候为经前经期小腹灼热胀痛，拒按，经色暗红，质稠有块。或伴腰骶部胀痛，或平时小腹时痛，经来疼痛加重多数病人有低热起伏，小便短黄，平时带下色黄，味臭秽，舌红、苔黄腻，脉弦数或濡数。

【方解】方中黄连清热解毒；当归、川芎、白芍药、生地黄、桃仁、红花、蓬莪术活血散瘀，香附、延胡索行气止痛，气行血活，湿热之邪自无留滞之所；生地黄、牡丹皮清血分之热。诸药配合，既能清热解毒，又能利湿活血散结。使湿邪能化，瘀血能散，热毒能清，使湿去热清，瘀化痛止，从而达到消除病灶，清除余邪，瘀散热清湿去之目的。

【临床应用】

1. **用方要点**　本方治疗盆腔炎属于辨证属于湿热瘀结型。以经前期小腹灼热胀痛，拒按，经色暗红有块，小便短黄，舌红，苔黄腻为辨证要点。

2. **随症加减**　如表现为腰骶疼痛不适时加枸杞子、菟丝子、山药、山茱萸、桑寄生等；如带下量多，色黄质稠有臭味，偏热加红藤、黄柏；偏湿加土茯苓、薏苡仁、椿根皮、黄柏、萆薢等，如经前或经期小腹疼痛或坠胀不适，有灼热感，或痛连腰骶，或平时小腹疼痛经前加剧，加乳香、没药、五灵脂、三七等；如病程较久，有困倦、乏力等气虚症状，加黄芪、党参、白术等；如脾失健运加木香、砂仁；如畏寒、月经错后等加入小茴香、蒲黄、五灵脂等；情志失畅时加枳壳、川楝子、郁金等；触及包块加三棱。

3. **使用注意**　气血虚弱腹痛不可用。

4. **现代应用**　本方用于治疗子宫内膜异位症、痛经、慢性盆腔炎等属于瘀热内阻者。

5. **历代名家的应用经验**　南京中医药大学教授吴承玉教授临床发现，痛经患者经前见面部痤疮新生，带下色黄且味重，此为湿热蕴结型痛经，此型多属妇科炎症，治疗当以清热利湿、活血止痛，方用"清热调血汤"加减。

地蚤汤

【来源】张述黄经验方

【组成】蚤休15克　地丁草15克　虎杖15克　当归10克　川芎5克　川楝子10克　延胡索10克

【用法】水煎服，每日1剂，日服2次。

【功效】疏肝理气，活血化瘀，清利湿热。

【主治】盆腔炎肝经湿热气滞，瘀血凝结。症见：少腹左侧疼痛持续不已，腰酸，带多，色黄绿、质稠味臭。伴有畏寒身热，口干而苦，渴饮不多，饮食欠佳，小便色黄，舌红、苔黄腻，脉弦数。

【方解】方中蚤休、地丁草、虎杖苦能燥湿，寒能疗热，且虎杖还可活血通经；川楝子、延胡索相配（金铃子散）具有疏肝泄热，行气止痛之功；当归配川芎即"佛手散"，有活血祛瘀之功。

【临床应用】

1. **用方要点**　本方用于治疗盆腔炎属湿热阻滞，气滞血瘀型。以少腹左侧疼痛持续不已，伴有口干而苦，渴饮不多，饮食欠佳，小便色黄，舌红、苔黄腻，脉弦数为辨证要点。

2. **随症加减**　热毒重者，加金银花、连翘、蒲公英；偏热者，加丹皮；偏湿热者，加川柏；湿重者，加车前子、萆薢；瘀滞明显者，加山楂肉、桃仁、败酱草；触及包块者，选加生鸡内金、昆布、枳实、三棱、莪术；疼痛明显者，胀痛甚者加枳壳、香附；刺痛加乳香、没药、失笑散；痛在少腹加橘核；痛在腰部加川断、桑寄生。

3. **使用注意**　本方专为盆腔炎辨证属热者设，若属寒者非本方所宜。

4. **现代应用**　本方亦可治疗经间期出血和子宫内膜异位症、附件炎、输卵管不通、输卵管积水、附件炎性包块等属于肝经湿热气滞，瘀血凝结者。

5. **历代医家的应用经验**　泰州市中医院张述黄先生，执医四十余年，学术精湛，临床经验丰富。近几年来，张老自拟"地蚤汤"加减治疗多种妇科病症，疗效颇著，方之配伍切中上述病症的基本病机。张老认为妇女以肝为先天，肝的生理功能对妇女经、孕、产、乳这些特殊的生理功能起着决定性的作用。肝的病理变化对妇科疾病的影响也特别突出。妇科炎症疾病是临床常见病，多发病，从表面看来，这些病大多属于湿热为患，然湿热之形成总是以肝失疏泄为基础。肝气疏泄正常，则气机条达，生殖系统的防御功能坚强有力，外邪不易入侵。若肝失疏泄，气机郁滞则生殖系统的防御功能就会减弱，外邪必然乘机入侵。何况肝气郁滞，多从火化，六气内外相招，湿热之邪无不捷足先登。故妇科肝经湿热下注之证比较多见。且妇女以血为本，经、孕、产、乳皆以血为物质基础，但血与气不可分割，气为血帅，血为气母，气行则血行，气滞则血瘀，故本病一旦形成，就已潜藏着气滞血结的隐患，并日益发展，至后期可成为主要矛盾。对于这类病症，如单纯清利湿热，每难获得良效，即便一时获效也难巩固。故张老紧扣肝气郁滞、湿热内蕴这一基本病机，自拟地蚤汤为主方进行加减治疗，在清利湿热的同时，抓住疏肝行气这一重要环节。肝气得疏则气机畅达，血行无阻湿热也易清，故每获良效。（郑陆骅．张述黄老中医自拟地蚤汤在妇科的临床运用.陕西中医，1998）

疏气定痛汤

【来源】刘奉五经验方

【组成】制香附三钱　川楝子三钱　延胡索三钱　五灵脂三钱　没药一钱
枳壳一钱半　木香一钱半　当归三钱　乌药三钱

【用法】水煎服，每日1剂，日服2次。

【功效】行气活血，化瘀止痛。

【主治】慢性盆腔炎，属于气滞血瘀者。症见：腰腹疼痛。

【方解】本方以药性平稳、不寒不热的药物组成，以行气活血疏通为主。药量虽然不大而药力集中，使气滞得通，血瘀得散，气血通畅，疼痛自解。方中制香附、川楝子、延胡索、五灵脂、没药、乌药行气活血止痛；枳壳、木香理气；当归养血。全方共奏行气活血，化瘀止痛之效。

【临床应用】

1. **用方要点**　本方用于治疗慢性盆腔炎属气滞血瘀者。以腰腹疼痛为辨证要点。

2. **随症加减**　气滞重者加郁金、青皮以行气止痛。

3. **使用注意**　气血虚弱者不可使用。

4. **现代应用**　本方用于治疗慢性盆腔炎属气滞血瘀者。

5. **历代名家的应用经验**　中医妇科专家刘奉五先生自拟"疏气定痛汤"治疗慢性盆腔炎属气滞血瘀者，或遇有寒热难以分辨而又以腰腹痛为主症之本病患者。若按寒湿治疗而过用辛温之品，不合病机；若按湿热论治，过用苦寒燥湿之品，反而使气血凝滞不得畅通。刘老抓住其主症，以药性平稳不寒不热的药物组方，以行气活血疏通为主。

解毒内消汤

【来源】刘奉五经验方

【组成】连翘一两　金银花一两　蒲公英一两　败酱草一两　冬瓜子一两　赤芍二钱　丹皮二钱　川大黄一钱　赤小豆三钱　甘草节二钱　土贝母三钱　犀黄丸三钱,分2次吞服

【用法】水煎服，每日1剂，日服2次。

【功效】清热解毒，活血化瘀，消肿止痛。

【主治】盆腔脓肿属于热毒内聚者。症见：腹痛，头晕，恶心，纳差，手发麻，腹部疼痛而拒按。舌质红，脉弦滑数。

【方解】本方是清热解毒药与凉血要合并组成，且以清热解毒为主，凉血活血为辅。方中连翘、金银花、蒲公英、败酱草清热解毒消痈；赤芍、丹皮清热凉血活血，川大黄活血破瘀又清热解毒，三者均能除败血生新血，消肿排脓；冬瓜子、赤小豆入血分，清热消肿排脓；甘草节、土贝母清热解毒消肿。另外，配合犀黄丸以加强活血消肿，清热止痛之效，清中有通，通中有清，可谓之治疗阳证痈疡的要药，配合本方最为适宜。

【临床应用】

1. **用方要点**　本方用于治疗盆腔脓肿属热毒内聚型。以腹痛，头晕，恶心，纳差，手发麻，腹部疼痛而拒按，舌质红，脉弦滑数为辨证要点。

2. **随症加减**　腹痛明显者加延胡索活血行气止痛。

3. **使用注意**　体虚者慎用。

4. **现代应用**　本方用于治疗盆腔脓肿属热毒内聚者。

5. **历代名家的应用经验**　中医妇科专家刘奉五先生把中医的基础理论和前人的间接经验与现代临床实践密切结合起来，通过实践检验形成自己常用的经验方和经验用药，如"解毒内消汤"等。

清热利湿汤

【来源】刘奉五经验方

【组成】瞿麦四钱　萹蓄四钱　木通一钱　车前子三钱　滑石四钱　延胡索三钱　连翘五钱　蒲公英五钱

【用法】水煎服，每日1剂，日服2次。

【功效】清热利湿，行气活血，化瘀止痛。

【主治】慢性盆腔炎属于湿热下注者。症见：腰痛、腹痛拒按，伴有低

热，带下黄稠，时有尿频，舌质红苔黄腻，脉滑数。

【方解】本方为八正散的加减方。瞿麦、萹蓄、木通、车前子、滑石清热利湿为主药；佐以连翘、蒲公英清热解毒散结，延胡索活血化瘀。

【临床应用】

1. 用方要点　本方用于治疗慢性盆腔炎属湿热下注型。以腰痛、腹痛拒按，伴有低热，带下黄稠，时有尿频，舌质红苔黄腻，脉滑数为辨证要点。

2. 随症加减　湿重者加薏苡仁以除湿，热重者加黄芩、黄连以清热燥湿。

3. 使用注意　本方适用于湿热证，寒湿证不可使用。

4. 现代应用　不仅适用于湿热型之盆腔炎症，而且也适用于妇科一切湿热下注兼有热毒等病症。

5. 历代名家的应用经验　中医妇科专家刘奉五先生自拟"清热利湿汤"用于治疗慢性盆腔炎属湿热下注型。

柴枳败酱汤

【来源】刘云鹏经验方

【组成】柴胡9克　枳实9克　赤芍、白芍各15克　甘草6克　丹参15克　牛膝12克　三棱12克　莪术12克　红藤30克　败酱草30克　制香附12克　酒大黄9克

【用法】水煎服，每日1剂，日服2次。

【功效】清热凉血，行瘀止痛。

【主治】湿热瘀结型盆腔炎。症见：小腹疼痛，按之明显，黄白带下稠黏，脘闷便结，脉滑数，舌红、苔黄厚等。

【方解】本方由《伤寒论》四逆散发展而成。方中柴胡枢转气机，透达郁热；枳实配柴胡升清降邪，调理气机；赤芍、白芍敛阴和血，甘草和中，与芍药同用，缓急止痛；三棱、莪术破血行气消积；红藤、败酱草清热解毒消瘀，引诸药直达病所。众药合用，具有清热凉血，行气逐瘀，消积止痛之功。

【临床应用】

1. 用方要点　本方主治盆腔炎属湿热瘀结型。以小腹疼痛，黄白带下，舌红、苔黄厚为辨证要点。

2. 随症加减　若患者系急性发作，当配伍五味消毒饮或选加大、小承气

汤等；若系癥瘕久不化者，配加土鳖虫9克，鳖甲15克；黄白带下有气味者，可选加黄柏9克，蒲公英30克，薏苡仁30克；经行腹痛拒按者，加蒲黄9克，五灵脂12克；经期延长者，加蒲黄炭9克，炒贯众15～30克；气虚者加党参15克，白术9克。

3. **使用注意**　气血虚弱者不可用。

4. **现代应用**　本方主治盆腔炎属瘀热内结者。

5. **历代名家的应用经验**　湖北省知名老中医刘云鹏先生，自拟"柴枳败酱汤"治盆腔炎属瘀热内结者。

盆炎清热汤

【来源】罗元恺经验方

【组成】金银花、绵茵陈、丹参各25克　蒲公英、车前子、败酱草各30克　丹皮、黄柏各12克　山栀子10克　乌药、桃仁、延胡索各15克

【用法】水煎服，每日1剂。

【功效】清热化湿，活血行气止痛。

【主治】急性盆腔炎往往突然发病，症见：发热，畏寒或寒战，头重痛，下腹胀痛，拒按，按之有反跳痛，压痛点多在耻骨联合上缘两侧，肠鸣音减弱或消失，腰胀坠痛，带下量增多，色黄质稠有臭秽气。

【方解】金银花、蒲公英、败酱草清热解毒；绵茵陈、车前子、黄柏、山栀子清热利湿；丹皮、丹参清热凉血活血；桃仁活血祛瘀；乌药、延胡索行气止痛。全方共奏清热化湿，活血行气止痛之效。

【临床应用】

1. **用方要点**　本方用于治疗急性盆腔炎属湿热瘀滞型。以发热畏寒，带下黄稠，小腹灼痛或阴道下血，淋漓不止，舌红苔黄，脉滑数为辨证要点。

2. **随症加减**　高热者，加青蒿（后下）12克，白薇30克；有寒战者，再加防风9克；月经量多者，加益母草30克，蒲黄9克；化脓者，加冬瓜仁、生薏苡仁各30克；大便干结者，加生地20克，大黄（后下）10克；腹胀严重者，加广木香（后下）10克，大腹皮20克；尿痛者，加滑石25克，甘草梢6克。

3. **使用注意**　寒湿凝滞者勿用。

4. **现代应用**　本方用于治疗急性盆腔炎属湿热瘀滞型。

5. **历代名家的应用经验**　我国著名的中医妇科专家罗元恺教授从事中医医疗、教学和研究60余年，擅长内、儿科，精于妇科。对岭南温病学派的学术观点颇有研究。对于妇科常见病盆腔炎，罗老认为：盆腔炎常因经期、产后、流产后调摄不当，房事不节，或体虚感染外邪，湿热或寒湿蕴结于胞宫、胞脉或胞络，甚则酿热毒；日久则邪与血结，阻碍气机，以致气滞血瘀，可发生输卵管阻塞、积液，盆腔粘连、包块等，影响生育，是不孕症、异位妊娠的重要因素。在急性或亚急性阶段，主要表现为湿热、湿毒或热毒证，此期则须清热解毒、利湿止带。罗氏自拟"盆炎清热汤"治疗急性期湿热证患者。（罗项平，张玉珍. 罗元恺治疗盆腔炎和前列腺炎的经验. 中医杂志，1998）

方剂索引

六画

七画

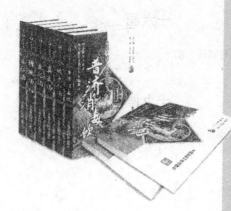

《难病奇方系列丛书第四辑》(31本)

诠释经典方剂，
探究临床应用与作用机制。

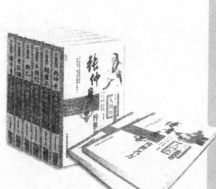

国医传世名方系列（10本）

全面公开大国医首创妙方，
带给读者一场方剂学的豪门盛宴。

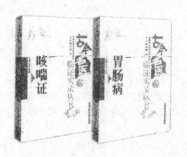

《古今名医临证实录丛书》(22本)

集古今医家经验之大成，开卷有益。
展各家专病诊治之绝学。醍醐灌顶。